食生活のソーシャルイノベーション

——2050年の食をめぐる暮らし・地域・社会——

田 中 浩 子　編著

晃 洋 書 房

はじめに

> 世界的な大戦争の再発，疫病の大流行，大隕石との衝突などの大事変がない限り，これから20年の世界を左右する支配的な要因は，経済でもなければ，技術でもない．それは，人口構造の変化である．とはいえ，社会にとっての問題は，40年ほど前から警告されている地球規模の人口爆発ではない．それは，日米欧における人口減である．

これは，1997年にマネジメントの大家であるP. ドラッカーが書いた「『すでに起こった未来』への準備」という論文の中の一節である．今から30年後，2050年85歳になった時，自分の望む食生活を送ることができているのか，もし自分で買い物や調理ができなくなった場合，市場に提供されている食関連のサービスを利用して今の食生活の質が保てるだろうか，満足できるだろうかという疑問がこの研究の出発点である．

編者が所属する立命館大学食マネジメント学部は2018年に開設された．社会科学，人文科学，自然科学の3領域の教員が在籍しており，従来の研究領域を超えた学際的な研究を行っている．学内外の研究者・専門家との交流も盛んで，「2050食生活未来研究会」という研究ユニットを立ち上げた．さらに2018年12月から，地元自治体，本学教員・客員研究員を中心として「食のソーシャルイノベーション研究会」を月1回開催している．人口減少地域に現れている暮らしの変化や購買行動に注目し，先進事例の視察も行い，研究を深めている．

「不確実な今日の状況下で，未来を考えるためには，大枠的な状況判断の中で，自らが望ましい自分の目的に向け未来を創造していく，すなわち確実に未来を知る方法は自分で未来を作ること」（『1からの戦略論』碩学舎）という嶋口充輝氏の戦略論の考え方に沿って，まずは大きな絵を描こうと考えた．研究の方針を定めるため，研究会メンバーとの対談・鼎談を行い，その内容はインターネット上に公開した．

「2050年の食生活」に関する研究は始まったばかりであるが，研究の過程を本書に記した．本書の目的は，人口減少による生活者を取り巻く環境の変化の中で「食」に着目し，複数の研究領域から課題を明らかにすること，食生活の質の維持・向上を図るためのソーシャルイノベーションすなわち課題に対する革新的な解決法で，既存の解決法により効果的・効率的かつ持続可能であり創出される価値が社会全体にもたらされるものを示すことである．

2020年正月

著者を代表して　田 中 浩 子

目　　次

第 1 章
2050年の食生活を支えるしくみ創り

田中浩子

はじめに

人類は平和な世の中を望んでいるにも関わらず，世界のどこかで紛争が続いており，政治や宗教による解決を試みるも「平和」を手にいれることができていない．顧客の「欲しいモノ・コト」を捕まえて，それに対応し，社会をよりよく機能させることがマーケティングである．未だに手にいれることができていない「平和」をマーケティングの力で実現していこうというのが，2016年に広島で開催された「2016国際平和のための世界経済人会議」における F. コトラーの基調講演であったと理解している[1)]．

健康も同じである．行政は住民の健康増進のために多くの予算と人的資源を投入し，企業は企業理念やミッションとして健康を掲げ，そして生活者も健康的な生活を望んでいるにもかかわらず，生活者自身でコントロールできる生活習慣病は増加し続け，その結果，健康を手に入れることは難しいコトになってしまっている．

本章の目的は，「健康」に影響を与える様々な要因の中で，筆者の専門分野である「食」に主軸を置き，日本の人口が1億人を切る2050年代の生活を想定した上で，食にかかわる課題とその解決を図るための方向性を示すことである．従来，医学や栄養学に基づいて，行政による啓発や行動科学に基づいた保健指導が実施され，食習慣の改善が行われてきた．これに他の研究領域の知見を加え，ソーシャルイノベーションを創出することにより，生活者は自らの知識や技術，意思の強さにかかわらず，健康的な生活を送ることができるのではないかという壮大な仮説を持っている．

日本では人口減少に合わせてまちのサイズダウンが始まっている．この流れに乗って日常の食生活を起点として，行政や企業そして住民とともにまちづくりを考え，生活環境を整えることにより「健康」を手に入れることを目指す．本章はそのような社会実装研究の第一歩である．

1　食生活の変化と課題

健康と食生活

2018年における日本人の平均寿命は，男性が81.25歳，女性が87.32歳となり，男女ともに過去最高を更新した[2)]．世界有数の水準に達しているが，自立して生活できる年齢を指す「健康寿命」と「平均寿命」の差はおよそ10年ある．また，がん，心臓病，脳卒中，糖尿病等の生活習慣病にかかる医療費が全体の約３割を占めていることから，社会保障制度を持続可能なものにするためには，健康寿命を延ばすことが必須と考える[3)]．

生活習慣病は，運動，食，飲酒，喫煙，休養等の生活習慣が，その発症・進行に関与する疾患群のことを指す．偏った食習慣は，インスリン非依存糖尿病，肥満，高尿酸血症，先天性のものを除く循環器病，家族性のものを除く高脂血症や大腸がん等を引き起こす．

長年，日本の日常食は，飯に味噌汁，漬物といった低脂肪，低動物性たんぱく，高塩分，高炭水化物食であった．これに重労働や飲酒が重なり，高血圧を発症し，脳出血や胃がんなどを引き起こしてきた．

人間にとって重要な三大栄養素は，たんぱく質（Protein），脂質（Fat），炭水化物（Carbohydrate）であるが，これらから摂取できる熱量の適正比率（PFC 比）は，P：F：C＝12～15：20～25：55～65 とされている．この指標に照らしてみれば，1950年の PFC 比は 13：8：79 であり[4)]，日本人の食事内容は決してバランスの取れたものとは言えない．

日本型食生活の形成

1960年代に入り食品流通業の発達と住居内インフラの整備により，魚介類，肉類，野菜などが鮮度の高いまま流通できるようになった．また，卵類，乳製品なども十分に摂取できるようになった．これにより米飯を主食とし，魚介類と肉類が半々に出現する主菜，季節野菜や乾物類を使った変化に富んだ副菜によって，「一汁二菜」もしくは「一汁三菜」の形の献立が標準的な食事となった[5)]．

第二次世界大戦後の飢餓・低栄養状態から短期間で大幅に食生活が改善したのは，食品流通業の発達と住居内インフラの整備だけではなく，行政やマスメディアの果たした役割も大きい．1947年は栄養士法が制定され，栄養指導の体制づくりがなされた．1962年には栄養士の資質の向上を図ることを目的として，栄養士のうち，複雑または困難な栄養指導に従事する適格性を有するものを新たに管理栄養士とする制度が設けられた．1969年にはどれくらいの栄養を１日にとればよいかを示す「日本人の栄養所要量」が策定され，毎日の食事の目安を国が設定した．

マスメディアにおいてはテレビ番組の影響が大きい．NHK では1953年のテレビ放送開始時より「ホームライブラリー」という番組があり，その中に「料理教室」という週１回の放送があったが，1957年に独立して毎週月曜～土曜の12時50分から10分間の番組として放映されるようになった．1958年にはテキスト『きょうの料理』創刊号が発刊され，週６回昼食時間帯に毎日放送されるようになった[6]．民放では1962年に「キユーピー３分クッキング[7]」，1971年に「ごちそうさま[8]」，1974年には「おかずのクッキング[9]」の放送が始まった．これらのテレビ番組を見て，買い物に行き，夜にその献立を実際に作ってみるという生活は，この時代，専業主婦の割合が高かったため実現できたライフスタイルとも言える[10]．

1975年頃の日本における一般的な家庭内の食事の PFC 比は適正な比率に近き，「日本型食生活」として世界から高い評価を受け，推奨されるようになった[11]．その後，摂取する脂質量が多くなり適正な PFC 比が崩れ，これに運動不足や喫煙が重なり生活習慣病の罹患率が高くなる傾向が続いている．また長寿化や医療の高度化により医療費も増加し続けている[12]．

従来，厚生労働省は年齢，性別，ライフステージといった人口統計的変数による細分化（セグメンテーション）によって，食生活提案を行っていた．しかし，平成から令和へと時代が進む中，モノがあふれ，選択肢が増え，生活が多様化してきたため，人口統計的変数だけでは対応できないことが多くなっていると感じている．所得，資産，職業などの社会経済的変数，居住地，気候帯，都市圏と地方，人口密度などの地理的変数も用いながら，食生活提案を行うほうがより効果的であると考える．

2 人口減少と施策

人口減少がもたらすもの

2015年の国勢調査を基にして国立社会保障・人口問題研究所から発表された『日本の将来推計（平成29年推計）』によれば，2015年の日本の総人口は，1億2709万人であったが，出生率が中位と仮定すれば2040年の1億1092万人を経て，2053年には1億人を割って9924万人となり，2065年には8808万人になるものと推計されている[13].

人口減少は，小売・飲食・娯楽・医療機関などの生活関連サービスの縮小や税収減による行政サービス水準の低下を招き，地域公共交通の撤退・縮小は生活の利便性を低下させる．また空き家，空き店舗，工場跡地，耕作放棄地などの増加，学校の統廃合，自治会・消防団・祭りなど地域組織の担い手不足は，地域コミュニティの機能低下を招き，これらが更なる人口減少を引き起こしかねない[14]．特に飲食，医療などの生活関連サービスの縮小は，人間の基本的な欲求問題であり，予め対策を打つ必要があるが，人口減少が食生活の質の低下を招くことについてはあまり認識されていないように感じる．

日本における人口政策について振り返ると，第二次世界大戦下の1941年に閣議決定された「人口政策確立要綱」は，兵力・労働力の増強のため人口増加を目指すものであった．その後，1950年には，内地総人口1億人を目指し，男性の初婚年齢を25歳，女性を21歳とし，一夫婦の平均出生児数を5人とする目標が定められた[15]．戦後，第1次ベビーブームが起こり，1947年からの3年間の出生数は800万人を超える．それからわずか7年後の1948年には優生保護法を制定し，過剰人口対策へと舵を切る[16]．長期的な人口問題に関する話題が新聞に掲載されるようになるのは1970年ごろからである．「老人国へまっしぐら」と題された記事では，当時の厚生省人口問題研究所の推計として少産少死が急速に進み，21世紀には世界一の老人国になることが述べられている．また1972年には「高齢社会がやってくる」というテーマで解説記事が47回連載された[17].

1984年に発行された『昭和59年版国民生活白書』の副題は「人生80年のゆとりと安定のために」であり，高齢化社会への不安よりも長寿化した人生の準備を促す内容で，比較的明るい論調で書かれている．「少子高齢化」という言葉がよく使われるようになるのは，1992年に発行された『平成４年版国民生活白書』以降である．「少子社会の到来，その影響と対応」が副題であり，この中で「少子化」の定義がなされている．また1994年に発行された『平成６年版国民生活白書』は「実りある長寿社会に向けて」という副題がつけられており，このころから「少子高齢化」について活発に議論がなされていった．

少子高齢化への対応

高齢化の進行に伴い，1997年には介護保険法が制定され，2000年より施行された．この時期は，後に「失われた20年」と称され，経済が停滞した時期と位置付けられている．東京への一極集中が高まる中，2005年には地域再生法が施行された．この法律は，急速な少子高齢化の進行，産業構造の変化等の社会経済情勢の変化に対応して，地方公共団体が行う自主的かつ自立的な取組による地域経済の活性化，地域における雇用機会の創出その他の地域の活力の再生を総合的かつ効果的に推進するためのものである[18]．

長期的なビジョンが策定されるのは2013年６月に示された「日本再興戦略～JAPAN is BACK」からである[19]．この中には「日本産業再興プラン」，「戦略市場創造プラン」，「国際展開戦略」の３つのアクションプランが示されている．日本は，いずれ世界の国々が直面することとなる少子高齢化，資源・エネルギー問題などに真っ先に取り組まざるを得ない「課題先進国」に位置付けられている．これを基に2014年には国土交通省から「国土のグランドデザイン2050～対流促進型国土の形成～」が発表された[20]．人口減少と巨大災害を二大課題とし，「未来を完全に予測し，コントロールすることはできない．しかし，意志の力で，ある程度未来に影響を与えることは可能である．そのためには，ビジョンを持ち，それを共有することが必要である」と指摘している．またパーソナルコンピュータの父と言われるアラン・ケイの言葉を引用し，「未来を予測する最善の方法は，未来を発明することであり，より多くの人の意志が重なれば重なるほど，未来に対する影響力を高めることができる」と述べている．健康・食の領域では同年に厚生労働省から「日本人の長寿を支える健康な食事のあり方に関する検討会の報告書」が公開された[21]．この中で，現代の食に関する課題は整理され，「健康的な食事パターンの基準とマークの普及」という実際のモノと情報を統合した初めての施策が打ち出されたことは大きな一歩であるが，報告書に示された「適正な食物と情報にアクセスしやすい安定した環境づくり」について，長期的な視点で取り組み，実社会で小さな事例を積み上げていく必要があると感じている．

3　2050年の暮らしと食

2050年の食卓

日本では人口減少が大きな社会課題となっているが，世界全体で見れば，人口は増加の一途をたどっている．人口増加とともに，食糧の調達が困難になり，特にたんぱく源となる肉類や魚類が十分に行き渡らなくなると予想されている．それに対応するために昆虫食が提案された．先進国の多くで昆虫食が注目を集めるようになったのは，2013年国際連合食糧農業機関（以下FAO）が将来不足することが予想される畜産物などの動物性たんぱく質の代替食品として昆虫を推奨したことがきっかけである[22)]．

FAOが昆虫を推奨する理由は，すでに世の中で1900種以上の昆虫が伝統的に食べられていること，牛や豚に比べ，必要な飼料に対する体重の増加比率が高いためである[23)]．

また培養肉の研究も進んでいる．培養肉とは特定の細胞を抽出し培養して得られた肉のことである[24)]．ハンバーガー1個分の培養肉の開発費用が約3500万円と高額であるが，科学技術の進歩とともに，その価格は劇的に下がると予想される[25)]．

また，3Dプリンタの技術を応用した3Dフードプリンタも未来の食として注目されている．乾燥した栄養素や香料，ペースト状の食材をセットして，さまざまな形や食感の食べ物を出力するものである[26)]．このようなフードテックとよばれる食品の技術的なイノベーションにより，食の選択肢を広げ，食料不足に対応することも必要であるが，「食品ロス」と呼ばれている，食べられるにも関わらず廃棄される食品について，さらなる対策を講じることが重要である．

日本においては，近年，食料品を取り扱う店の減少や高齢者の増加により，食料品の入手に不便を感じる消費者が増えている．食料品の安定的な供給に関わる重要な課題は「食料品アクセス問題」と呼ばれ，農林水産省を中心に，食料品アクセス状況の定量的な把握とともに，食品摂取や健康等に及ぼす影響に関する研究が進められている[27]．

しかし，ネットスーパーの発達や，宅配サービスが現在の状態で維持され，インターネットが何不自由なく使える世代が高齢者となったときには，単純な食料品へのアクセスに限れば，これは飛躍的に改善され，食料品を手に入れることは容易になると予想される．ただ「買い物をする」という行為には，単に「モノを手に入れる」だけでなく，選ぶ楽しみや店員との会話，市場やスーパーマーケットで出会った近所の人との立ち話など，多くの便益を有し，通信販売だけでは満たされないものがある．アマゾンはアメリカでは食品小売業のホールフーズマーケットを傘下に納め[28]，日本では，関東，関西で食品スーパーを展開するライフコーポレーションと業務提携を行った[29]．実店舗は生活者の住居の近くにある「食料保管場所」としての機能に留まらず，生活者の求めるさまざまな便益にも対応できる空間であると考えられる．

コンパクトな暮らし

人口減少下のコミュニティのあり方として，国は複数の集落が集まる小学校区のような基礎的な生活圏の中で，分散しているさまざまな生活サービスや地域活動の場などをつなぎ，人やモノ，サービスの循環を図ることで，生活を支える新しい地域運営の仕組みを作ろうとしている．これを「小さな拠点」（図1-1）と名付けている．

若林らは，超高齢・単身世帯社会が到来する2050年の日本に向けて，日常生活を支えるプラットフォームとなる「集いの館」を中心としたコミュニティ構想を発表した[30]．2050年の日本は，超高齢・少子・人口減少・単身社会であり，元気な高齢者が多いと予想している．そのような社会で生活するためには小学校区くらいの小さな単位で，食を支える仕組みや相談できる機会，自由な交流の場を有する施設が必要であると論じている．この構想の下，生協を中心とした実際の取り組みも始まっているが[31]，食品の販売方法を含む食生活のあり方についてはさらなる検討の余地があると感じる．

人口減は地方だけの課題ではない．野澤によれば，住居の過剰供給により「都市のスポンジ化」が生じている．都市の大きさが変わらないにもかかわらず人口が減少し，都市内に使われない空間が小さい穴があくように生じ，密度が下がっていくことを指す．スポンジ化は，個人的・家庭的事情で生じるため，

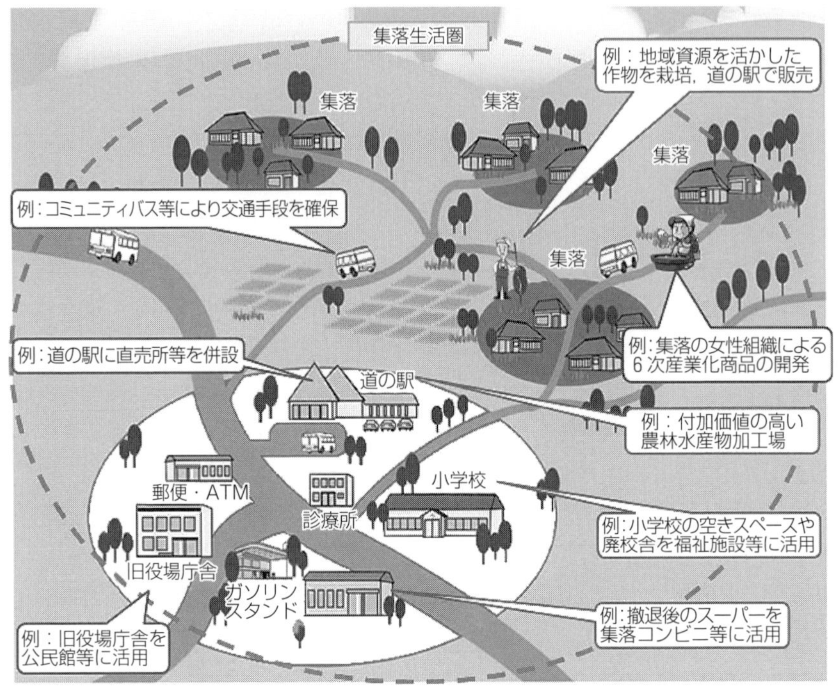

図1－1　小さな拠点

出典）内閣府小さな拠点情報サイト〈https://www.cao.go.jp/regional_management/about/objective/index.html〉2020年1月5日取得.

ゆっくりと，小さな規模で起きる[32]．人口密度が低下することにより，地域内に存在した食品小売業の経営が立ち行かなくなり，その結果，店舗の撤退が進み，食生活に大きな影響を与える．

未来を創る

本書の「はじめに」で述べたように「確実に未来を知る方法は自分で未来を作ること」という戦略論の考えに従い，2050年の社会を想定し，食生活・健康を主軸としたグランドデザインを描いていく．日常の生活，特に生きていく上で外すことのできない食生活を起点に，地域の未来を構想することが，人口減少を食い止めることにつながると考える．

日常の食生活の質を保ち，さらに向上させるためには，ライフスタイルや所得に合わせた，食品の購入方法，買い物にいく交通手段，公的な施設の活用を考慮しながら，まちづくりを進める必要があり，そのためには住民側も，従来の受け身の姿勢ではなく，自発的にまちの課題解決に取り組んでいくことが期待されている．

食を起点としたまちづくりの第一歩は，住民自らが住んでいる地域の人口減少が進んだときのことを想定して，どのような生活がしたいのか，食べることをどう位置付けていきたいのか，ということを考えてもらうことである．例えば，地域の食品の供給拠点として，単純に小学校区に1つずつ，画一的にコンビニエンスストアのような小売業を設置するのではなく市場に提供されているさまざまな業態，すなわちコンビニエンスストア，ミニスーパー，移動販売車の利用，ネットスーパー，配食サービスなどからその地域にあった食の提供方法を考えることを始める必要がある[33)]．

また，地域にあったサービスを持続可能なものとするためには，従来のような企業やサービスの誘致活動に留まらず，施設の設置のための資金，運営のノウハウ，実際の運営など，行政・民間企業・住民の誰がどの部分を担っていくのか，踏み込んだ議論が求められる．

省人化と人間味あふれるサービスのバランス

人口減少が進む中，労働力不足に対応するために，先端技術を取り入れて省人化が進められている．外食産業市場は，インバウンドによる微増はあるものの，人口減少に伴う市場の縮小は続いている．このような状況の下，外食産業の中でも最も省人化が進む回転寿司業態は，市場拡大を続けており[34)]，消費者から多くの支持を得ていることが分かる．入店時の対応，注文，配膳，下膳，精算が機械化されていることによって，利用しやすい価格設定になっている．また座席の配置の工夫により，家族団らんやグループのコミュニケーションが取りやすい業態となっている．食品小売業においても，セルフレジやセミセルフレジの活用，IoT による冷蔵ショーケースの温度管理などが導入されている．一方，都市圏で週末に開催されるマルシェと呼ばれている生産者と消費者が直接繋がる市場や，地方で開催される軽トラ市（軽トラックの荷台を店舗に見立てた市場），移動販売車による食品の販売や買い物送迎バスの運行など，人間味あふれるサービスも多くの支持を得ている．

50年前の大阪万博のテーマは「人類の進歩と調和」であった．人口増加が続き，高度成長期において，先端科学技術をいかに仕事や生活に取り込み，豊かな時代にしていくかが課題であった．その後，モノが溢れ，市場が飽和する時代を経て，日本は人口減少を迎えた．

人口知能やロボティクスなど最先端の科学技術を取り入れ，省人化を進める部分と，人間味あふれるサービスを提供する部分の微妙なバランスを探ることが，豊かな社会の構築につながると考える．

時代を振り返ると，1970年代，飲食業は「サービスの工業化」に基づいた「チェーンストア理論」を適用することにより，多店舗展開することができた．「サービスの工業化」とは，T. レビットが提唱したもので，製造業で行われている生産性の向上のためのさまざまな取り組みをサービス業に導入することによって，サービスの質を安定させ効率を飛躍的に向上させることが可能になると論じたものである．サービス業と製造業はまったく異なるものと認識され，サービスは個人が個人のために提供するものであり，また十分なサービスを提供できないのは個人の心の姿勢にあるとされていた．しかしながらそのような概念を覆し，工場で製造される製品と同じように，サービスを標準化し，機械化できるものには機械を導入することによって，もっと新しいビジネスが生まれるとする考え方である[35]．飲食業のみならず，小売業も同く「チェーンストア理論」を適用することにより多店舗が可能になった．

今日，人口知能やロボティクスなど，さらに高度な科学技術が出現する中，ドラッカーが「働き手のマネジメントにあたっては，仕事の論理と労働のダイナミクス，両方に従わなくてはならない．働き手が満足に浸っても，仕事の生産性が上がらなければ成功といえない．仕事の生産性が上がっても，働き手の達成感がまったくなければ，まずい．実際のところ，どちらの事例も長続きしないだろう[36]」と指摘しているように，労働者に何らかの達成感が得られなければ，生産性の向上だけでは事業は発展しない．人口減少が進む中，どの部分を人が担い，どの部分を機械化，自動化するのか，サービスを提供する側，受ける側の両方の立場から再考する必要がある．

4　健康を生みだすソーシャルイノベーション

暮らしにナッジを

筆者は2002年から2011年まで給食会社のコンサルタントとして栄養と経営の両面から百貨店の従業員食堂の改善を行った．その際に利用者に直接，栄養教育をするのではなく，品揃えやイベントメニューの企画などのしかけを設けることによって，食堂全体の野菜の購入量（仕入れ量）が大幅に変わっていった．このようなしかけを，積極的な食育活動の対極にあるものとして，「静かな食育」と名付けたが，これが行動経済学の「ナッジ（nudge）」であることを後に知った．「ナッジ」とは，ヒジで軽く突くという意味であり，強制するのではなく，人々を自発的に望ましい方向に誘導するしかけや手法を指す[37]．「お昼はこれが食べたいと思って食堂に行ったのに，なんとなくおいしそうだったので，なぜか他のものを取ってしまったが，結果的にバランスの良い食事になっていた」，そのようなしかけである．

食育によって自分の身体にあった「食を選択する力」を向上させることも重要であるが，たとえ生活者の力が不十分であっても，フードシステム全体，すなわち農水産業，食品メーカー，流通・小売業をはじめとして，外食・中食産業が，健康的な食生活を提供できる環境を積極的に実現することによって，生活者の食生活は向上すると考えている．この考え方を拡げて，まちづくりに応用することにより，「健康」を手に入れることが可能になるのではないかと考えている．

例えば，日本のスーパーマーケットの売り場のレイアウトは，一般に入口に近いところから，花，果物，野菜，魚，肉という順序になっている．この順序では，主菜を先に決めて，副菜を考えるのであれば，売り場を行き来することになる．売り場のレイアウトを変えることによって献立を決める時間が短くなり，食事の準備にかかる精神的な負担感や時間を軽減させることができるのではないかという仮説を持っている．また，メニュー提案や試食の提供に使われている店内キッチンとイートインスペースを連動させて，季節感のある栄養バランスの整った食事提供も可能であると考える．

食の社会的意義

近年,「孤立・孤独」と「健康」についての議論が活発になっている. イギリスでは, 2018年孤独問題担当国務大臣を設置した. 日本では厚生労働省が, 全国の自治体が行っている孤立死防止対策等の取組事例をとりまとめている[38]. 孤立は物理的に他との距離を取っている状態であり, 孤独とは心の状態である. したがって, 孤立していても, 一人の状態を楽しんでいる場合もあり, 孤立しているだけでは特に問題ではない. しかし他との交わりがなく, それをネガティブに捉えている状態が「孤独」であり, 問題視すべきところである.

「孤独」という課題に取り組むときの視座の1つにコモンズという考え方がある. 普段の生活の中にコモンズという考えを取り入れたのが, アサダが名付けた「住み開き」という方法である[39]. 住み開きとは, 無理せず自分のできる範囲で住居の一部を開放し, コミュニティの輪を広げていることを指す. 趣味の物を陳列した極小博物館や, 地域のお茶の間のようなカフェなどがある. また医師である西は社会的孤立を解決する方法として, 患者の非医療ニーズに目を向け, 地域における多様な活動や文化サークルなどとマッチングさせることにより, 患者が自律的に生きていけるように支援するとともにケアの持続性を高めるしくみの重要性を説く. このようなしくみを社会的処方 (social prescribing) と呼んでいる[40].

まちづくりにおける「ナッジ」の1つの方法として, 地域に受け継がれてきた伝統食や郷土料理を取り入れた「住み開き」や「社会的処方」を組み込むことによって, 地域とのつながりを創り,「孤独」を解消することができるのではないかと考える.

ウィズコロナから見えてきたもの

2020年は, 56年ぶりに開催されるオリンピック一色となるはずだったが, 元旦に思い描いていた「2020年」は1月5日に厚生労働省から「原因不明の肺炎—中国」と報じられたときから, 全く異なる世界へと展開していく[41]. 新型コロナウイルスによる感染症の拡大により, 私たちの生活は一変した. 不要不急の外出自粛が要請され, 人と人の接触を避けるために, さまざまなICTツールを活用したコミュニケーションがとられるようになった. 米ソフトウエア大手であるマイクロソフトが29日夕に発表した2020年1～3月期決算で, 売上高は市場予想を上回った．サティア・ナデラ最高経営責任者（CEO）は決算資料で「２年分のデジタル変革が２カ月で起きた」と述べた[42)].

ウィズコロナにおける「新しい生活様式」は，Zoom に代表されるオンライン会議ツールの活用である．オンライン会議システムの利点は，① 移動時間の節約，② 居場所の制約がなくなることである．これまでまちづくりのワークショップの参加者は，実際に地域に集まることができる人に限られていた．しかしオンライン会議システムの活用により，地域外に住む人の参加も可能となり，より「関係人口」をつくりやすい環境となった．

2020年４月，新型コロナウイルス感染症拡大防止の観点から，経済産業大臣は日本商工会議所等の中小企業団体の長に対して，在宅勤務等の対応を進めるよう要請し，経済産業省は，所管の948団体に対して同様の要請を行った[43)]．感染症が拡大する以前から国はテレワークを推奨してきた．テレワークには自宅で働く在宅勤務，移動中や出先で働くモバイル勤務，本拠地以外の施設で働くサテライトオフィス勤務があるが，緊急事態宣言の中で，不要不急の外出を自粛するよう要請したため，「テレワーク＝在宅勤務」となった．

アメリカの都市社会学者 R. オルデンバーグは，社会におけるインフォーマルな公共生活の重要性について，「くつろいだ充実の日常生活を送るには，以下にあげる３つの経験の領域のバランスが取れていなければならない．第一に家庭，第二に報酬を伴う生産的な場，そして第三に広く社交的な，コミュニティーの基盤を提供するとともにそのコミュニティを謳歌する場．こうした人間の経験の各領域はそれ相応の交流やつながりの上に成り立っている．各領域が，物理的に隔たった独自の場所を持っている．そして各領域が他から独立した自律性を持ってなければならない．」と述べている[44)]．ウィズコロナ，アフターコロナの社会を考えると，テレワークは在宅勤務ではなく，住居の近くに第二の場である仕事場が必要と考えられ，これまで，駅前やオフィス街にその多くがあったコワーキングスペースのようなものが，住まいのある地域に必要になってくるのではないかと考えられる．また第三の場となる空間も同様に，地域の中に必要となる．つまりこれまでのベッドタウン的な寝るための場所ではなく，生きていくためのライフタウンとなり，この点から「食」が果たす役割はさらに大きなものになると考えられる[45)]．

おわりに

本章では，人口減少による食生活の質の低下を2050年における大きな社会課題と設定した上で，人口減少に伴う地域の再構築をその機会として，「食を起点としたまちづくり」を提案した．日常の食生活に影響を与える外部環境を整備し，その中にさまざまな「ナッジ」をいれることにより，食生活を改善し「健康」を手に入れることができるのではないかというソーシャルイノベーション大きな方向性を示した．研究を進めていく中で，「食べること」は単に栄養補給を目的とするだけではなく，心を満たし，他者とのコミュニケーションの手段となること，さらには「食」は持続可能な地域を実現するためには欠かせないものであると再認識した．描いた大きな絵を現実のものとするためには，生活者が求めている「欲しいモノ・コト＝便益の束」を，社会実験を通して見つけ出していく必要があると感じている．

注

1） コトラー，F.（2017）『コトラー　マーケティングの未来と日本――時代に先回りする戦略をどう創るか――』大野和基訳，KADOKAWA，p. 224.

2） 厚生労働省「主な年齢の平均余命の年次推移」〈https://www.mhlw.go.jp/toukei/saikin/hw/life/life18/dl/life18-09.pdf〉2020年1月5日取得.

3） 厚生労働省「平成29年国民健康・栄養調査報告」〈https://www.mhlw.go.jp/content/000451755.pdf〉2020年1月5日取得.

4） 健康・栄養情報研究会 栄養調査研究班編（1998）『戦後昭和の栄養動向――国民栄養調査40年をふりかえる――』第一出版，前付 p. 2.

5） 安達巌（2004）『新装 日本型食生活の歴史』新泉社，p. 218.

6） 河村明子（2003）『テレビ料理人列伝』日本放送出版協会，p. 16.

7） 「キユーピー3分クッキング」HISTORY〈https://www.kewpie.co.jp/entertainment/3min_cooking/sp/history.html〉. 2020年1月20日取得. 1962年に中部日本放送で開始し，日本テレビ放送網では1963年に開始している.

8） 「人生の贈り物 女優・寿美花代」『朝日新聞』2014年7月17日.

9） 「テレビ朝日おかずのクッキング10月から週1回番組としてリニューアル」『日刊スポーツ』2000年9月14日.

10） 河村明子（2003）前掲書，p. 17.

11)　平光美津子・杉山道雄（2009）「日本型食生活の形成と変容」『東海学園大学紀要』(3)，p. 85.
12)　「424病院に再編検討を，公立・公的の25％超――医療費，昨年度42.6兆円，最高に――」『日本経済新聞』2019年９月27日.
13)　国立社会保障・人口問題研究所ホームページ〈http://www.ipss.go.jp/pp-zenkoku/j/zenkoku2017/pp29_gaiyou.pdf〉2020年１月10日取得.
14)　国土交通省（2015）『国土交通白書2015［平成26年度年次報告］』pp. 19-22.
15)　国立公文書館アジア歴史資料センターホームページ「公営の婚活サービス，戦前もあったの？」〈https://www.jacar.go.jp/glossary/tochikiko-henten/qa/qa19.html〉2020年９月24日取得.
16)　戦後の少子化対策については佐々木美智子（2015）「戦後の少子化政策と家族の小産化志向――政策と志向のズレと少子化進行――」『社会分析』(42)が詳しい.
17)　『朝日新聞』1972年７月11日朝刊から連載が始まる.
18)　地方再生法（平成十七年法律第二十四号）第一条目的.
19)　内閣に設置された日本経済再生本部によるものである.
20)　国土交通省「国土のグランドデザイン2050――対流促進型国土の形成――」〈https://www.mlit.go.jp/common/001047113.pdf〉2020年１月20日取得.
21)　厚生労働省「日本人の長寿を支える健康な食事のあり方に関する検討会の報告書」〈https://www.mhlw.go.jp/file/05-Shingikai-10901000-Kenkoukyoku-Soumuka/0000070498.pdf〉2020年１月20日取得.
22)　石川伸一（2019）『「食べること」の進化史――培養肉・昆虫食・3D フードプリンタ――』光文社新書，pp. 77-80.
23)　食糧農業機構「食糧安全保障，生計，環境への昆虫の貢献」〈http://www.fao.org/3/i3264it/i3264it.pdf〉2020年９月11日取得.
24)　石川伸一（2019）『「食べること」の進化史――培養肉・昆虫食・3D フードプリンタ――』光文社新書，pp. 80-82.
25)　「START up X(1)フードテック――起業家，挑む食料革命，Xテック，全産業で起つ，21年，食卓に人工フォアグラ」『日経産業新聞』2017年11月６日.
26)　石川伸一（2019）『「食べること」の進化史――培養肉・昆虫食・3D フードプリンタ――』光文社新書，pp. 89-94.
27)　薬師寺哲郎編（2015）『超高齢社会における食料品アクセス問題――買い物難民，買い物弱者，フードデザート問題の解決に向けて――』ハーベスト社.
28)　「米アマゾン，実店舗融合，ホールフーズ買収，生鮮品値下げへ」『日経産業新聞』2017年８月29日.
29)　「アマゾン，ライフ店舗から配送」『日経産業新聞』2019年６月４日.
30)　若林靖永・樋口恵子編（2015）『2050年 超高齢社会のコミュニティ構想』岩波書店.

31) 生協総合研究所編（2018）『2050年 新しい地域社会を創る——「集いの館」構想と生協の役割——』東信堂.

32) 野澤千絵（2015）『老いる家 崩れる街——住宅過剰社会の末路——』講談社.

33) 地域における食の供給施設としては，福井市にあるダイニングコンビニ「OREBO」を参考にされたい．小川明彦（2013）『セブンイレブンを超え客単価日本一！ 中小企業だから仕掛けられるマーケティングの大技——ローカルコンビニチェーン経営者の視点は「日本人の心を残したい」』DoCompany 出版.

34) 東京マーケティング本部第一部（2019）『外食産業マーケティング便覧 2019 No. 1』富士経済，p. 78.

35) サービスの工業化は，主として Levitt, T.（1972）"Product-Line Approach to Service," *Harvard Business Review,* September-October, pp. 41-52（土岐坤訳（1982）「サービスに"生産ライン方式"を」『Diamond ハーバード・ビジネス』(11-12)，ダイヤモンド社，pp. 49-64）と Levitt, T.（1976）"The industrialization of service", *Harvard Business Review,* September-October, pp. 63-74（土岐坤訳（1977）「サービス活動の工業化」『Diamond ハーバード・ビジネス』(2)，ダイヤモンド社，pp. 21-32）.

36) Druker, P.（1973）*Management Tasks: Responsibilities, Practices,* Harper& Row, pp. 181-182（有賀裕子訳（2008）『マネジメント——務め，責任，実践Ⅱ』ダイヤモンド社，p. 48）.

37) セーラー，R.，サスティーン，C.（2009）『実践行動経済学——健康，富，幸福への聡明な選択——』遠藤真美訳，日経 BP 社.

38) 厚生労働省「孤立死防止対策取組事例」〈https://www.mhlw.go.jp/stf/seisakunitsuite/bunya/0000034189.html〉2020年1月30日取得.

39) アサダワタル（2012）『住み開き——家から始めるコミュニティ——』筑摩書房.

40) 西智弘編（2020）『社会的処方——孤立という病を地域のつながりで治す方法——』学芸出版社.

41) 厚生労働省検疫所「海外感染症発生事例 Disease outbreak news 2020年1月5日」〈https://www.forth.go.jp/topics/20200106.html〉2020年4月30日取得.

42) マイクロソフトジャパンニュースセンター「2020年5月13日人間の創意工夫と AI の融合で力が高まることが最先端企業の動向で明らかに」〈https://news.microsoft.com/ja-jp/2020/05/13/200513-leading-businesses-reveal-the-power-of-combining-human-ingenuity-with-ai/〉2020年5月20日取得.

43) 経済産業省「ニュースリリース2020年4月13日」.〈https://www.meti.go.jp/press/2020/04/20200413004/20200413004.html〉2020年4月30日取得.

44) オルデンバーク，R.（2013）『サードプレイス——コミュニティの核になる「とびきり居心地よい場所」——』みすず書房，p. 57.

45)　西川祐子（2010）「ニュータウンの新次元――ベッドタウンからライフタウンへという標語が生まれるまで／生まれてから――」『都市住宅学』(69)，pp. 22-29.

参考文献

アサダワタル（2012）『住み開き――家から始めるコミュニティ』筑摩書房.

安達巌（2004）『新装 日本型食生活の歴史』新泉社.

小川明彦（2013）『セブンイレブンを超え客単価日本一！　中小企業だから仕掛けられるマーケティングの大技――ローカルコンビニチェーン経営者の視点は「日本人の心を残したい」』DoCompany 出版.

オルデンバーク，R.（2013）『サードプレイス――コミュニティの核になる「とびきり居心地よい場所」――』みすず書房.

河村明子（2003）『テレビ料理人列伝』日本放送出版協会.

健康・栄養情報研究会 栄養調査研究班編（1998）『戦後昭和の栄養動向――国民栄養調査40年をふりかえる――』第一出版.

コトラー，F.（2017）『コトラー　マーケティングの未来と日本――時代に先回りする戦略をどう創るか――』大野和基訳，KADOKAWA.

佐々木美智子（2015）「戦後の少子化政策と家族の小産化志向――政策と志向のズレと少子化進行――」『社会分析』(42)，pp. 81-100.

生協総合研究所編（2018）『2050年 新しい地域社会を創る――「集いの館」構想と生協の役割――』東信堂.

セーラー，R.，サスティーン，C.（2009）『実践行動経済学――健康，富，幸福への聡明な選択――』日経 BP 社.

Druker, P.（1973）*Management: Tasks, Responsibilities, Practices,* Harper& Row（有賀裕子訳（2008）『マネジメント――務め，責任，実践Ⅱ』ダイヤモンド社）.

野澤千絵（2015）『老いる家 崩れる街――住宅過剰社会の末路――』講談社.

西智弘編（2020）『社会的処方――孤立という病を地域のつながりで治す方法――』学芸出版社.

西川祐子（2010）「ニュータウンの新次元――ベッドタウンからライフタウンへという標語が生まれるまで／生まれてから――」『都市住宅学』(69).

平光美津子・杉山道雄（2009）「日本型食生活の形成と変容」『東海学園大学紀要』(3)，p. 85.

富士経済東京マーケティング本部第一部（2019）『外食産業マーケティング便覧2019 No. 1』富士経済.

薬師寺哲郎編（2015）『超高齢社会における食料品アクセス問題――買い物難民，買い物弱者，フードデザート問題の解決に向けて――』ハーベスト社.

Levitt, T.（1972）"Product-Line Approach to Service," *Harvard Business Review,* Sep-

tember-October, pp. 41–52（土岐坤訳（1982）「サービスに“生産ライン方式” を」『Diamond ハーバード・ビジネス』(11-12)，ダイヤモンド社，pp. 49–64）.
――――（1976）“The industrialization of service,” *Harvard Business Review,* September-October, pp. 63–74（土岐坤訳（1977）「サービス活動の工業化」『Diamond ハーバード・ビジネス』(2)，ダイヤモンド社，pp. 21–32）.
若林靖永・樋口恵子編（2015）『2050年 超高齢社会のコミュニティ構想』岩波書店.

第2章

2050年に向けた健康づくりの課題

——思春期以降の若年者に対する健康・栄養教育の重要性——

保井智香子

はじめに

健康はお金にはかえられない財産である．これまで人生80年と言われていたが，近年は人生100年時代と言われるようになってきた．ただ長生きできればよいのであろうか？　寿命が延びてきた半面，寿命は長くても，自立した生活が難しく，要支援や要介護状態であるとQOLは低下し，私たちが望む生活は送れないかもしれない．2014（平成26）年版の厚生労働白書[1)]では，健康寿命の延伸が重要であることが述べられており，健康寿命とは，「人の寿命において健康上の問題で日常生活が制限されることなく生活できる期間」と定義されている．2018（平成30）年簡易生命表の概況[2)]によると，日本人の平均寿命は男性81.25歳，女性87.32歳となっており，2017（平成29）年と比較しても男性0.16年，女性0.05年，寿命は延伸している．

その一方で2018（平成30）年版高齢社会白書[3)]では，2016（平成28）年の平均寿命，男性80.98歳，女性87.14歳に対して，健康寿命は男性72.14歳，女性74.79歳と報告されている．平均寿命と健康寿命の差は，男性8.84年，女性12.35年と開きがあり，特に女性は男性よりもその期間は長くなっている．男女とも要支援・要介護状態にならないよう，若年時から健康意識を高め，平均寿命と健康寿命の差を短くする健康行動が必要不可欠である．

今後，人口減少が進むため，高齢化率の増加が予想されている[4)]．健康寿命の延伸によって個人の生活の質の低下を防ぐことは，社会保険や介護保険料の負担軽減が期待できるため，非常に重要である．戦後，人口増加がみられた時代から，現在の人々の生活習慣は変化しており，疾病についても変化してきている．これからの時代，AIの発展等で私たちの生活習慣はさらに変化していくことが予想される．素敵な未来も健康があってこその未来．私たちが健康であり続けるためには毎日続く食事は欠かすことはできない．この食生活を充実させるためには人への栄養教育に合わせて，よりよい食環境の整備が望まれる．学童期や思春期の栄養教育や40歳以降の特定保健指導や病院での栄養教育等はこれまでも実施されているが，思春期以降の若年者における栄養教育はあまり行われていないのが現状である．今後，健康寿命を延伸させていくためには，自分の意思決定で食行動を変化させることが可能である世代への健康・栄養教育が必要不可欠で，自分の食生活をデザインする能力を高めておくことが望まれる．そこで，2050年に向けた健康づくりについて，思春期以降の若年者の栄養教育の必要性を考える．

1　健康寿命延伸の重要性

日本人の疾病の変化と介護が必要となる要因

日本人の疾病構造の変化[5)]をみると，1947（昭和22）年の死亡率は，結核，肺炎，脳血管疾患が上位を占め，次いで老衰，悪性新生物（がん）であった．その後，結核や肺炎の死亡率は低下していく中，悪性新生物，心疾患の死亡率が徐々に増加してきた．また，近年は肺炎の死亡率が増加してきている．

2017（平成29）年の日本人の死因順位は第１位 悪性新生物27.8%，第２位 心疾患15.2%，第３位 脳血管疾患8.2%と，第１位～３位までを合計すると約51%で約半数になるが，これらの疾病は食生活や身体活動・運動習慣など生活習慣が原因で発症するといわれる疾病である．

次に，図２-１に示す65歳以上の要介護者等の性別にみた介護が必要となった主な原因[6)]をみると，男性では「脳血管疾患」23.0%，女性では「認知症」20.5%がそれぞれ最も多かった．男性と女性を比較すると，生活習慣病である「脳血管疾患」は女性で11.2%と男性の方が約２倍の割合で高くなっている一方，「関節疾患」,「骨折・転倒」は男性5.4%，7.1%に対し，女性12.6%，15.2%と女性の方が約２倍の割合で高くなっている．これらの結果を検討すると，健康寿命の延伸には男女とも生活習慣を見直し，男性は肥満の予防を重点に生活習慣病のリスクを低下させ，女性は男性と同様に肥満予防はもちろんであるが，低体重を予防し，運動器の健康維持が重要となる．対象となる性別・年齢で，食生活・運動習慣等の健康教育内容は工夫する必要がある．

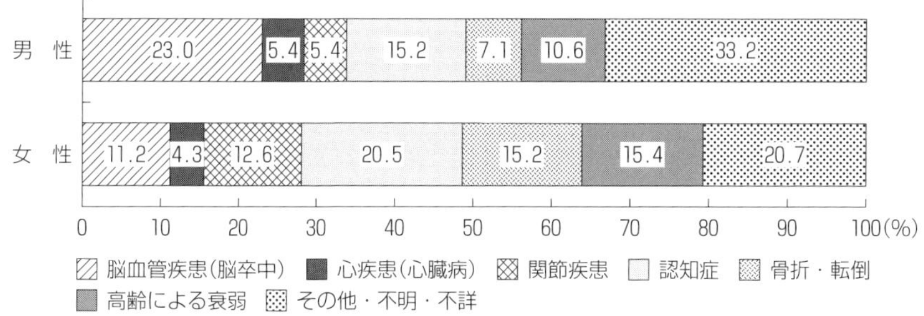

図2-1　65歳以上の要介護者等の性別にみた介護が必要となった主な原因

注）熊本県を除く.

出典）内閣府「平成30年版高齢社会白書（概要版），第1章第2節高齢期の暮らしの動向(2)，2健康・福祉」，厚生労働省「国民生活基礎調査」(平成28年）より作成.

近年，ロコモティブシンドローム予防の重要性が指摘されているが，ロコモティブシンドロームは，加齢に伴い，適切な栄養摂取と適切な運動がなされていれば，運動器は健康維持することが可能である．しかし，栄養不足と運動不足が合わさると，骨量の低下，骨粗鬆症などや筋肉量の減少に伴うサルコペニアが発症し，転倒リスクの増加と転倒による骨折につながる．また，関節への負担増によって変形性膝関節症が発症する．これらが繰り返されると身体活動量減少の悪循環になり，運動器の機能低下から要介護・要支援に陥り，QOLが低下する．筋肉量が多い若いうちから，適切な栄養摂取と運動習慣を身につけておくことが大切である．

体重管理の必要性

厚生労働省は，生活習慣病の予防対策として，「1に運動　2に食事　しっかり禁煙　最後にクスリ」をスローガンに，国民の運動習慣の定着と食生活の改善の普及啓発活動を行っている[7]．健康づくりには，栄養・運動・休養のバランスが重要と言われているが，その中でも栄養と運動による体重管理は健康の維持増進には必要不可欠である．40～59歳の日本人一般住民を対象としたBody Mass Index（以下，BMI）と全死亡リスクとの関連をみると，BMIは25 kg/m^{2}以上になると相対危険度が高くなる[8]．BMI 25 kg/m^{2}以上の肥満は高血圧や糖尿病，脂質異常症等の生活習慣病を引き起こすリスクが高い[9]ため，食事や間食等からのエネルギー摂取量が運動・身体活動によるエネルギー消費量よりも多

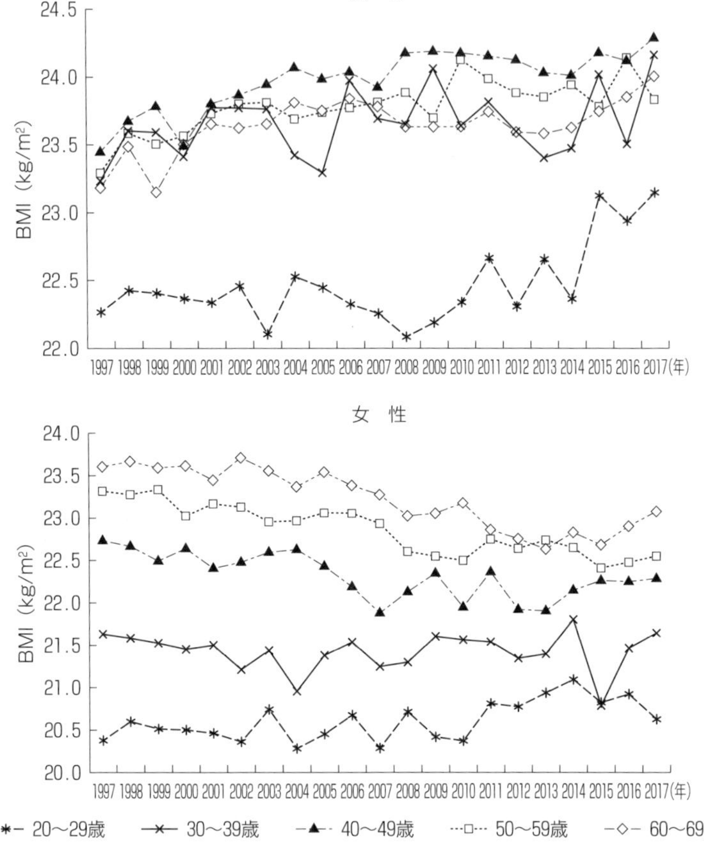

図 2－2　日本人の1997年から20年間の BMI の推移

出典）国立健康・栄養研究所「国民健康・栄養調査 身体状況調査（BMI の平均値の年次推移15歳以上，性・年齢階級別）」より作成.

くなりすぎないようにバランスを保つことが大切である．健康教室においても，3－5％の体重減少で，ヘモグロビン A1c や中性脂肪，総コレステロール値が減少しており[10)]，肥満を予防する体重管理は重要である．その一方で，低体重も死亡リスクは高くなる[11)]．特に高齢期の低体重は，免疫機能の低下により感染症を引き起こす可能性がある[12)]．また，加齢や疾病によって，筋肉量が減少するサルコペニアを招く場合は，筋力低下により，身体機能・QOL の低下につながることが予想されるため，低体重にも注意しなければならない．

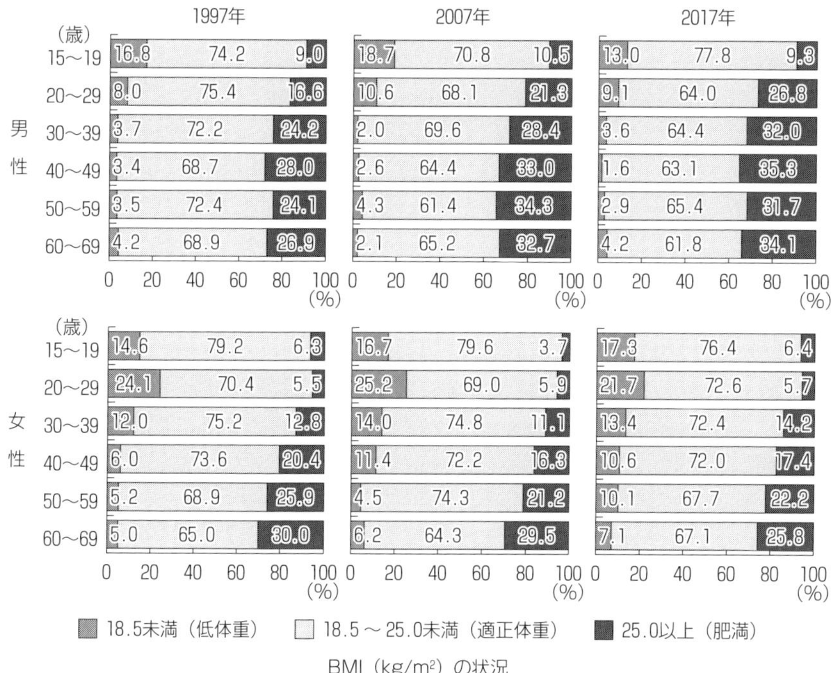

図２－３　日本人の1997年から20年間のBMIの状況の年次推移（15歳以上，性・年齢階級別）

出典）国立健康・栄養研究所「国民健康・栄養調査 身体状況調査（BMIの状況の年次推移15歳以上，性・年齢階級別）」より作成．

図２－２に示す日本人男女それぞれの1997年から20年間のBMIの推移[13]をみると，30歳代，40歳代，60歳代男性のBMI平均値は増加傾向にある．特に20歳代のBMIは2006年までは横ばいだったものが2007年 22.3 kg/m^2 から2017年 23.1 kg/m^2 と10年間で他の年代よりも上昇傾向が強い．女性の20歳代は20年前と比較すると微量ではあるが増加を示している．また，30歳代はほぼ横ばいとなっており，BMIの低下には至っていない．一方，40歳代，50歳代，60歳代は微量ではあるが，BMIの減少傾向がみられる．

次に図２－３に示す1997年，2007年，2017年のBMIの状況[14]をみると，男性では20歳代，30歳代，40歳代において，BMI 25.0 kg/m^2 以上の割合が1997年，2007年，2017年と少しずつ高くなっている．2017年の結果では，30歳代以上で，肥満者の割合が30%を超えてきており，今後も増加する可能性が考えられるため，肥満予防に向けた体重管理が重要である．日本人の食事摂取基準2020年[15]では，目標とするBMI（kg/m²）は，18～49歳で18.5～24.9，50～64歳で20.0～24.9，65～74歳で21.5～24.9，75歳以上で21.5～24.9とされている．10歳代女性ではBMI 18.5 kg/m² 未満の割合が微量であるが増加傾向にあり，50歳代，60歳代でもBMI 18.5 kg/m² 未満の者の割合が高くなってきている．介護が必要となった原因（図2-1）をみてもわかるように，特に女性は運動器の健康維持のために，40歳以降から低体重を予防できるよう，適切なエネルギー摂取ができる食事と運動習慣の啓発が必要である．

目標となるBMIは，観察疫学研究において報告された総死亡率が最も低かったBMIの範囲を基に，年齢区分別に設定されている[16]．適性体重を保つためには，エネルギー摂取量と消費量のバランスが重要である．自分自身の身体にとって何をどれだけ食べる必要があるのか，思春期から体重管理の方法について正しい知識を修得しておきたい．また疾病予防には，ビタミンやミネラルの摂取も欠かすことはできない．どのような食品を取り入れて食事をするのか，食事の組み合わせを含め，自分の食生活をデザインする能力が身につく実践的な教育が望ましい．

2　ライフステージに応じた健康・栄養教育の機会

妊娠・授乳期から乳児期

私たちは一生のうち，ライフステージに応じて栄養教育を受ける機会がある．母親の妊娠・授乳期から，母親の出産後，赤ちゃんが育っていく過程では，乳・幼児期，小学校に入学する学童期，心身の成長がみられる思春期，心身の発達が整った成人期，体の機能が少しずつ衰えてくる高齢期とライフステージに合わせて関連する健康づくりや食生活などの情報提供を受ける機会が設けられている[17]．

妊娠・授乳期には，「妊産婦のための食生活指針[18]」や「妊産婦のための食事バランスガイド[19]」など，母子の健康増進のための食生活や食事や栄養の摂り方などが示されている．しかし，もし母親が低体重であったとすると，低出生体重児（出生時体重が2500 g 未満）の出産のリスクが高くなる[20]．低出生体重児は将来的に生活習慣病の発症リスクが高い[21]ことが知られており，母親が低体重で妊娠期を迎えないよう注意が必要である．そのためには，妊娠期を迎える前から栄養教育ツールを利用できるようにし，適正体重を維持しておきたい．しかし，中学校や高等学校での保健の授業等で女性が低体重で出産を迎えるリスクに関して取り扱われなければ，高校卒業後にそのような教育を受ける機会はほとんどない．また，学習していたとしても失念している可能性もあるため，高等学校卒業後にも若年女性に対する低体重の危険性に関する教育が望まれる．

乳幼児期では，市町村保健センターや子育て支援センター，保育所・幼稚園など様々なところで保育者や子どもが食に関する教育を受ける機会がある．保育所での食育は，「保育所保育指針[22]」に示されているように，健康な生活の基本として「食を営む力」の育成にむけて，その基礎を培うことを目標とされている．また，「楽しく食べる子どもに～保育所における食育に関する指針[23]～」においても，食育の内容に関して「食と健康」，「食と人間関係」，「食と文化」，「いのちの育ちと食」，「料理と食」など５項目が挙げられている．食を通じて，人とかかわる力を養うことや，いのちを大切にする力を養うことなど，子どもたちが，食べることを楽しんだり，感謝の気持ちが育つような食にかかわる体験を通した食育がなされている．しかし，この時期は，子どもが食に関する正しい知識を身につけ，食を選択することは難しいため，保育者の健康や食に対する正しい知識が子どもたちの食生活に反映されると考えられる．保育者に正しい食に関する知識を身につけてもらえる教育を母親になる前の早い段階から行っておくことが子どもの健康増進に重要である．

学童期から思春期

学童期（小学校１～６年生）は身体的にも情緒的にも６年間で著しく発達がみられる．朝食欠食や肥満や痩身の体型など，この時期の食習慣がその後に定着すると考えられるため，規則正しい食習慣を身につける食育が必要となる．「食育基本法[24]」や「食育推進基本計画[25]」，「食に関する指導の手引き[26]」など，食育の重要性が示され，栄養教諭が学校での食育を担うようになった．小学校では給食が始まり，「生きた教材」として栄養バランスのとれた給食を用いた食育も行われているが，まだすべての学校に配置されている状況には至っていない．学童期になると塾やスポーツクラブなど学校以外での活動の時間が多くなることで，食習慣がこの時期から乱れやすくなる．健康的な食物摂取状況にある高校生は，健康知識の修得や健康態度の育成もできている者が多い[27]ため，小学生においても栄養バランスのよい食事や肥満・痩せに関する健康・栄養教育を実施することは大切である．しかし，まだ保育者の食事に依存する状況であったり，自己管理能力が未熟な点や，好きなものを食べていても健康で当たり前といった感じ方などで，将来の生活習慣病予防を目指した食生活をデザインする能力の修得は難しいと考えらえる．

思春期（中学生・高校生年代）においては，塾や部活動，試験勉強等で生活のリズムが崩れ，食生活にも影響を及ぼしやすい．特に，部活動や塾等で帰宅時刻が遅くなることで就寝・起床時刻が遅くなり，朝の時間確保が困難になり朝食欠食に至る場合や帰宅前のコンビニエンスストア利用，友人との外食機会の増加が考えられる．しかし，第二次性徴の時期であるため，身体づくりにおいては，エネルギー摂取量の確保と栄養バランスのとれた食事を心がける必要がある．この時期は，自分で食事を選択する意思決定が可能になるため，食の選択能力を高める栄養教育が食生活をデザインする能力を高めることになるであろう．家庭科や保健の授業により，健康づくりのための食事について具体的に学ぶ機会の増加が予想されるが，学童期と同様に思春期でも健康であるのが当たり前という感覚から食生活を意識しない生徒も多いと考えられる．生活習慣病予防に関する栄養教育も若い世代から行うことは大切だと考えるが，この時期の食事・栄養に関する教育が今後の健康行動に結びついているかはわからないところが多い．その一方で，スポーツをしている生徒や運動部に所属している選手では運動を行っていない生徒と比較すると，食に関する意識は異なると考えらえる．スポーツをする身体づくりのために，指導者や保育者から「好き嫌いなく食べるように」や「残さず食べるように」など，食習慣に関する教育が学校の授業以外にもおそらくなされているであろう．そのため，運動していない生徒よりもエネルギーやたんぱく質，ビタミン，ミネラル等，栄養素摂取が多いことが考えられる[28]．思春期以降はライフスタイルに合わせた栄養教育によって，身体づくりによい食習慣になる可能性が期待できる．また，この経験が健康的な食生活をデザインする能力を高めることにつながると考える．しかし，思春期においても保育者が用意する食事を食べている生徒は多いことが予想され，学童期と同様に保育者においては，発育・発達段階を踏まえた栄養に関する正しい知識の修得が子どもへの健康づくりに影響すると考えられる．

成人期・高齢期

心身の発育発達が整った20～65歳までの成人期は，他のライフステージと異なり，45年間と長い期間になるが，この45年の間に身体は少しずつ変化していく．特に，40歳以上になるとメタボリックシンドロームの該当者またはその予備軍が増えてくる．2006（平成18）年国民健康・栄養調査[29]ではメタボリックシンドロームが強く疑われる者又はその予備軍の者は，40～74歳の男性で2人に1人，女性で5人に1人と報告されている．2017（平成29）年国民健康・栄養調査[30]では40歳代の男性40.5％，女性7.7％と約10年前よりは低下しているが，50歳代になると男性45.6％，女性17.2％と増加する．メタボリックシンドロームに該当することは，生活習慣病の発症が危惧されため，同じ成人期でも20～30歳代，40歳以上に分割して栄養教育の機会を考える．

20～30歳代では，企業等に勤務している場合，労働安全衛生法により産業保健指導者などに相談が行うことができる．また，企業等職域に属さずに勤務している方や非就業者の方であっても，保健所や市町村が実施する栄養教育等を受ける機会は設けられている．しかし，自ら相談しなければ，その機会はない．また，この年代は40歳代以上に比べると肥満者の割合が低く[31]，健康診断を受けても特に健康状態に問題が出る場合が少ない．健康と食に関連する情報提供を受けたとしても，実際に栄養教育を受ける機会はほとんどないと考えられる．

一方，40歳以上になると，特定検診でメタボリックシンドロームまたはその予備軍の判定がなされる．判定結果によって，情報提供や動機づけ支援，積極的支援等の特定保健指導を受けることになり，栄養教育の機会を得ることになる．しかし，この特定保健指導の受診率は非常に少なく，2017年の特定保健指導実施率は19.5％である[32]．栄養教育を受ける機会はあるものの，実際に教育を受ける者は非常に少ない．

次に，65歳を過ぎた高齢期は，地域での介護予防を目的とした活動に参加することで，食事・栄養に関する情報がもらえ，栄養教育を受ける機会も得られる．また，要支援・要介護と思われる者やなるおそれのある者に対してはそれぞれの状況に合わせて栄養ケア・マネジメントを受けることができるようになっている．高齢期でのこのような健康教育や栄養サポートは大切である．しかし，身体づくりには時間を必要とし，健康寿命の延伸を考えた際には，高齢期になる以前のできるだけ早い段階から健康的な食習慣・運動習慣を定着させておく教育が求められる.

成人期以降をみると40歳以降では，生活習慣病を発症する者が多くなり，健康であり続ける重要さに気がつきやすくなる．若年者よりも健康意識が高くなり，食生活に関する正しい知識が備わっていることで，自分自身や家族のサポートによって食習慣の改善ができる可能性が高くなるであろう．そのためには，自分の食生活をデザインすることができるようになる思春期以降の若年者への栄養教育が求められる.

3　思春期以降の若年者に対する健康・栄養教育の重要性

「知らなかったからできなかった」を「知っていたからできた」に変える重要性

思春期以降にも，健康な時から自分の将来の健康状態を考える教育を受けることができるとするならば，自分自身の食生活や運動習慣についても見直しやすいのではなかろうか．毎日，体のことを意識することができなかったとしても，少し考えることができる際には，知っている知識を生かすことは可能である．男性の肥満やメタボリックシンドロームの該当者やその予備軍も短い期間でそうなるわけではない．女性の妊娠前の低体重や高齢期の骨粗鬆症・低体重の問題についても早い時期に正しい知識を持っておくことで，自分の食生活をデザインし，将来の自分の健康への投資は可能である．子どもができた際にも，子どもが成人するまでの健康づくりについて「知らなかったからできなかった」と「知っていたけどやらなかった」の違いは非常に大きい．健康知識の修得は，健康的な食物摂取につながり[33)]，早い段階から健康づくりのための食事・栄養摂取を心がけることができるが，「知っていたけどやらなかった」ということになれば，自分自身が反省すべきこととなる.

一方で，知っていればできたのに，「知らなかったからできなかった」というのは自分への健康的な身体づくりに対する投資の機会を失っていたことになる．目的に合わせた食事・栄養摂取に気がつくタイミングが早いほどよいが，気がつかない期間が長ければ長いほど，自分自身の食生活や運動習慣を改善する機会が奪われる．これを防ぐためには，各ライフステージにおいて健康・栄養教育を行い，「知らなかった」を減らす機会が重要となる.

しかし，「知っていたけどやらなかった」，「知らなかったからできなかった」

としても，健康増進の機会が奪われないよう，ナッジを取り入れた仕掛けづくりを利用した食環境整備によって，これらの人々へ食生活のサポートをすることも必要不可欠であろう．

思春期以降の若年者に対する健康・栄養教育の重要性

先に述べたように，各ライフステージで栄養教育を受ける機会はあると考えられる．しかし，その栄養教育で学んだ内容が自らの食生活をデザインする能力に反映されているかどうかは定かではない．将来の生活習慣病予防には，早い時期からの食に関する教育が大切だといわれている．学童期や思春期に健康・栄養教育はなされているが，学童期までは日々の食事を自身で考えて用意することは難しく，思春期においても同様の状況は続きやすいと考えられる．教育を受けたとしても自分自身で食事選択を実践する機会が少ないかもしれない．この点を考慮すると，現在，あまり取り組まれていない思春期以降の自分で食生活をデザインすることができる若年者を対象として，高等学校卒業後の進学・就職時，大学卒業後の新社会人等，自身の生活環境が変化する時期での健康・栄養教育が望ましいのではなかろうか．特にこれまで一緒に生活をしている家の人が食事の準備を担っていたライフスタイルから一人暮らしになり，食事の準備を自分自身が行うようになる際には，自分の意思決定により，食事の選択が可能となるため，健康や食生活に関する正しい知識を修得しておくことが望ましい．また，思春期を過ぎる頃には，家族の健康問題に直面する機会も多くなってくることから，健康に関する関心も高校生時代よりも高くなってくるであろう．なぜなら，これまでは健康が当たり前だったことも家族の健康問題が自分自身にも関係してくるからである．

しかし，大学等では，食物・栄養系や健康スポーツ系等の学部を除けば，食生活や栄養に関連する学問を学ぶ機会は非常に少ないことが考えられる．卒業後，社会人となっても食品関連や健康増進関連企業でなければ，食生活や栄養に関して考える機会も少ないであろう．

思春期を過ぎた自分自身でお金の管理ができる若年層に，その人のライフスタイルにあった実践的な栄養教育を行うことでよりよい食生活がデザインでき，その実践が可能になると考えられる．大学や短大，専門学校での健康・栄養教育を教養科目として教育の機会を確保することや新入社員研修において，自らのこれからのライフステージで起こる健康問題（肥満や低栄養，子どもの発育発達，骨粗しょう症，介護についてなど）や食生活をデザインする知識教育をすることが今後の健康寿命の延伸に大切になると考える．

4　今後の健康増進・栄養教育への取り組みの検討

対象者に合わせた実践的な栄養教育の必要性

朝食の欠食率低下の目標は，第３次食育推進基本計画[34)]において，20歳代および30歳代の男女全体での目標として，15％以下が示されている．しかし，2017（平成29）年の国民健康・栄養調査[35)]によると朝食に何も食べない割合は20歳代が最も高く，男性18.3％，女性14.1％となっている．体重管理を行う上で朝食欠食は，必要なエネルギー・栄養素摂取の不足や，昼食や間食等での過剰なエネルギー摂取につながることが危惧されるため，朝食をとることは大切である．朝食欠食の理由をみると，小中学生では「食欲がない」・「食べる時間がない」が上位を占めている[36)]．大学生に関する研究においても「食べる時間がない」が最も多く，「食欲がない」が上位にきている[37)]．20歳代，30歳代の朝食欠食率を低下させるためには，「食べる時間がない」，「食欲がない」理由に対応できる方法を考慮しなければならない．また，食べることに慣れていない者もいるため，朝食を食べることに慣れさせるような提案も必要であろう．

朝食欠食を改善させる食生活デザインとして，例えば，① 飲みもの（牛乳や飲むヨーグルト，野菜ジュースや100％果汁飲料等），② そのままで食べることができるもの（ロールパン，ハム，チーズ，納豆，豆腐，カットサラダ，ヨーグルト，バナナ，みかんなど），③ 洗って食べることができるもの（レタスやミニトマト，きゅうり，果物など），④ 前日の準備や当日温めて食べることができるもの（ご飯，前日の食事の残り物，ゆで卵，冷凍食品など），など①～④の順や身近に販売されているもの，調理器具類等を利用して準備できるものを例として食べ慣れるような提案がよいであろう．しかし，提案をする際には「食事を準備する人」や「朝食にかかる食費」についても考慮しなければならない．

また，2015（平成27）年度の国民健康・栄養調査[38)]によると「外食利用している頻度」は，週１回以上利用する者が全体で32.3％，20～29歳では54.6％，30～39歳では49.8％，と若年者で多くなっている．また，「持ち帰りの弁当や惣菜を利用している頻度」においても週１回以上利用する者は全体で40.1％，20〜29歳では43.6％，30〜39歳では48.7％，40歳代，50歳代も50％弱と約２人に１人が中食と呼ばれる弁当や調理済み食品の総菜を利用している．近年は，このように外食や中食の利用が多くなっており[39)]，コンビニエンスストア，スーパーやデパートでの調理済み食品や冷凍食品，レトルト食品等の利用頻度が増えている．2016（平成28）年の東京都の調査[40)]によると「料理済み食品（弁当・総菜など）を利用する理由」については，「手間がかからないから」・「作る時間がないから」がそれぞれ50％を超えており，時間を短縮して調理できる方法が選択されるようになってきた．食塩の摂取量や脂肪エネルギー比率を下げるために，自炊を推奨することは大切かもしれないが，仕事が忙しい場合や，交代制勤務の場合などのライフスタイルが多様になってきた現在では，自炊することが難しい状況になっていると考えられる．今後，コンビニエンスストア，調理済み食品，レトルト食品や缶詰等を利用した実践しやすい方法が身につく教育は食生活をデザインする能力を育てることにつながる．炭水化物，たんぱく質，脂質，ビタミン，ミネラルのバランスのよい摂取を考えると，主食・主菜・副菜・果物・牛乳・乳製品などを組み合わせた食事が理想的である．学童期・思春期では主食・主菜・副菜の組み合わせについて栄養教育を通じて学ぶが，調理済み食品等を利用した場合の組み合わせについても積極的に教育することが望ましい．そして，思春期以降には，さらに価格帯にも配慮し，経済設計も考慮した選択方法を身につけることで，健康面に配慮した外食・中食の選択が長期間実施できる可能性がある．

男性・女性それぞれの身体的特徴に合わせた健康教育強化の必要性

健康寿命を延伸させるためには，認知症の予防以外に，男性は介護になる理由として最も多い「脳血管疾患」，女性は男性よりも多くなっている「関節疾患」，「骨折・転倒」を低下させることが望ましい[41)]．男性においては肥満予防，女性においては適正体重の確保と運動器機能の維持が大切になる．特に骨の健康においては，男女とも骨量は20歳前後で最大値となり，その後安定して推移し，50歳前後から減少する[42)]．20歳代，30歳代のうちにできるだけ骨量の最大値を高めるために，早い段階での骨の健康づくりが必要となる．骨量を増加させるためには，栄養摂取だけでなく運動習慣も重要である．2016（平成28）年度の中学校・高等学校での運動部所属の割合は中学生男子75.1%，女子54.9%，高校生男子56.4%，女子27.1%と思春期から女子の運動頻度・運動量が少なくなっている[43]．2017（平成29）年の国民健康・栄養調査[44]においても運動習慣のあるものの割合は20歳代の男性28.3%に対し女性11.6%と女性の割合が少ない．女性が骨の健康も見据えて，運動習慣を身につけておく重要性について思春期以降のこれから家族を持つであろう世代にも教育しておくことは，将来パートナーとの間にできた自分の子どもの健康増進に対する家庭での栄養教育内容に反映される可能性がある．一方，肥満によって生活習慣病のリスクが高まる男性の健康問題についても，同じ時期に教育を行っておくことで，家庭での食事を担当する男性・女性にとっても健康に気を配った食事提供の機会が増加する可能性が考えられる．さらに，外食や飲み会など，仕事での付き合いを含めた食事の機会に食事内容の選択方法について教育しておくことも，肥満予防を目的としたエネルギーの過剰摂取の可能性を下げることにつながる．新社会人にこのような健康的な食事のとり方に関する栄養教育は，食環境の整備に関連する企画や営業内容にもつながると考えられ，自分自身の食生活デザインだけでなく，国民の健康づくりにもつながる食生活のデザインが可能になるであろう．

おわりに

健康は財産である．2050年，よりよい生活を送るためには健康であることが大切である．健康寿命の延伸への取り組みは進みつつあるが，高等学校卒業後，食や栄養に関連する課程への進学がなければ私たちの健康に関する栄養教育はほとんどなされていないのが現状である．健康経営に取り組む，取り組まないにかかわらず，どの職種においても新入社員研修の１つとして，健康・栄養教育を実施することは，従業員の健康だけでなく，企業においても生産性を上げることにつながるであろう．また，従業員が健康・栄養教育を受けることで，健康に関する意識の向上につながれば，社内においても健康・栄養関連事業の企画等が増加し，実施することができれば国民の食環境の整備につながることも考えられる．

今後，日本社会がさらに食環境の整備を行っていくためには，本人の意思決定で行動することができる思春期以降の若年者に早い段階で栄養教育を実施できる仕組みを作り，食生活をデザインできる能力を高めていかなければならない.

注

1）厚生労働省「平成26年版 厚生労働白書 健康長寿社会の実現に向けて～健康・予防元年～【概要】」〈https://www.mhlw.go.jp/content/000351679.pdf〉，2020年１月３日取得.

2）厚生労働省「平成30年簡易生命表の概況」〈https://www.mhlw.go.jp/toukei/saikin/hw/life/life18/dl/life18-15.pdf〉，2020年１月３日取得.

3）内閣府「平成30年版高齢社会白書（概要版），第１章 第２節 高齢期の暮らしの動向⑵，２ 健康・福祉」〈https://www8.cao.go.jp/kourei/whitepaper/w-2018/html/gaiyou/s1_2_2.html〉，2020年１月３日取得.

4）内閣府「平成30年版高齢社会白書（概要版），第１章 第１節 高齢化の状況高齢化の状況」〈https://www8.cao.go.jp/kourei/whitepaper/w-2018/html/gaiyou/s1_1.html〉，2020年１月３日取得.

5）厚生労働省「平成29年（2017）人口動態統計月報年計（概数）の概況」〈https://www.mhlw.go.jp/toukei/saikin/hw/jinkou/geppo/nengai17/dl/gaikyou29-190626.pdf〉，2020年１月３日取得.

6）内閣府「平成30年版高齢社会白書（概要版），第１章 第２節 高齢期の暮らしの動向⑵，２ 健康・福祉」〈https://www8.cao.go.jp/kourei/whitepaper/w-2018/html/gaiyou/s1_2_2.html〉，2020年１月３日取得.

7）厚生労働省「階段利用キャンペーンポスター１」〈https://www.mhlw.go.jp/bunya/kenkou/undou03/pdf/01.pdf〉，2020年１月３日取得.

8）Tsugane S., S. Sasaki and Y. Tsubono（2002）“Under-and overweight impact on mortality among middle-aged Japanese men and women: a 10-y follow-up of JPHC study cohort I,” *Int. J. Obes. Relat. Metab. Disord.*, 26(4), pp. 529-537.

9）日本肥満学会編（2016）『肥満症診療ガイドライン 2016』ライフサイエンス出版.

10）Yasui C., Y. Yoshida and A. Yazawa（2014）“Target for body weight management in middle-aged and older women that attended local health classes,” *Japanese Journal of Health, Fitness and Nutrition*, 18(1), pp. 42-49.

11）Tsugane S., S. Sasaki and Y. Tsubono（2002）“Under-and overweight impact on mortality among middle-aged Japanese men and women: a 10-y follow-up of JPHC study cohort I,” *Int. J. Obes. Relat. Metab. Disord.*, 26(4), pp. 529-537.

12）葛谷雅文（2003）「高齢者の栄養評価と低栄養の対策」『日本老年医学会雑誌』40(3), pp. 199-203.

13） 国立健康・栄養研究所「国民健康・栄養調査　身体状況調査（BMIの平均値の年次推移（15歳以上，性・年齢階級別）エクセルファイル）」〈https://www.nibiohn.go.jp/eiken/kenkounippon21/eiyouchousa/keinen_henka_shintai.html〉，2020年1月3日取得.

14） 国立健康・栄養研究所「国民健康・栄養調査　身体状況調査（BMIの状況の年次推移（15歳以上，性・年齢階級別）エクセルファイル）」〈https://www.nibiohn.go.jp/eiken/kenkounippon21/eiyouchousa/keinen_henka_shintai.html〉，2020年1月3日取得.

15） 厚生労働省「日本人の食事摂取基準（2020年版）「日本人の食事摂取基準」策定検討会報告書」〈https://www.mhlw.go.jp/content/10904750/000586553.pdf〉，2020年9月30日取得.

16） 同上.

17） 丸山千寿子・足達淑子・武見ゆかり編（2016）『栄養教育論（改訂第4版）』南江堂が詳しい.

18） 厚生労働省「妊産婦のための食生活指針」〈https://www.mhlw.go.jp/houdou/2006/02/h0201-3a.html〉，2020年1月3日取得.

19） 厚生労働省「妊産婦のための食事バランスガイド」〈https://www.mhlw.go.jp/houdou/2006/02/dl/h0201-3b02.pdf〉，2020年1月3日取得.

20） 邱　冬梅・坂本なほ子・荒田尚子・大矢幸弘（2014）「低出生体重児の母体要因に関する疫学研究」『厚生の指標』61(1)，pp. 1-8.

21） Hendrina A. DE BOO and Jane E. HARDING（2006）“The developmental origins of adult disease（Barker）hypothesis,” *Aust N Z J Obstet Gynaecol,* 46(1)，pp. 4-14.

22） 厚生労働省「保育所保育指針」〈https://www.mhlw.go.jp/web/t_doc?dataId=00010450&dataType=0&pageNo=1〉，2020年1月3日取得.

23） 厚生労働省「楽しく食べる子どもに～保育所における食育に関する指針～（概要）」〈https://www.mhlw.go.jp/shingi/2007/06/dl/s0604-2k.pdf〉，2020年1月3日取得.

24） 農林水産省「食育基本法」〈https://www.maff.go.jp/j/syokuiku/pdf/kihonho_28.pdf〉，2020年1月3日取得.

25） 内閣府食育推進室「第3次食育推進基本計画　参考資料集」〈https://www.maff.go.jp/j/syokuiku/plan/pdf/8_3jisanko_kanren.pdf〉，2020年1月3日取得.

26） 文部科学省「食に関する指導の手引き（第二次改訂版）」〈https://www.mext.go.jp/component/a_menu/education/detail/__icsFiles/afieldfile/2019/05/07/1293002_1_1_1.pdf〉，2020年1月3日取得.

27） 門田新一郎（2004）「高校生の健康習慣に関する意識，知識，態度について――食物摂取頻度調査との関連――」『栄養学雑誌』62(1)，pp. 9-18.

28） 保井智香子・福田典子・高尾理樹夫・山本雅亨・川上由紀子・山下絵美・幸林友男・中村富予（2016）「女子中学生の運動部所属の有無による血中ヘモグロビン濃度と身体組成，エネルギー・栄養素等摂取量との関連」『日本健康体力栄養学会誌』21(1)，

pp. 24-29.
29)　厚生労働省「平成18年度国民健康・栄養調査報告」〈https://www.mhlw.go.jp/bunya/kenkou/eiyou08/dl/01-kekka.pdf〉，2020年１月３日取得.
30)　厚生労働省「平成29年　国民健康・栄養調査報告」〈https://www.mhlw.go.jp/content/000451755.pdf〉，2020年１月３日取得.
31)　同上.
32)　厚生労働省「2017年度 特定健康診査・特定保健指導の実施状況について【概要】」〈https://www.mhlw.go.jp/content/12400000/000568763.pdf〉，2020年１月３日取得.
33)　門田新一郎（2004）「高校生の健康習慣に関する意識，知識，態度について——食物摂取頻度調査との関連——」『栄養学雑誌』62(1)，pp. 9-18.
34)　内閣府食育推進室「第３次食育推進基本計画　参考資料集」〈https://www.maff.go.jp/j/syokuiku/plan/pdf/8_3jisanko_kanren.pdf〉，2020年１月３日取得.
35)　厚生労働省「平成29年　国民健康・栄養調査報告」〈https://www.mhlw.go.jp/content/000451755.pdf〉，2020年１月３日取得.
36)　独立行政法人日本スポーツ振興センター「平成22年度児童生徒の食事状況等調査報告書【食生活実態調査編】調査結果（単純集計）【児童生徒】」〈https://www.jpnsport.go.jp/anzen/Portals/0/anzen/kenko/siryou/chosa/syoku_life_h22/H22syokuseikatsu_4.pdf〉，2020年１月３日取得.
37)　金城学院大学・椙山女学園大学・東海学園大学・名古屋女子大学・名古屋市健康福祉局健康部「若者（大学生）の朝食摂取状況調査（調査報告書）」〈http://www.kenkoshokuiku.city.nagoya.jp/pdf/breakfast_report.pdf〉，2020年１月３日取得.
38)　厚生労働省「平成27年度国民健康・栄養調査報告」〈https://www.mhlw.go.jp/bunya/kenkou/eiyou/dl/h27-houkoku.pdf〉，2020年１月３日取得.
39)　農林水産省「平成27年度 食料・農業・農村白書 全文」〈https://www.maff.go.jp/j/wpaper/w_maff/h27/attach/pdf/zenbun-3.pdf〉，2020年１月３日取得.
40)　東京都生活文化局「食品の購買意識に関する世論調査〈概要〉」〈http://www.metro.tokyo.jp/INET/CHOUSA/2016/02/DATA/60q29100.pdf〉，2020年１月３日取得.
41)　内閣府「平成30年版高齢社会白書（概要版），第１章 第２節 高齢期の暮らしの動向⑵，2 健康・福祉」〈https://www8.cao.go.jp/kourei/whitepaper/w-2018/html/gaiyou/s1_2_2.html〉，2020年１月３日取得.
42)　骨粗鬆症の予防と治療ガイドライン作成委員会編（2015）『骨粗鬆症の予防と治療ガイドライン2015年版』ライフサイエンス出版，p. 14.
43)　スポーツ庁「運動部活動の現状について（運動部活動の在り方に関する総合的なガイドライン作成検討会議　資料２）」〈https://www.mext.go.jp/sports/b_menu/shingi/013_index/shiryo/__icsFiles/afieldfile/2017/08/17/1386194_02.pdf〉，2020年１月３日取得.

44) 厚生労働省「平成29年　国民健康・栄養調査報告」〈https://www.mhlw.go.jp/content/000451755.pdf〉，2020年1月3日取得.

参考文献

Hendrina A. DE BOO and Jane E. HARDING（2006）"The developmental origins of adult disease（Barker）hypothesis," *Aust N Z J Obstet Gynaecol,* 46(1), pp. 4-14.

Tsugane, S., S. Sasaki and Y. Tsubono（2002）"Under-and overweight impact on mortality among middle-aged Japanese men and women: a 10-y follow-up of JPHC study cohort I." *Int. J. Obes. Relat. Metab. Disord.,* 26(4), pp. 529-537.

Yasui, C., Y. Yoshida and A. Yazawa（2014）"Target for body weight management in middle-aged and older women that attended local health classes," *Japanese Journal of Health, Fitness and Nutrition,* 18(1), pp. 42-49.

門田新一郎（2004）「高校生の健康習慣に関する意識，知識，態度について――食物摂取頻度調査との関連――」『栄養学雑誌』62(1)，pp. 9-18.

葛谷雅文（2003）「高齢者の栄養評価と低栄養の対策」『日本老年医学会雑誌』40(3)，pp. 199-203.

骨粗鬆症の予防と治療ガイドライン作成委員会編（2015）『骨粗鬆症の予防と治療ガイドライン2015年版』ライフサイエンス出版.

邱冬梅・坂本なほ子・荒田尚子・大矢幸弘（2014）「低出生体重児の母体要因に関する疫学研究」『厚生の指標』61(1)，pp. 1-8.

日本肥満学会編（2016）『肥満症診療ガイドライン 2016』ライフサイエンス出版.

丸山千寿子・足達淑子・武見ゆかり編（2016）『栄養教育論（改訂第4版）』南江堂.

保井智香子・福田典子・高尾理樹夫・山本雅亨・川上由紀子・山下絵美・幸林友男・中村富予（2016）「女子中学生の運動部所属の有無による血中ヘモグロビン濃度と身体組成，エネルギー・栄養素等摂取量との関連」『日本健康体力栄養学会誌』21(1)，pp. 24-29.

金城学院大学・椙山女学園大学・東海学園大学・名古屋女子大学・名古屋市健康福祉局健康部「若者（大学生）の朝食摂取状況調査（調査報告書）」〈http://www.kenko-shokuiku.city.nagoya.jp/pdf/breakfast_report.pdf〉，2020年1月3日取得.

厚生労働省「簡易生命表」〈https://www.mhlw.go.jp/toukei/saikin/hw/seimei/list54-57-02.html〉.

――――「厚生労働白書」〈https://www.mhlw.go.jp/toukei_hakusho/hakusho/index.html〉.

――――「国民健康・栄養調査報告」〈https://www.mhlw.go.jp/bunya/kenkou/kenkou_eiyou_chousa.html〉.

――――「人口動態統計月報年計（概数）の概況」〈https://www.mhlw.go.jp/toukei/list/81-1a.html〉.

――――「楽しく食べる子どもに～保育所における食育に関する指針～（概要）」〈https://www.mhlw.go.jp/shingi/2007/06/dl/s0604-2k.pdf〉.

――――「特定健診・特定保健指導の実施状況」〈https://www.mhlw.go.jp/stf/seisakunitsuite/bunya/0000161103.html〉.

――――「日本人の食事摂取基準（2020年版）「日本人の食事摂取基準」策定検討会報告書」〈https://www.mhlw.go.jp/content/10904750/000586553.pdf〉.

――――「妊産婦のための食事バランスガイド」〈https://www.mhlw.go.jp/houdou/2006/02/dl/h0201-3b02.pdf〉.

――――「妊産婦のための食生活指針」〈https://www.mhlw.go.jp/houdou/2006/02/h0201-3a.html〉.

――――「保育所保育指針」〈https://www.mhlw.go.jp/web/t_doc?dataId=00010450&dataType=0&pageNo=1〉.

東京都生活文化局「食品の購買意識に関する世論調査〈概要〉」〈http://www.metro.tokyo.jp/INET/CHOUSA/2016/02/DATA/60q29100.pdf〉.

独立行政法人日本スポーツ振興センター「平成22年度児童生徒の食事状況等調査報告書【食生活実態調査編】」〈https://www.jpnsport.go.jp/anzen/Portals/0/anzen/kenko/siryou/chosa/syoku_life_h22/H22syokuseikatsu_4.pdf〉.

内閣府「高齢社会白書」〈https://www8.cao.go.jp/kourei/whitepaper/index-w.html〉.

――――「第3次食育推進基本計画」〈https://www.mhlw.go.jp/file/06-Seisakujouhou-10900000-Kenkoukyoku/0000129496.pdf〉.

農林水産省「食育基本法」〈https://www.maff.go.jp/j/syokuiku/pdf/kihonho_28.pdf〉.

――――「食料・農業・農村白書」〈https://www.maff.go.jp/j/wpaper/index.html〉.

文部科学省「食に関する指導の手引き（第二次改訂版）」〈https://www.mext.go.jp/component/a_menu/education/detail/__icsFiles/afieldfile/2019/05/07/1293002_1_1_1.pdf〉.

第3章

新たな食生活デザインによる健康

小椋真理

はじめに

本章の目的は，アンチエイジ・プロエイジングの視点から，人生100年時代を迎え，人生を楽しみ，生き生きとチャレンジし，幸せに生きるために，私たちはどのような準備が必要かを明らかにすることである．

日本は「人生100年時代」に入り，百寿者（センテナリアン）は6万人を超えて増え続けている[1)]．一方で，日本の人口総数は2010年に1億2806万だったが，2019年12月の概算値では1億2615万人と人口減少が続いている[2)3)]．

日本の高齢化率（総人口に対する65歳以上の高齢者の割合）をみると，1950年時点では5％に満たなかったが，1994年には14％に達して「高齢社会」へ入り，2005年には20％を超えて「超高齢社会」へと突入した．その後2018年には高齢化率は28.1％に達した[4)]．2018年の内訳をみると65歳以上人口は3558万人であるが，65～74歳人口は1760万人（人口に占める割合は13.9％），75歳以上人口は1798万人（総人口に占める割合は14.2％）で，65～74歳人口を上回った．今後の推計では，高齢化率は2025年には30％を超えて2065年には40％近くに達し，2065年には約2.6人に1人が65歳以上，約3.9人に1人が75歳以上になると推定されている[5)]．

今後アジアで急速に高齢化が進展していく見込みであるが，日本は世界に類を見ないスピードで進展していると考えられている．私たちは想像以上に長寿化する社会を覚悟しておかなければならない．

超高齢化社会では，70歳代，80歳代まで元気に働くことを考えると，今後のキャリアデザインも今までとは異なり，働き方も変わる．R.グラットンとA.スコットは著書の中で「20世紀には人生を三つのステージに分ける考えが定着した．教育のステージ，仕事のステージ，そして引退のステージである[6)]」と述

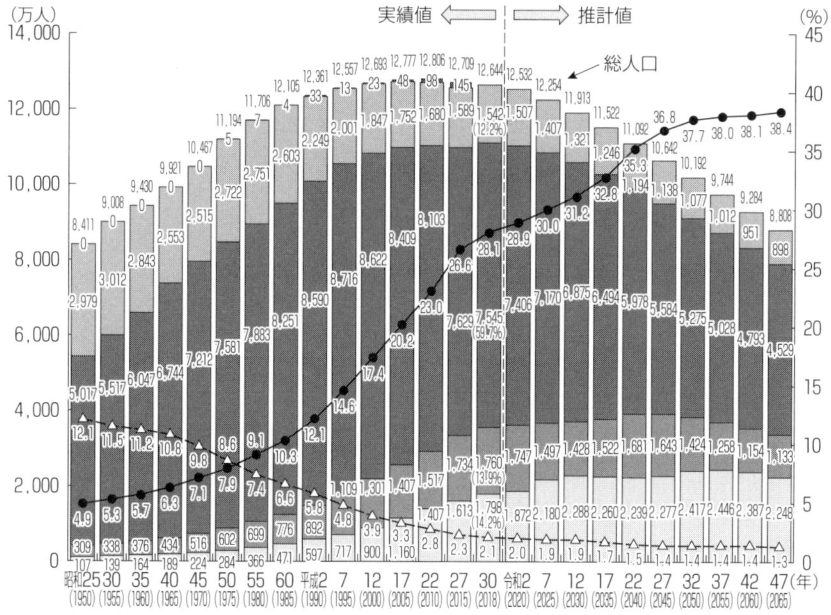

□ 75歳以上　□ 65〜74歳　■ 15〜64歳　□ 0〜14歳　■ 不　詳

—●— 高齢化率（65歳以上人口割合）（平成29年推計）

-△- 65歳以上人口を15〜65歳人口で支える割合

図３-１　高齢化の推移と将来推計

資料）棒グラフと実線の高齢化率については，2015年までは総務省「国勢調査」，2018年は総務省「人口推計」（平成30年10月１日確定値），2020年以降は国立社会保障・人口問題研究所「日本の将来推計人口（平成29年推計）」の出生中位・死亡中位仮定による推計結果．

注１）2018年以降の年齢階級別人口は，総務省統計局「平成27年国勢調査　年齢・国籍不詳をあん分した人口（参考表）」による年齢不詳をあん分した人口に基づいて算出されていることから，年齢不詳は存在しない．なお，1950〜2015年の高齢化率の算出には分母から年齢不詳を除いている．

２）年齢別の結果からは，沖縄県の昭和25年70歳以上の外国人136人（男55人，女81人）及び昭和30年70歳以上23,328人（男8,090人，女15,238人）を除いている．

３）将来人口推計とは，基準時点までに得られた人口学的データに基づき，それまでの傾向，趨勢を将来に向けて投影するものである．基準時点以降の構造的な変化等により，推計以降に得られる実績や新たな将来推計との間には乖離が生じうるものであり，将来推計人口はこのような実績等を踏まえて定期的に見直すこととしている．

出典）内閣府（2019）「令和元年版　高齢者白書」〈https://www8.cao.go.jp/kourei/whitepaper/w-2019/zenbun/01pdf_index.html〉2020年１月３日取得．

べているが，これからは新しい人生のステージが始まることを示唆している．すなわち「３つのステージの人生に代わって登場するのがマルチステージの人生だ．例えば生涯に二つもしくは三つのキャリアを持つようになる」．「マルチステージの人生では，新しい人生の節目と転機が出現し，どのステージをどの順番で経験するかという選択肢が大きく広がる」と述べている[7)]．また，政府も「人生100年時代構想」の中で，年齢による画一的な考え方を見直し，すべての世代の人々が希望に応じて意欲・能力を活かして活躍できるエイジフリー社会を目指すとしている[8)]．

1　健康寿命の延伸と老化

平均寿命と健康寿命の延伸

日本は世界の中でも平均寿命，健康寿命ともに長く，今後も伸びることが予想されている．健康寿命とは，WHO（世界保健機関）によって提唱された新しい健康指標であり，日常活動作を自立して過ごせる期間のことを指す．

厚生労働省から公表された2016年のデータを元に平均寿命と健康寿命を比較すると，日本人の平均寿命は男性80.98歳，女性87.14歳（最新の2018年データでは男性81.25歳，女性87.32歳と延伸[9)]），健康寿命は男性72.14歳，女性74.79歳で平均寿命と健康寿命の差は男性で8.84年，女性では12.35年と差があり，この差が大きくなると痴呆，寝たきりなど介護が必要な期間が長くなり，個人の生活の質が低下するとともに，医療費や介護給付費などの社会保障負担も大きく，深刻な問題を生んでいる．国としては2040年までに健康寿命を男女とも2016年と比べて３年以上伸ばし，75歳以上とする目標「健康寿命延伸プラン[10)]」を掲げており，いかに平均寿命と健康寿命の差を縮めるかが課題である．

健康寿命の延伸と百寿者

日本の平均寿命，健康寿命を国際比較すると，日本は平均寿命が１位，健康寿命が２位と上位にあり[11)]，一見すると「健康で長生き」の印象が強い．しかし，国民全員が長生きできるかというと現実は二極化しており，平均寿命，健康寿命が延伸する一方で，中年においては悪性新生物，肥満やメタボリックシンドローム，高齢者においては低栄養，やせによっておこるフレイルや筋肉量の低下によっておこるサルコペニアの増加をいかに防ぐかが健康寿命の延伸に直結する課題である[12)]．サルコペニアはロコモ（ロコモティブシンドローム：運動器の障害のため，移動機能の低下した状態）と重複して起きていることも報告されており，

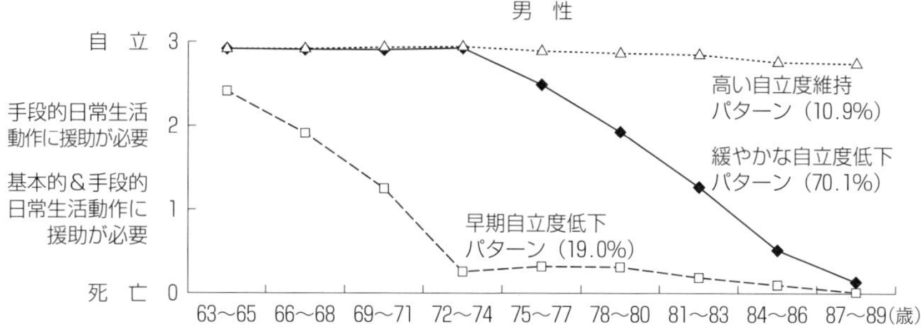

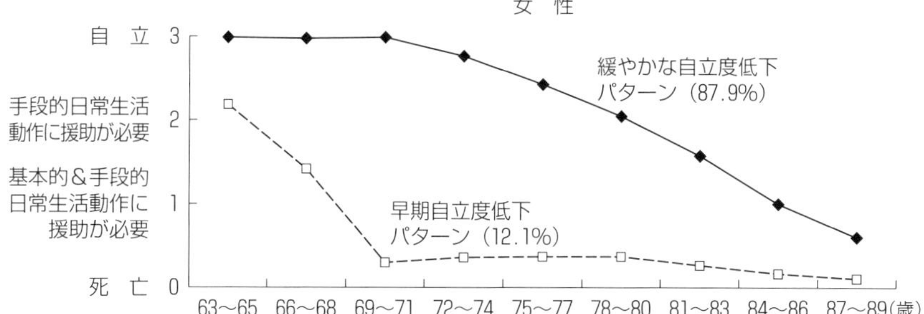

図3-2　高齢者の自立度の変化パターン　全国高齢者20年の追跡調査

注）全国高齢者20年の追跡調査.
出典）大島和輝・鈴木康裕（2017）「「ニッポン一億総活躍プラン」に健康増進（＝アンチエイジング）が必要だ！」『アンチ・エイジング医学』13(2), pp. 192-200, メディカルレビュー社.

特に女性では加齢によるロコモの増加が著しい[13]．国立長寿医療研究センターが行った老化に関する長期縦断疫学研究において40歳代の女性の45.4%にロコモまたはサルコペニアが認められたという結果から，高齢期以前から適度な運動と適切な栄養摂取を心がけて予防する必要がある[14]．

高齢者を追跡調査して得られた高齢者の自立度の変化パターンによると，74歳までは自立度維持パターンと緩やかな自立度低下パターンをあわせて男性では81%，女性では87.9%が自立している．興味深いことに75歳以上で自立している総数は女性の方が多いものの，男性の10.9%は高い自立度を維持しており，女性に比べると男性の方が自立している人が多いともいえる[15]．

また，100歳時点で日常生活機能（ADL）が自立しているのは全体の20%程度あり，その自立している20%は105歳以上で，110歳以上の超・百寿者（スーパー・センテナリアン）になる確率が高いこともわかってきている[16]．

百寿者研究は1980年代後半からイタリア，米国，日本など数か国で行われており，遺伝的背景から生活習慣，心理社会的特徴まで幅広い分野の研究が展開されている[17]．百寿者（センテナリアン）とは，心も体も元気な100歳を超えた高齢者を指す．先にも述べたが，日本には6万人を超える百寿者がいる一方で，110歳以上の超・百寿者（スーパー・センテナリアン）は150人を割り，人間の寿命の限界はこのあたりと考えられる[18]．百寿者の急増は医療を含めた社会全体の総合力の向上によるところが大きく，この長生きエリート集団の健康状態，遺伝の影響，食生活環境等[19]を知ることができれば，今後私たちの健康寿命の延伸につながるヒントがあると考えられる．

百寿者の特徴

百寿者の特徴について調べてみると，いくつかの共通点がある．1980年代に有名になった百寿者「きんさん・ぎんさん」の双子の姉妹を見ると，きんさんは107歳，ぎんさんは108歳で亡くなった．ぎんさんが亡くなった時に行われた解剖所見について，担当した医師は「脳，心臓，肺，腸管……あらゆる臓器について詳細に調べていきましたが，炎症所見はどこにもみられませんでした」と述べている．「ぎんさんの動脈はとても柔らかくなめらかで，100歳とは思えないほどきれいな状態が保たれていました．高齢者の場合，血管の壁が硬くなったり，脂の塊が付着したりして，炎症を起こし，動脈硬化が起きていることがあります[20]」と報告している．また，ぎんさんの娘さんたちによるとぎんさんは「「人間は足から死んでいく」「時の飯は欠かしてはいけない」が口癖で，1日40分程度の散歩を日課にし，1日3食決まった時間に食べることを心がけていたそうです[21]」と報告している．

ヒトは加齢とともに老化の影響を受けることは間違いなく，加齢を避けることはできないが，百寿者には何等かの身体的特徴や生活習慣があると考えられる．そもそも百寿者は老化せずに無病なのだろうか．

百寿者研究のパイオニアである慶應義塾大学医学部「百寿総合研究センター」が蓄積した百寿者症例から百寿者の身体的特徴をみると，病歴があっても百寿者になることができることを報告している．興味深いことに高血圧は63.6%，骨折は46.4%，白内障46.4%の百寿者に見られるが，特に糖尿病は6.0%，癌は9.9%と罹患率が少なかったことを報告している[22]．また別の報告では，動

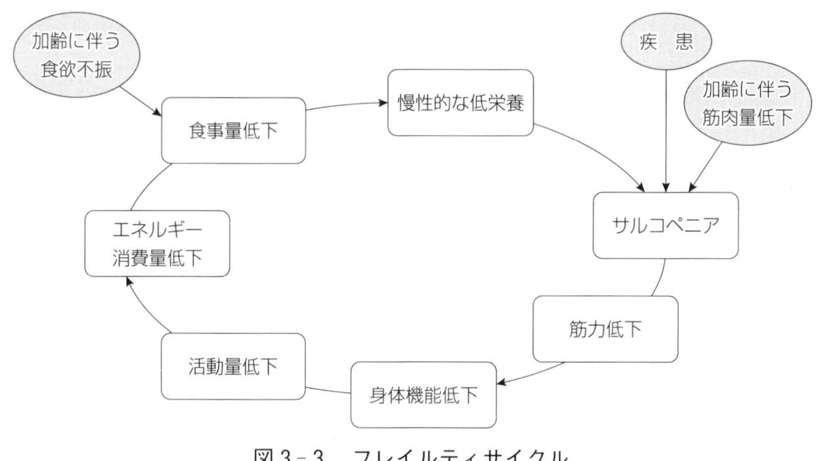

図３-３　フレイルティサイクル

出典） Fried, L. P. et al. (2001) "Fraulity in Older Adultu Ebidence for a Phenotype," *J Geronology*, 56, pp. 146-157.

脈硬化になりにくい，加齢に伴う認知機能の低下が遅い，遺伝的特徴などが報告されている[23]．

慢性炎症は動脈硬化や糖尿病，アルツハイマー病などさまざまな加齢関連疾患の基礎病態として注目されており[24]，また慢性炎症がフレイルを介して死亡率の増加に関係している可能性も示唆されている[25]．

伊藤裕教授は著書の中で「日本ではこれまで，肥満やメタボリックシンドロームが健康問題として大いに注目されてきました．しかし，これらは中年にとっての課題であり，超・高齢社会においては，るい痩の方がはるかに大きな問題です[26]」と述べている．長寿の大敵はフレイルとサルコペニアであり，フレイルとサルコペニアを予防しながら，糖尿病や癌を防ぐ食事と生活習慣が健康長寿の秘訣と言える．

2　超高齢社会における健康の重要性

超高齢社会と労働力人口

人口減少が進む中，超高齢社会を迎え，労働力人口の構成においても高齢化の傾向が進んでいる．65歳以上の労働力人口は年々増加しており，2018年の全

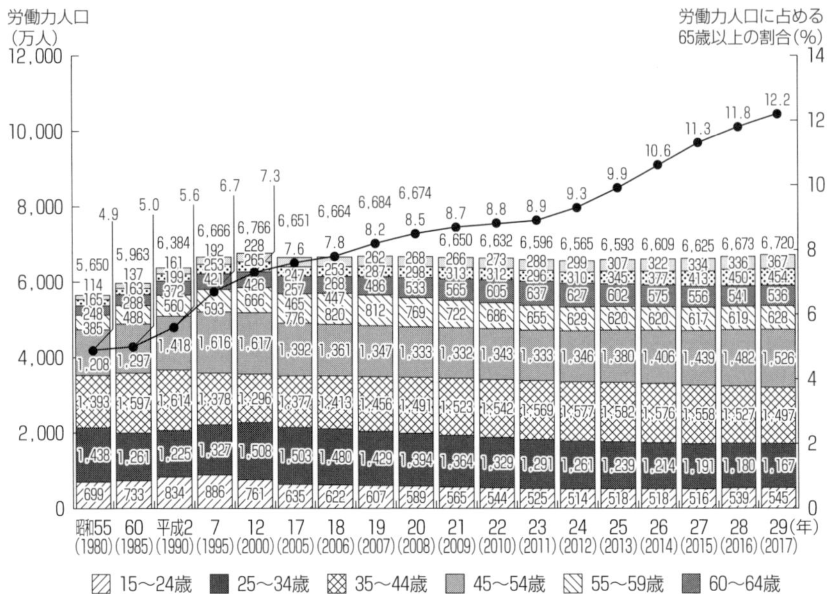

図３－４　労働力人口と労働力人口に占める高齢者の割合の推移

注１）「労働力人口」とは，15歳以上人口のうち，就業者と完全失業者を合わせたものをいう．

注２）平成23年は岩手県，宮城県及び福島県において調査実施が一時困難となったため，補完的に推計した値を用いている．

出典）総務省統計局「労働力調査」〈https://www.stat.go.jp/data/roudou/rireki/nen/ft/pdf/2018.pdf〉2020年１月５日取得．

国の労働力人口は6830万人，そのうち65歳以上の労働力人口は875万人で全体の12.8%を占める．労働力人口に占める65歳以上の割合は，2012年以降上昇し続けている[27)28)]．労働力人口比率とは，15歳以上の人口に占める「労働力人口」の割合であるが，総務省統計局の「労働力調査」によると2018年の65～69歳の労働力人口比率は46.6%，70～74歳の労働力人口比率も30.2%，75歳以上では9.8%と上昇し続けており，日本は国際的にも労働人口の高齢化が高い水準である[29)30)]．

今後65歳以上の人口は，大規模な都市圏で急激に増加する一方で人口５万人未満の都市では2020年をピークに減少していく見通しと言われている．全体と比較して高齢者の労働力の割合が高いことは，少子高齢化であることを踏まえると当然のことではあるが，高齢者が労働力として求められる一方で，高齢化

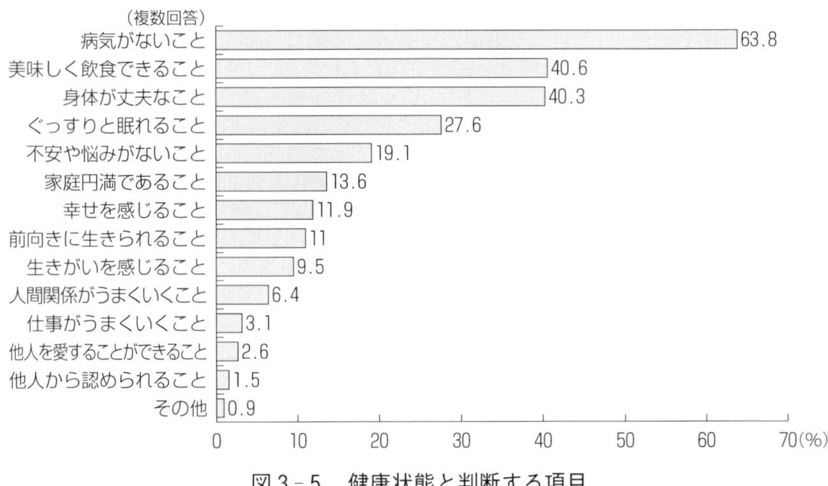

図3－5　健康状態と判断する項目

出典）厚生労働省（2014）「健康意識に関する調査」〈https://www.mhlw.go.jp/stf/houdou/0000052548.html〉2020年1月4日取得.

する労働者の健康維持・増進が課題となる.

超高齢社会と健康

高齢社会から超高齢社会へと進む中，長生きできるということは，今までよりも様々なことにチャレンジする機会も増え，より人生を楽しみ，謳歌することができると言える．一方で人生を楽しみ，謳歌するにはいかに健康・維持増進をしてゆくかが課題となるだろう.

厚生労働省が2014年に実施した「健康意識に関する調査」によると，自分を「非常に健康だと思う」と答えた人は7.3%，「健康な方だと思う」と答えた人は66.4%おり，合わせて73.7%の人が自分を健康だと考えていることがわかった．健康状態について判断する際に重視された項目としては「病気がないこと」が63.8%で最も多く，次いで「美味しく飲食できること」が40.6%，「身体が丈夫なこと」が40.3%であった[31].

一方で「健康に関して抱える不安」としては，自身の健康についての不安が「ある」と回答した人が61.1%おり，その内容としては「体力が衰えてきた」が49.6%と最も多く，次いで「持病がある」が39.6%，「ストレスが溜まる・精神的に疲れる」が36.3%であった[32].

健康であると感じる人が多い一方で自身の健康について不安を感じていることは，加齢による「体力の衰え」「がんや生活習慣病」「認知症になること」が挙げられ，将来的に介護が必要になることへの不安を感じていると考えられる．

2016年の法律改正により，65歳以降に新たに雇用された人についても雇用保険の適用対象となった．シルバー人材センターの就業時間の要件緩和等も可能となり[33]，働く意欲のある高齢者が長年の経験や知識を活かし，年齢にかかわりなく生涯現役で活躍できる社会へと変化しつつある．それは高齢者自身の生きがいにもつながり，社会の財産でもあるが，そのためには健康に自信を持ち続けることが重要になる．今後，65歳以降の高齢者の就業の機会を増やすとともに，高齢者が安心して働くことができる雇用環境の整備や支援が必要となる．

3　老化とアンチエイジング

加齢とアンチエイジング

ヒトは加齢（エイジング）とともに老化する．加齢すなわち年を経ることは避けることができず，それに伴う老化を避けることはできない．私がアンチエイジングの研究を始めたきっかけは，当時サポートをしていたアスリートから「30歳を過ぎてもトップアスリートでいるためにはどんな食事をしたらいいですか？」の問いに即答できなかったことであった．「トップアスリートの体を維持」するには，どうしたらよいのか自問自答を繰り返し，行き着いたのが「選手の体をいかに若く保つことができるか！」であった．それが「アンチエイジング」であり，私がこの分野に興味を持ち研究を始めたきっかけであった．アンチエイジングと聞くと美容のイメージが強く，「抗加齢＝年を取ることに逆らう」ことを追求する分野だと当初は思っていた．しかし，実際にこの分野を学ぶにつれ，究極の健康維持増進を目指している分野であると気づいた．

日本抗加齢医学会ではアンチエイジング医学を「加齢という生物学的プロセスに介入を行い，加齢関連疾患の発症確率を下げ，健康長寿を目指す医学である」[34]と定義している．アンチエイジングについて学ぶと，加齢のプロセスはとても複雑でありながら身近な日常の生活と直結しており，食においては食べ方や食材の選択などによって予防できることが多いことに気づいた．健康長寿を目指すには，食以外にも睡眠，運動，メンタルヘルス等を通じて「寿命の質」

を問題としており，アンチエイジング医学は「加齢のサイエンス」に焦点をあてた究極の予防医学といえる[35)].

ヒトの老化

「ヒトは血管と共に老いる」とは，カナダの医学者W. オスラーの有名な言葉である．老化すると，どのような変化が体に起こるのだろうか．血液を送る血管で動脈硬化が進み，細くなって詰まると十分な酸素や栄養を送ることができない．当然のことながら，全身に張り巡らされた血管から臓器へ血液を送ることができなくなると，各臓器は機能を維持することができなくなる．

伊藤裕教授は著書の中で全身をめぐる血液量について「第1位は腸で30%の血液を消費します．第2位は腎臓で20%の血液を使用します．第3位が脳と骨格筋で15%です．確かに脳は重量が体全体の2.5%しかない割には血液を多量に必要とする臓器です．そして腸と腎臓，この二つの臓器こそ「臓器の時間」[36)]の進み方が速いのです．つまり「老いやすい臓器」です[37)]」と述べている．血管の老化は，血液を多量に必要とする臓器の老化に直結すると言える．

加齢に関与する仕組みとしては「カロリーリストリクション仮説」,「酸化ストレス説」,「糖化ストレス説」などがある．「カロリーリストリクション仮説」[38)]とは，カロリー制限により，体内で長寿に関連する様々な因子が増減することで，長寿に関連する遺伝子群が発現し長寿につながるというものである．ただし，カロリーリストリクションを行うだけで長寿につながるわけではないが，メタボを起こす食べ過ぎは，腸での炎症反応を引き起こしている可能性も指摘されている．伊藤裕教授は著書の中で「腸にとってのストレスは食べ過ぎです．過食の結果，吸収しないといけないものがたくさん腸に入ってくると，腸は焦ってしまい，ストレスを感じてしまう．このストレス反応の結果が肥満や糖尿を招くのです[39)]」と述べており，過食よりも腹八分目は長寿につながると言える．

「酸化ストレス仮説」は，ネブラスカ大学のD. ハーマ教授が提唱した理論で「ミトコンドリアで産生される酸化ストレスが加齢を促進する[40)]」というものである．少量の酸化ストレスは細胞内でシグナルとして働き，抗酸化酵素の活性が起ることで正常な細胞活動に必要である．しかし，過剰の酸化ストレスは過剰の活性酸を発生させ，細胞の障害や炎症反応による細胞の障害をひき起こしていると考えられる．

酸化を体がさびる現象と例えることがあるが，酸化は体がさびるだけでなく，炎症反応を惹起していることが報告されている[41]．私が研究している分野の「糖化ストレス」も組織の炎症に関係していることがわかっており，炎症は老化を促進する因子と考えられている．「糖化ストレス」とは，高血糖に伴う還元糖やアルデヒド負荷による生体ストレスとその後の反応を総合的に捉えた概念[42]である．

糖化（glycation）現象を例えると，イメージしやすいのはホットケーキを焼いた時の焼き色，プリンのカラメルなどに代表されるアミノカルボニル反応である．これは糖質とたんぱく質が結びつき加熱によって，褐変するものであるが，生体内での糖化は，体タンパクと血中のグルコースが非酵素的に反応した糖化たんぱく質が中間体を経て，糖化最終生成物（advanced glycation end products: AGEs）に至る反応である[43]．ヒトでは加熱の役割となるのが「加齢」であり，糖化は加齢と共に進行すると考えられる．この糖化ストレスによるAGEsの生成・蓄積は，体内で炎症を惹起する[44]．糖化ストレスは糖尿病や動脈硬化症，アルツハイマー症，骨粗鬆症などの疾患やコラーゲンの褐変や硬化などが皮膚弾力の低下やくすみの原因につながるため，美容分野でも注目を集めている．糖化は不可逆的な反応であり，新薬の研究も進んでいるが，現段階では，一度変性したものは元に戻すことができない．

老化により動脈硬化，認知症，肥満など様々な疾患を引き起こすと考えられているが，新井らはその発症に慢性炎症が関係していると述べている[45]．生活習慣病における慢性炎症は，いわゆる急性炎症の特徴である発熱，発赤，疼痛，腫張を示さないまま軽度の炎症が長期間持続することにより，組織が線維化し臓器不全などの原因となる[46]．百寿者を含む高齢者で調査すると，年齢が上がるにつれて炎症と関わる反応が強くなることがわかっており，炎症マーカーが低いグループは高いグループに比べ，生活機能や認知機能が高いことが判明している[47]．

ヒトの老化を考えるとき，酸化と共に糖化を予防することが重要であるが，近年腸内細菌叢（腸内フローラ）と肥満[48]，癌[49]，免疫システム[50]など様々な疾患の予防との関係，また腸脳相関[51]による腸内細菌叢の状態が，認知症や心身の状態に影響を与えることが注目されている．加齢と共に減少するビフィズス菌に代表される善玉菌が百寿者では数が維持されており，これが免疫機構の調整に関連

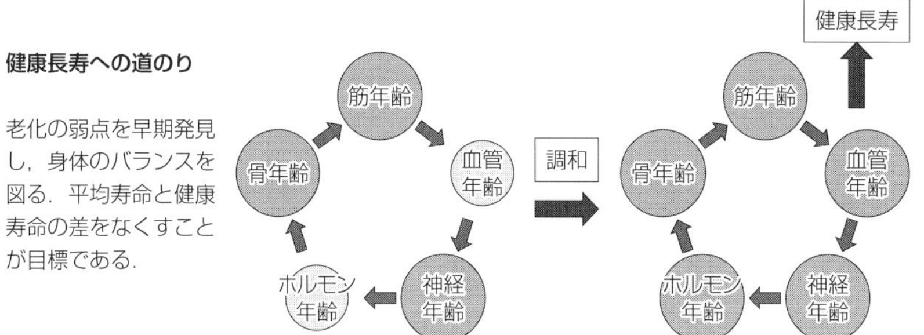

図3-6　老化度の評価　機能年齢と老化危険因子

出典）日本抗加齢医学会（2015）『アンチエイジング医学の基礎と臨床（第3版）』メディカルレビュー社．

している可能性や百寿者に特徴的な腸内細菌叢の変化が，今後の研究で明らかになることが期待されている[52]．

老化を診断する

「aging」には老化と成長・成熟の2つの意味があり，きちんと成長・成熟しないと，老化が始まる時点で不利になる[53]．そのためきちんと成長するには，幼少期や青年期から意識することが必要である．同志社大学の米井嘉一教授によると「アンチエイジングは“アンチ病的エイジング”だ[54]」と説明されている．健康寿命を短くする病的な老化を少なくするには，病的エイジングを無くす必要がある．また，米井教授は百寿者について「老化の仕方は人それぞれ，弱点も人それぞれである．痴ほうもなく癌もなく，100歳を超えて元気に自立している人達を百寿者と呼ぶ．その方々を調べてみると，身体全体が均質に老化していて，バランスよく，弱点が極めて少ないことがわかる[55]．」と総括している．そして病的エイジングを防ぐには「大切なことは，健康診断や人間ドック，老化度判定ドックなどで，自分の弱点を知り，予防し，早めに治してしまうことである[56]．」と述べている．

抗加齢療法に入る前に老化の程度や老化を促進させる危険因子を評価するが，例として同志社大学アンチエイジングリサーチセンターで行っているアンチエイジング検診を紹介する．検診の評価は，体の老化度を機能年齢と老化危険因子として評価している．先に述べたように，全身が均一にバランスよく老化することが健康長寿へつながると考えられており，極端に機能年齢が高い（＝老

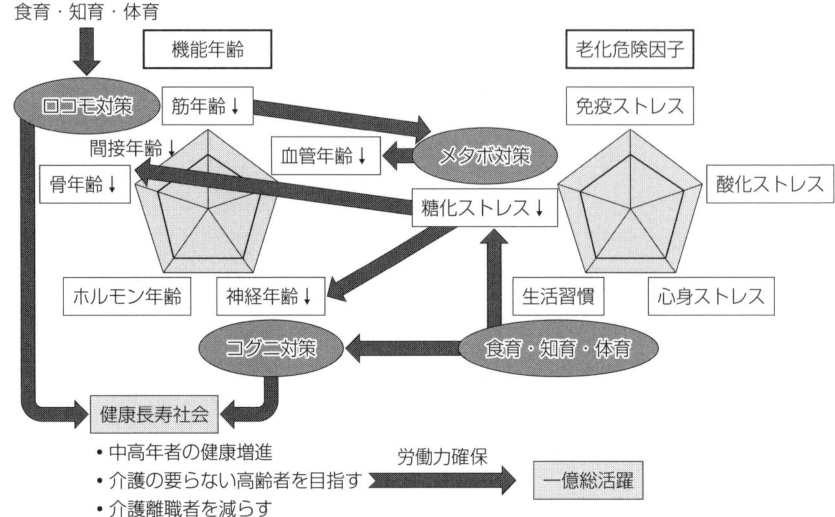

図3－7　老化度を機能年齢と老化危険因子として評価する

注） メタボ，ロコモ，コグニは近年増えつつある．機能年齢と老化危険因子におけるメタボ，ロコモ，コグニの位置づけを理解し，全体のバランスを考えて対策を練ることが健康長寿社会の創生に重要である．

出典） 米井嘉一（2017）「一億総活躍社会実現のためのアンチエイジング」『アンチ・エイジング医学』13(2)，メディカルレビュー社．

化している）部位が老化の弱点であり，改善が必要な点として対策を行う必要があると捉える[57)]．

奥田昌子教授によると，いくつかの報告から「個人差はあるものの，機能が大きく損なわれる臓器の代表が筋肉と肺，そして腎臓で，80歳の人ではこれらの臓器が30歳の頃の40％しか働いていません．これに続いて心臓が劣えますが，反面神経の機能は下がりにくく，80歳でも15％くらいしか低下しないようです[58)]」と述べているが，米井教授のデータにおいても自立している高齢者と要支援者，要介護者では，本来機能低下しにくいと考えられている神経年齢の老化が要介護者で最も高く，次いで要支援者，自立支援者が最も低く．要介護度が高いほど神経年齢の老化が顕著であったことを報告している[59)60)]．このことは神経機能の低下がADLの低下要因と考えられ，認知症（cognitive impairment：コグニ）の早期発見，早期介入が進行を遅らせることにつながると考えられる．

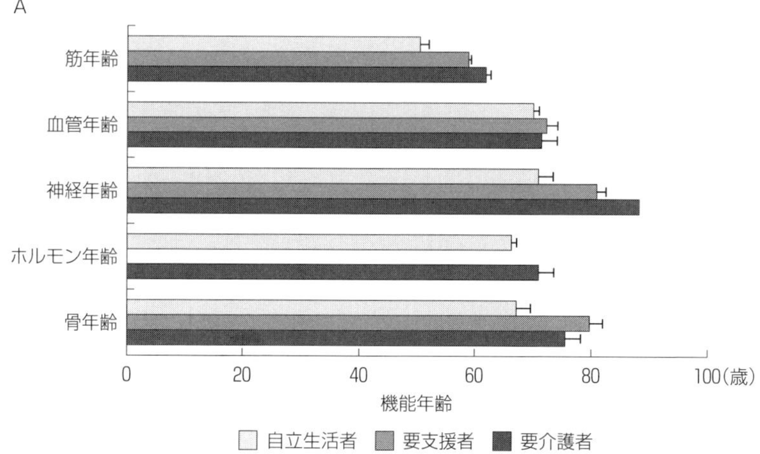

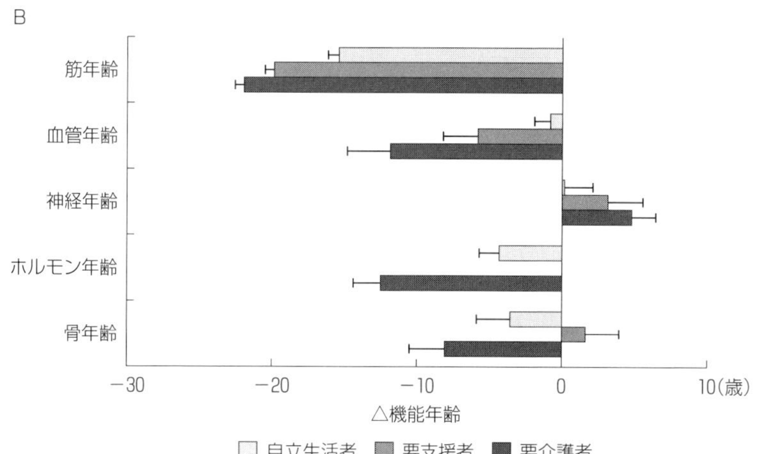

図12-8　要介護度の異なる高齢者集団における機能年齢(A)および⊿機能年齢(B)の比較

注）結果は平均値±標準誤差として表示．自立生活者：n=44，70.8±1.2歳，要支援者：n=32，78.4±1.6歳，要介護者：n=19，8.37±1.6歳．⊿機能年齢は「機能年齢－実年齢」として定義した．⊿精神年齢は要介護者が最も高く，次いで要支援者，自立生活者が最も低い（p<0.05）．つまり，要介護度が高いほど神経年齢の老化が顕著である．要支援者のホルモン年齢検査は未実施．

出典）米井嘉一（2017）「一億総活躍社会実現のためのアンチエイジング」『アンチ・エイジング医学』13(2)，メディカルレビュー社．

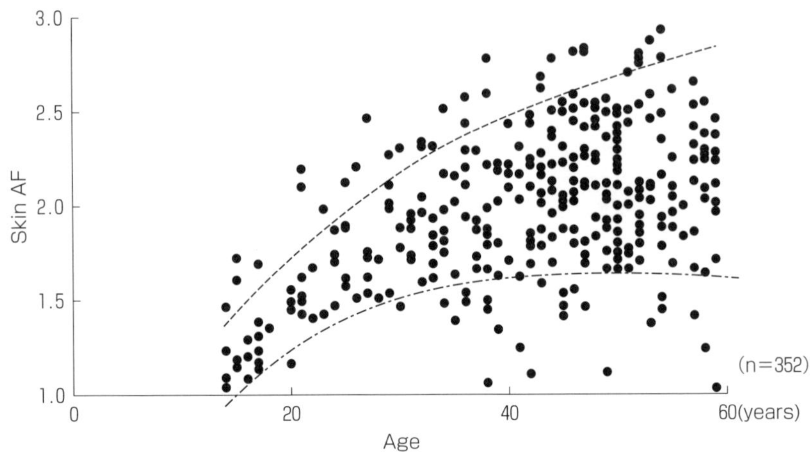

図3－9　日本人における皮膚AGEs蛍光の年齢推移

出典）Nomoto, K. et al. (2012) "Skin AF increases and difference between individuals become large with aging," *Anti-Aging Medicine*, (9), pp. 119-124.

ヒトの老化を遅らせるには

健康長寿のためには，老化を遅らせることが必要であるが，どの年代でどんな予防が必要となるのだろうか．

高齢者において，自立している高齢者とそうでない高齢者では機能の差があることを前項で述べたが，ヒトはいつ老化が始まるのだろうか．

ヒトは成長期を経て，やがて老化へと進む．米井教授によると「30歳代から身体のどこかに病的な対抗変化が生じ（老化の弱点），それが疾病につながり，さらには他の健常部にも悪影響を及ぼす．これが病的老化である[61]」と述べている．米井教授らの研究室で測定した皮膚のAGEs（糖化最終生成物）の蓄積量の結果からある傾向が読み取れる．

図3－9は20歳以上を対象にしたものであるが，20歳代でのAGEsの蓄積量は少ないが，加齢と共に蓄積量が多くなる傾向がみられる．また，蓄積量には個人差がみられ，30歳代を境に年齢が増すほどその差が大きくなる傾向にある．これらの結果から，30歳代にその後の老化に影響する境界があるのではないかと考えられる．

最近（2019年12月）発表された興味深い報告がある．アメリカ スタンフォード大学のトニー・ウィス＝コレイ教授らの研究チームが『ネイチャーメディスン』で発表した内容である．この論文では，老化は一定のペースで継続的に進行するのではなく，生理的老化は平均34歳の青年期，平均60歳の壮年期，平均78歳の老年期の３つのポイントで急激に進むことを示唆している．一定期間は同じレベルを維持し，特定のポイントで変動するとしている[62)]．老化はある日突然起こるというよりも，蓄積したものがどの地点であふれだすのかをイメージするとわかりやすいのではないだろうか．その第１期が30代前半に起こる可能性が考えられる．30歳までの対策がその後にどのような影響を与えるかは今後の研究が待たれるが，何等か影響を与えることは想像できる．少しでも老化の蓄積を少なくするためには，30歳までの食を含めた生活習慣がポイントになるのではないだろうか．

4　新生活習慣で食生活デザインを考える

新食生活習慣の実践

筆者の母方の曾祖母は100歳まであと数日の99歳で亡くなった．その娘に当たる祖母は95歳，祖母の妹は現役でつい先日100歳を迎えた．いわゆる長寿家系と思われるが，健康長寿は遺伝で決まるのだろうか．広瀬教授によると「長寿などの現象は一つの遺伝子では決まらず，たくさんの遺伝子が関わっていると考えられています[63)]」と述べている．その遺伝の影響を調べるために一卵性双生児の研究が盛んにおこなわれている．例えば「スウェーデンで生まれた同性の双子２万5000組を比較した研究では，老化に対する遺伝の影響は約25％と推測され，しかも年齢を重ねるにつれて遺伝子の影響が少なくなることが明らかになりました[64)]」との報告がある．また，「70歳以上のデンマーク人の双子187組を12年間追跡した結果，外見が実際の年齢よりも若く見えた方が長生きをしたことも報告されています[65)]」との報告もある．興味深いことは，同じ双子であっても「遺伝」の影響よりも，むしろ生活環境や習慣の差が遺伝子に影響を受えていると考えられることである．このことから長寿の家系は遺伝の影響だけでなく，同じ生活環境や習慣を共有していることが多いことから長寿家系が存在すると考えられる．どのような環境で，どのような習慣を持つかが健康長寿のカギとなる．

最近では，インターネットやTV等から海外の情報も含めて多くの健康情報を入手できる．しかし，その情報は本当に自身にあっているのだろうか．例えば論文で欧米人のデータが紹介されることがあるが，欧米人に良い結果や効果があっても日本人には合わない食事内容や生活習慣があるのではないか．奥田昌子教授らは「望ましい食生活は，遺伝，生活習慣，気候候風土などが形作る体質によって変わります．経験と知恵を積み重ね，現代の科学的なデータを参考にしながら，国ごと，人種ごと，民族ごとに追及すべきでしょう[66]」と述べている．

生活習慣の重要性と「体質」を重ね合わせると，高齢者が元気な村や町，百寿者が多いところには何らか健康長寿に良い「生活習慣」が存在すると考える．その「生活習慣」をヒントに日本人に適した，その地域に適した生活習慣，食習慣を見直してゆくこと，提案してゆくことが，古くて新しい「食生活デザイン」ではないだろうか．個人の特性とともに，遺伝子の異なる他人であっても地域の特性を把握し日本人にあった，その地域に暮らす人にあったより良い生活習慣・食習慣を確立できれば，その地域全体が健康で元気なコミュニティーの形成につながるのではないだろうか．そのためには，社会構造のリノベーションが必須であり，良い習慣が広がるよう例えば保育園・学校の給食～地域の福祉施設なども含めて地域にあった習慣・食習慣の実践を行う仕組みが課題となる．

アンチエイジングからプロエイジングへ

1975年にアメリカの老年学の権威であるR. バトラーが「プロダクティブエイジング」を提唱した．これは，高齢者に自立を求めるとともに，さらに様々な生産的なものに寄与するために，積極的な社会参加が必要であるという意味が含まれる考え方である．高齢者は社会的弱者と捉えられてきたが，様々なプロダクティブな活動（生産的・創造的活動）を行い，その知識や経験で社会貢献する高齢者像を目指すという考え方である．

近年，美容業界でも「アンチ・エイジング」から「プロ・エイジング」へとシフトしてきている．すなわち「アンチ＝抗う」のではなく，「プロ＝肯定する」という考え方である．美や若さに対して永遠で完璧であるという考え方から，加齢を肯定的に受け入れながら健康になるべきという考え方に焦点がゆっくりと変化してきている．人生100年時代を迎えるには，加齢を否定的に捉えるのではなく，“修正から準備”へと考え方をシフトして，プロダクティブエイジングを目指し，年齢が自信となるようプロ・エイジングの視点を持つことが大切なのではないか.

また，伊藤裕教授は「幸福寿命」という概念を提唱されている[67]．著書の中で「健康であっても幸せでないと感じている人はたくさんおられます．突き詰めてみると，私たちの究極の願いは，「死ぬまでずっと幸せでいたい」ではないでしょうか？　私はこの「幸せを感じていられる期間」を「幸福寿命」と定義したいと思います．「幸福寿命」をできる限り延ばすことこそが万人の偽りのない願いであると思います．100年人生時代を迎え，私たちは改めて「幸福」とは何かを考える時期に来ています[68]」と述べている．幸せと感じられる物や事，そして空間や場所の存在，老いを肯定的に受け止め予防することが新しい食生活デザインの重要なエッセンスになるのではないだろうか.

おわりに

私ごとだが，2020年2月新型コロナのニュースが流れ始めた頃，父が84歳で他界した．脳出血で秋口から入院していたが，余命2週間ほどと宣告を受けて，自宅で看取る覚悟をして父を迎えた．結果2カ月を我が家で過ごし，最後はリフレッシュのために一時入院をしたホスピスで亡くなった.

自宅では，父が好きなものを食べさせたいと食事を作ったが，むせることも多く，痰がからんでは吸入器で取り除くことに追われていた．肺に水が溜まっていたため呼吸も苦しそうであった．徐々に食事量が減り，焦る私とは裏腹に父は痰が絡まなくなり，肺に溜まった水も減りはじめ，痩せてはいるが肌つやも良く，楽に過ごしているように見えた．「たくさん食べる」が本当に良いのだろうか…….父は温かいものを好んだ．温かい飲み物，温かい食べ物，ホットタオルで顔を拭くと極楽だと喜んでいた．五感を刺激することは，とても幸せを感じることなのだと改めて気づいた．終末期においては，本人が食べたい分だけを食べること，それが本人にとって負担がないことを父の介護から知った．ホスピスでは亡くなる2日前に「肉料理」をリクエストしてむせることもなく完食し，食後に温かいコーヒーも所望していた．ミニコンサートでは，父の好きな歌を歌ってもらったととても喜んでいた．もう一度自宅に戻す予定が,あっけなく旅立ったのだが，勝手な解釈だが「好きなもの」を食べ，好きな歌を聴いて満足して旅立ったのではないかと考えている．

人生の終わりにどのような環境で過ごし，何を食べたいですか？　人生の終わりに「幸せだな」と感じる環境とは，どのような環境でしょうか．

本章では，アンチエイジング・プロエイジングの視点から人生100年時代の準備について考察してきたが，いきいきと過ごすためには老化を遅らせる「糖化」や「酸化」などアンチエイジングの対策に注目すること，体質や地域に適した生活習慣や食習慣を見直すこと，また，加齢を肯定的にとらえるプロエイジングの考え方を取り入れ，誰しもが幸福寿命を体現できる「食環境」や「生活環境」を提案してゆくことが必要であると考える．

注

1）新井康道・広瀬信義（2018）「スーパーセンチナリアンの医学生物学的研究」『日本老年医学会誌』55，pp. 578-583.

2）大島和輝・鈴木康裕（2017）「ニッポン一億総活躍プラン」に健康増進（＝アンチエイジング）が必要だ！」『アンチ・エイジング医学』13(2)，メディカルレビュー社，pp. 191-200.

3）総務省統計局「国勢調査」〈http://www.stat.go.jp/data/jinsui/index.htm〉，2020年2月25日取得.

4）厚生労働省（2016）『厚生労働白書』.

5）同上.

6）グラットン，R.，A. スコット（2016）『LIFE SHIFT 100年時代の人生戦略』池村千秋訳，東洋経済新報社，pp. 20-28.

7）同上.

8）厚生労働省「人生100年時代構想会議」〈https://www.mhlw.go.jp/stf/seisakunitsuite/bunya/0000207430.html〉，2020年1月3日取得.

9）厚生労働省（2018）「生命表」〈https://www.mhlw.go.jp/toukei/saikin/hw/life/life18/index.html〉，2020年1月5日取得.

10）厚生労働省（2018）「健康寿命延伸プラン」〈https://www.mhlw.go.jp/content/12601000/000514142.pdf〉，2020年1月4日取得.

11）公益社団法人長寿科学振興財団「健康長寿ネット」〈https://www.tyojyu.or.jp/

net/〉，2020年1月5日取得．

12）　公益社団法人長寿科学振興財団「高齢者の低栄養防止・重症化予防等の推進について」〈https://www.tyojyu.or.jp/net/〉，2020年3月2日取得．

13）　下方浩史・安藤富士子（2014）「ロコモティブシンドロームとサルコペニア」『アンチ・エイジング医学』10(3)，pp. 30-37.

14）　同上．

15）　大島和輝・鈴木康裕（2017）前掲書，pp. 191-200.

16）　新井康通・広瀬信義（2019）「百寿者プロジェクトで得られた老化と炎症の関連（特集 老化と炎症）」『Anti-aging medicine』15(3)，pp. 302-308.

17）　権藤恭之（2018）「百寿者の国際共同研究の目的と成果」『日本老年医学会誌』55, pp. 570-577.

18）　新井康道・広瀬信義（2018）前掲書，pp. 578-583.

19）　広瀬義信・鈴木信（1999）総説「百寿者研究の現状と展望」『日本老年医学会誌』36, pp. 219-228.

20）　NHK スペシャル取材班（2018）『百寿者の健康の秘密がわかった人生100の習慣』講談社，pp. 44-45.

21）　同上．p. 46.

22）　Takayama. M. et al. (2007) "Morbidity profile of Tokyo-area centenarians and its relationship with functional status," *J Gerontol A Biol Sci Med Sci,* 62, pp. 774-782.

23）　新井康通・広瀬信義（2019）前掲書，pp. 302-308.

24）　新井康通・広瀬信義（2018）前掲書，pp. 578-583.

25）　厚生労働省（2018）前掲書．

26）　伊藤裕（2019）『「超・長寿」の秘密』祥伝社，p. 23.

27）　総務省統計局（2018）「労働力調査」〈https://www.stat.go.jp/data/roudou/rireki/nen/ft/pdf/2018.pdf〉，2020年1月5日取得．

28）　内閣府（2019）「令和元年版　高齢者白書」〈https://www8.cao.go.jp/kourei/whitepaper/w-2019/zenbun/01pdf_index.html〉，2020年1月3日取得．

29）　総務省統計局（2018）前掲書．

30）　内閣府（2019）前掲書．

31）　厚生労働省（2014）「健康意識に関する調査」〈https://www.mhlw.go.jp/stf/houdou/0000052548.html〉，2020年1月4日取得．

32）　同上．

33）　厚生労働省（2016）「厚生労同白書」〈https://www.mhlw.go.jp/wp/hakusyo/kousei/16/〉，2020年1月3日取得．

34）　日本抗加齢医学会（2015）『アンチエイジング医学の基礎と臨床（第3版）』メディ

カルレビュー社，pp. 2-4.

35） 同上，pp. 5-6.

36） 「臓器の時間」とは，心臓はどのような動物でも，一生で約20億回の心拍数を打つと言われている．心拍数の速いものほど，寿命は短い．臓器はそれぞれが「砂時計」を持つと例えられ，砂の量がその臓器の稼働時間を示し，全ての砂がそこに落ち切った状態が，その臓器の「死」．臓器の「砂」が落ちていくスピードを「臓器の時間」あるいは「臓器の時間の進み方」と表現している．

37） 伊藤裕（2013）『臓器の時間——進み方が寿命を決める——』祥伝社，pp. 21-22.

38） Friedman, D. B. and T. E. Johnson（1988）“A mutation in the age-1 gene in Caenorhabditis elegans lengthens life and reduces hermaphrodite fertility,” *Genetics,* 118(1), pp. 75-86.

39） 伊藤裕（2013）前掲書，p. 48.

40） Harman, D（1956）“Aging: a theory based on free radical and radiation chemistry.” *J. Gerontol,* 11(3), pp. 298-300.

41） 日本抗加齢医学会（2015）前掲書，pp. 78-85.

42） 同上，pp. 191-120.

43） Ichihashi, M., M. Yagi, K. Nomoto and Y. Yonei（2011）“glycation stress and photo-aging in skin,” *Anti-aging medicstion,* 8(4), pp. 23-29.

44） Ibid.

45） 新井康通・広瀬信義（2019）前掲書，pp. 302-308.

46） 大石由美子（2019）「代謝と炎症」『アンチ・エイジング医学』15(3)，メディカルレビュー社，pp. 330-333.

47） 新井康通・広瀬信義（2019）前掲書，pp. 302-308.

48） 楠本幸恵・入江潤一郎（2018）「肥満・メタボリックシンドロームと腸内環境」『アンチ・エイジング医学』14(1)，メディカルレビュー社，pp. 36-44.

49） 内藤裕二（2018）「大腸老化，炎症，癌と腸内細菌」『アンチ・エイジング医学』14(1)，メディカルレビュー社，pp. 51-57.

50） 長谷耕二（2018）「免疫と腸内細菌」『アンチ・エイジング医学』14(1)，メディカルレビュー社，pp. 66-71.

51） 腸脳相関：脳と腸は自律神経系やホルモンやサイトカインなどを介して密に関連していることが知られている．この双方向的な関連を“脳腸相関（brain-gut interaction）”または“脳腸軸（brain-gut axis）”と言う．腸管の情報は神経系を介して大脳に伝わり，腹痛・腹部不快感とともに，抑うつや不安などの情動変化も引き起こす．そして，これらの情動変化が副腎皮質刺激ホルモン放出因子や自律神経を介して消化管へ伝達されることで，さらに消化管の運動異常を悪化させることになる．最近では，腸内常在菌と中枢神経機能との関連が注目されている．

52)　新井康通・広瀬信義（2019）前掲書，pp. 302–308.

53)　米井嘉一（2017）「一億総活躍社会実現のためのアンチエイジング」『アンチ・エイジング医学』13(2)，メディカルレビュー社，pp. 59–66.

54)　同上，pp. 59–66.

55)　米井嘉一（2011）『抗加齢医学 入門（改定第2版）』慶應義塾大学出版会，p. 8.

56)　同上，p. 7.

57)　日本抗加齢医学会（2015）前掲書，pp. 160–173.

58)　奥田昌子（2018）『「日本人の体質研究」でわかった長寿の習慣』青春出版社，p. 170.

59)　米井嘉一（2017）前掲書，pp. 59–66.

60)　米井嘉一（2013）「高齢者向けアンチエイジングのすすめ」『老年医学会雑誌』50, pp. 780–783.

61)　米井嘉一（2017）前掲書，pp. 59–66.

62)　『Newsweek　2019年12月27日』「ネイチャーメディスン」.

63)　広瀬信義（2015）『人生は80歳から』毎日新聞出版，p. 124.

64)　奥田昌子（2018）『「日本人の体質研究」でわかった長寿の習慣』青春出版社，p. 79.

65)　伊藤裕（2019）前掲書，p. 110.

66)　奥田昌子（2018）前掲書，p. 70.

67)　伊藤裕（2018）『幸福寿命』朝日新書，p. 5.

68)　同上.

参考文献

Friedman, D. B. and T. E. Johnson（1988）"A mutation in the age-1 gene in Caenorhabditis elegans lengthens life and reduces hermaphrodite fertility," *Genetics,* 118(1).

Fried, L. P. et al.（2001）"Fraulity in Older Adultu Ebidence for a Phenotype," *J Geronology,* 56, pp. 146–157.

Harman, D.（1956）"Aging: a theory based on free radical and radiation chemistry," J. *Gerontol,* 11(3).

Ichihashi, M., M. Yagi, K. Nomoto and Y. Yonei（2011）"glycation stress and photo-aging in skin," *Anti-aging medicstion,* 8(4).

Inagaki, H., Y. Masui. and K. Kitagawa（2007）"Morbidity profile of Tokyo-area centenarians and its relationship with functional status," *J Gerontol A Biol Sci Med Sci,* 62.

Takayama, M., N. Hirose, Y. Arai, Y. Gondo, K. Shimizu, Y. Ebihara, K. Yamamura, S. Nakazawa, H. Inagaki, Y. Masui, K. Kitagawa（2007）"Morbidity of Tokyo-area centenarians and its relationship to functional status," *J Gerontol A Biol Sci Med*

Sci, 62.

新井康道・広瀬信義（2018）「スーパーセンチナリアンの医学生物学的研究」『日本老年医学会誌』55.

――――（2019）「百寿者プロジェクトで得られた老化と炎症の関連（特集 老化と炎症）」『アンチ・エイジング医学』15(3)，メディカルレビュー社.

伊藤裕（2013）『臓器の時間――進み方が寿命を決める――』祥伝社.

――――（2018）『幸福寿命』朝日新聞社〔朝日新書〕.

――――（2019）「「超・長寿」の秘密」祥伝社.

NHK スペシャル取班（2018）『百寿者の健康の秘密がわかった人生100の習慣』講談社.

大石由美子（2019）「代謝と炎症」『アンチ・エイジング医学』15(3)，メディカルレビュー社.

大島和輝・鈴木康裕（2017）「「ニッポン一億そう活躍プラン」に健康増進（＝アンチエイジング）が必要だ！」『アンチ・エイジング医学』13(2)，メディカルレビュー社.

奥田昌子（2018）『「日本人の体質研究」でわかった長寿の習慣』青春出版社.

楠本幸恵・入江潤一郎（2018）「肥満・メタボリックシンドロームと腸内環境」『アンチ・エイジング医学』14(1)，メディカルレビュー社.

グラットン，R.，A. スコット（2016）『LIFE SHIFT 100年時代の人生戦略』池村千秋訳. 東洋経済新報社.

権藤恭之（2018）「百寿者の国際共同研究の目的と成果」『日本老年医学会誌』55.

下方浩史・安藤富士子（2014）「ロコモティブシンドロームとサルコペニア」『アンチ・エイジング医学』10(3)，メディカルレビュー社.

内藤裕二（2018）「大腸老化，炎症，癌と腸内細菌」『アンチ・エイジング医学』14(1)，メディカルレビュー社.

日本抗加齢医学会（2015）『アンチエイジング医学の基礎と臨床（第３版）』メディカルレビュー社.

長谷耕二（2018）「免疫と腸内細菌」『アンチ・エイジング医学』14(1)，メディカルレビュー社.

広瀬義信・鈴木信（1999）総説「百寿者研究の現状と展望」『日本老年医学会誌』36.

広瀬信義（2015）『人生は80歳から』毎日新聞出版.

米井嘉一（2011）『抗加齢医学 入門（改定第２版）』慶應義塾大学出版会.

――――（2013）「高齢者向けアンチエイジングのすすめ」『老年医学会雑誌』50.

――――（2017）「一億総活躍社会実現のためのアンチエイジング」『アンチ・エイジング医学』13(2)，メディカルレビュー社.

厚生労働省（2016）『厚生労働白書』〈https://www.mhlw.go.jp/wp/hakusyo/kousei/16/〉，2020年１月３日取得.

――――「健康意識に関する調査」〈https://www.mhlw.go.jp/stf/houdou/0000052548.

html〉, 2020年1月4日取得.
――――「健康寿命延伸プラン」〈https://www.mhlw.go.jp/content/12601000/000514142.pdf〉, 2020年1月4日取得.
――――「生命表」〈https://www.mhlw.go.jp/toukei/saikin/hw/life/life18/index.html〉, 2020年1月5日取得.
――――「人生100年時代構想会議」〈https://www.mhlw.go.jp/stf/seisakunitsuite/bunya/0000207430.html〉, 2020年1月3日取得.
総務省統計局「国勢調査」〈http://www.stat.go.jp/data/jinsui/index.htm〉, 2020年2月25日取得.
――――「労働力調査」〈https://www.stat.go.jp/data/roudou/rireki/nen/ft/pdf/2018.pdf〉, 2020年1月5日取得.
公益社団法人長寿科学振興財団「高齢者の低栄養防止・重症化予防等の推進について」〈https://www.tyojyu.or.jp/net/〉, 2020年3月2日取得.
――――「健康長寿ネット」〈https://www.tyojyu.or.jp/net/〉, 2020年1月5日取得.
内閣府『令和元年版　高齢社会白書』〈https://www8.cao.go.jp/kourei/whitepaper/w-2019/zenbun/01pdf_index.html〉, 2020年1月3日取得.

第4章
配慮が必要な食に関する環境整備の課題

東山幸恵

はじめに

厚生労働省の2017（平成29）年患者調査の概況によると，全国の医療施設で受療した推計入院患者数は131万2600人（調査日）と報告されている[1]．入院中の患者は傷病の治癒に向けて様々な治療を受けるが，その中でも患者の状況に合わせて提供される食事は，治療の根幹を成すものとして重要性が認識されている．特に食事が大きな影響を持つ傷病は，提供される食事そのものが治療と直結する．

治療が進み症状が安定すると受療者は退院し社会での生活を再開するが，傷病の中には，入院期間中に提供される食事を通して受けていた食事療法が，退院後も必要となるものがある．特に，治療に対し食事の寄与が大きいと考えられる「糖尿病」「高脂血症（脂質異常症）」「高血圧性疾患」「心疾患」「脳血管障害」「慢性腎不全」など，代謝疾患，循環器疾患，腎疾患などの患者は退院後も引き続き家庭での食事療法が必要となることが多い．

「傷病者」は入院経験を持つ患者に限らない．先述の疾患における外来患者数を含めた総患者数は，1867万1000人にのぼっており，つまり，国民のおよそ15%が何らかの傷病に対する食事療法の必要性を抱えながら，日常生活を送っていると推測される．日本人の平均寿命は世界の中でも高い水準を維持しており，今後もその状況は続くと考えられる[2]．多くの疾患は中高年以降に発症することから，高齢化がさらに進む将来，食事療法を必要とする人は現在以上に増加すると考えられる．

加えて，食事療法とは別に加齢により摂食機能（食事を認知し，咀嚼，嚥下する機能）が低下し，いわゆる普通の食事が摂りづらい層が増加することは今後高齢化が進む以上，必至である．摂食嚥下障害は要介護高齢者の18%に認められそのうちの約40%が家庭で療養していることが報告されている[3)]．摂食機能低下した対象者は適切な手立てを打たなければ低栄養を引き起こし，健康障害を惹起しかねない．

このように，① 傷病に対する栄養管理，② 摂食機能に応じた食形態，主にこの 2 点に関し，配慮を要する人はこれからの社会の中で決してマイノリティではない．体調に応じた食事を実践するには，食材と料理の選択，調理技術，経済的・時間的・心理的な実践力が求められる．これらは患者本人，あるいは支えるご家族にとっても一定の負担であることは想像に難くない．

本章では，将来，確実に増加するであろう家庭・地域社会における配慮の必要な食に求められる食環境整備について考える．

1　現在病院で行われている食事療法・食支援の実際

現在，病院や診療所では管理栄養士・栄養士により入院患者，通院患者個々の病状に合わせた栄養管理が行われている．具体的には栄養状態の評価に基づき，① 一人ひとりの患者に対し適切な食事（給食）の提供，② 医師の指示に基づき療養に必要な助言等を行う食事指導[4)]の 2 点，つまり，食事提供という有形なもの，アドバイスや心理的支援といった無形なものの 2 つに大別される．

まず食事提供に関して，入院施設ではすべての患者に対し入院と同時に，体重や体重変化，食欲の有無や消化器症状などの確認を通して栄養状態のスクリーニングが実施される．

これらのスクリーニングの結果や病状に合わせて主治医により食事が選択され，必要に応じて特別な栄養管理を行う「特別食」が提供される．

入院時食事療養に関する厚生労働省の基準で定められている特別食の一部と管理対象となる栄養素を**表 4 - 1** に示す[5)]．これらの食事は管理栄養士または栄養士により献立が勘案され，栄養価を調整し，より嗜好性の高い食事として提供されている．

例えば慢性腎臓病（CKD: Chronic Kidney Disease）の場合，腎機能に応じてたんぱく質の摂取量を減らす必要がある[6)]．食事由来のたんぱく質には窒素が含まれ，それらは代謝されると老廃物の一種である窒素代謝物が生成される．腎臓はそれらの代謝物を処理する重要な働きを担うが，腎機能が低下すると本来排

表4-1　特別食（一部）と主な栄養管理項目

食種名	主な栄養管理項目
腎臓食	•エネルギーの確保 •必要に応じたたんぱく質コントロール •減　塩 •必要に応じたリン，カリウムコントロール
糖尿食	•体重と年齢に応じた適切なエネルギー •必要に応じた糖質のコントロール
脂質異常症	•適切なエネルギー •脂質の量と質の適正化 •減　塩
膵臓食	•エネルギーの確保 •脂肪制限
胃潰瘍食	•エネルギー，たんぱく質の確保 •分割食

出典）筆者作成.

泄されるべき代謝物が蓄積し，さらに腎臓に負荷をかけるためである．たんぱく質は多くは肉や魚，卵などに含まれるため，食事視点で考えると必然的に「主菜」の量を減らすことになり，これらの食材を減らしながら満足を得られる食事が求められる．たんぱく質を制限する一方で，エネルギー不足によって体たんぱくが分解され窒素代謝物が生成されることを防ぐためにエネルギーの確保も重要である．そのためには糖質や脂質を上手く利用した食事を勘案する必要がある．さらに，血圧管理を目的とした減塩や，リン，カリウムといったミネラルの調整など，食事に対し様々な配慮が必要となる．

CKD 患者数は，成人の約8人に1人にあたる約1300万人であり，その頻度は高い．腎機能は加齢に伴い低下するため，これからの高齢化の進行は CKD 患者数の増加要因となり[7]，食事療法の必要性が高まることが予測される．CKD に限らず多面的な栄養的配慮を必要とする療養者は今後も増加すると考えられる．

療養者を対象に管理栄養士が行う食事指導では，患者自身あるいは家族の食事に対する不安を傾聴し，今までの食生活を踏まえた上で実践可能な食事療法について助言を行っている．2016（平成28）年度診療報酬改定においては[8]，腎疾患や糖尿病など先述の特別食に該当する疾患に加えて，がん患者，摂食機能若しくは嚥下機能が低下した患者または低栄養状態にある患者に対し，食事指導を実施した際には指導料の加算が認められることとなった．この背景には適切な栄養管理の推進に加え，高齢患者の増加によるニーズの変化がうかがえる．

2　高齢化による摂食機能の低下

疾患による食事療法以外にも，高齢化に伴う食への配慮に関して摂食機能低下の問題がある．

食べる行為には，大きく① 先行期（食べ物を認知し，姿勢や唾液の分泌など受け入れの準備を整える），② 準備期（食べ物を口に取り込み唾液と混合しながら咀嚼する），③ 口腔期（唾液と混合された食べ物を，舌や頬を使い口の奥舌から咽頭へ送り込む），④ 咽頭期（反射的な嚥下運動により食べ物を食道へ送り込む），⑤ 食道期（蠕動運動により食べ物を胃へ送り込む）の5相に分類される（摂食嚥下の5期）[9]．これらの各相で障害が起こると，食事摂取量の低下をはじめ，むせや誤嚥，ひいては肺炎などの原因となり得る．高齢化が進む日本では，市中肺炎による入院肺炎の約60%が誤嚥性肺炎であるとの報告があり，さらに誤嚥性肺炎は他の肺炎と独立して2018（平成30）年の死因順位の7位となっていることからも[10]，高齢者が安全に食事をするための配慮は重要である．

安全な摂食を「咀嚼」と「嚥下」の相に分けた上で現状を考えると，摂食嚥下5期の準備期に当たる咀嚼において，1993（平成5）年以降，1人平均喪失永久歯の本数は2016（平成28）年までの約20年間で年々減少傾向を示している[11]ものの，80歳以上で20歯以上歯を有する者に着目すると，その割合は29.3%であり，80歳以上の約7割は自分の歯は20本以下であることが報告されている[12]．

残根と動揺度3の歯を除く残存歯数が20本未満の状態を「咬合力低下」とされることから[13]，高齢者の多くは機能としての咀嚼しづらさを抱えているといえる．そして咀嚼機能の低下は食べられる食事（料理や食材）への制限となりうることが考えられる．5本以上の歯を喪失した者はそうでない者と比べて食事性コレステロール，ビタミンB_{12}，多価不飽和脂肪酸，食物繊維の摂取量，また果物の消費量が少なく[14]，さらに先述の2017（平成29）年国民健康・栄養調査では，何でもかんで食べることができると答えた80歳以上の者とそうでない者とでは，BMI（Body Mass Index）20以下（低栄養のリスクのある者）の割合が後者の

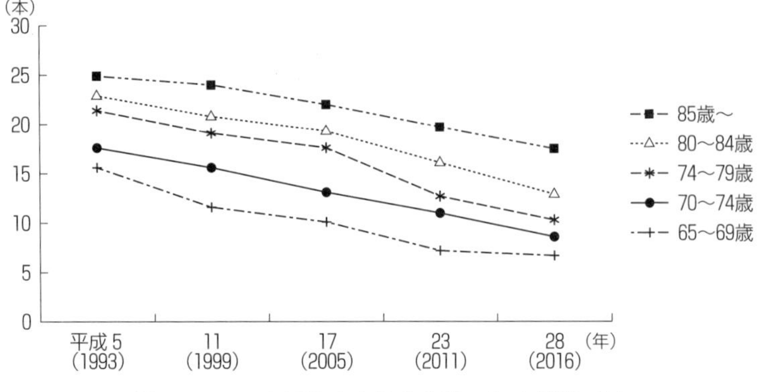

図4－1　一人平均喪失永久歯数の年次推移（本）

出典）厚生労働省「平成28年歯科疾患実態調査結果の概要」より筆者作成.

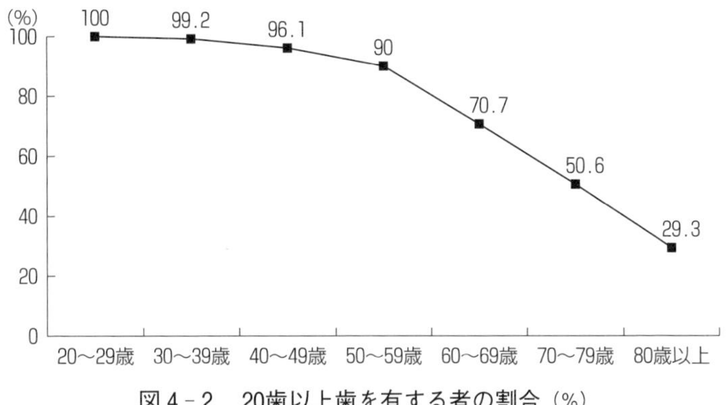

図4－2　20歯以上歯を有する者の割合（%）

出典）厚生労働省「平成29年国民健康・栄養調査結果の概要」より筆者作成.

方が多い傾向であることを示している[15)]．これらの報告は，咀嚼能力が高齢者の健康に対し影響を与える要因であることを示唆している．

また咀嚼後の嚥下の問題も重要である．嚥下しやすい形となった食物は口から咽頭部に送り込まれるが（口腔期），この期において高齢者は，咽頭知覚鈍麻によって嚥下反射のきっかけが遅れたり，喉頭挙上や咽頭収縮などの嚥下関連筋群の筋力の低下，嚥下反射そのものの反応が悪くなるなど，嚥下機能低下が認められる[16)]．

加齢はもちろん，陳旧性および急性の脳血管障害やパーキンソン病，寝たきり状態，薬剤の副作用などによりこれらの機能が障害されると，誤嚥のリスクが高まること[17]や，一度に食べられる量が減少したり，食べられる食事の形態が限定されたりすることから食事量の低下による低栄養の原因となることが懸念されている．

このような問題に対し，刻む，潰すといった咀嚼力の低下を補う調理を施したり，ムセや誤嚥を防ぐためにとろみ剤（半固形化剤）を用いて料理に適度な粘度をつけたり，口腔内で食物がバラつかないよう「まとまり」を持たせるといった，安全に食べるための食形態への工夫が必要である．

現在，病院や高齢者施設では日本摂食・嚥下リハビリテーション学会が作成した「嚥下調整食分類　2013」（学会分類 2013）[18]に準じて，高齢者や患者が食べられる食形態を共通言語化し嚥下調整食の段階を示すことで，急性期病院や回復期病院，あるいは福祉施設そして家庭など，高齢者や患者が食事を行う場所が変わってもシームレスな食事提供が行えるシステムが整備されている．

3　自宅で食事療法を継続するための選択肢

疾病に合わせた食事療法や摂食能力に応じた調整食に対し，患者本人もしくはご家族が持つ負担感は様々である．例えば多留らは，食事療法を行う本人の問題として，糖尿病患者が食事療法を継続する中で，「食事療法の手間や食事制限そのものによる苦痛はもとより，それ以外にも食事療法を遵守する中でさまざまな辛さやネガティヴな感情」を体験していることを指摘し，それらは，食事時に感じる周囲の人への気遣いや罪悪感といった「対人関係の中で感じる孤独感・疎外感」，食の自由が奪われたことといった「好きなものが好きなだけ食べられない不自由感」，食事療法が遵守出来なかった自分への自己嫌悪感など「自己価値観を維持することへの脅かし」，自由に外食できないなど「生活範囲の縮小に伴う不自由感」の4因子に分類されることを報告している[19]．また，CKD患者を対象とした調査では，約7割の者が食事療法を行う障害として「食べたいものを我慢しなければならない」「食べるものを選ぶことが難しい」について「そう思う」「まあそう思う」と回答している[20]．食事の自由が喪失したという感情は，食事療法を必要とする多くの患者が抱くものであることが推測される．

こういった食事の自由に対する喪失感や食事療法への負担感に対し，それらを軽減するための心理的，教育的支援として行われる栄養指導は，保険診療の中で受けることが出来る．今後，「聞きたい時に聞きたいことが解決できる」インフラのさらなる整備が必要となると考える．

「何を食べたら良いのか」に対する助言と同時に，実際の食が入手できる場とモノの充実も必要である．特に外食や中食に関し，生活スタイルを継続しながら自分の体調に見合う食事が実現できる選択肢の多様化が求められる．現在，健康への寄与が期待できる食事に対しスマートミール（Smart Meal）認証制度[21]が始まるなど，外食，中食の環境整備が進められている．スマートミールの認証はエネルギーや塩分が調整され，1食で摂取したい野菜量が確保されたバランスのとれた食事を基準としたものであり，疾病予防の観点においてもバランスのとれた食事を手軽に経験できる場となり得ることから，日常の食生活の一選択肢としての役割が期待されている．食事療法然とすることなく，普通の食と同列で体調に見合う食が選択できる，そういった店舗や商品が増えれば，病気や加齢により食の楽しさや豊かさが奪われるといった軽減するのではないか．

さらに，コンビニエンスストアやスーパーマーケット，デパートといった生活者の動線の中で，ニーズ（体調や嗜好，経済状態，調理技術など）に見合う「美味しさ」「価格」「心理的な利用のしやすさ」「楽しさ」を満たす食が提供されることで，患者やそのご家族の負担は低減されると考える．

また，家に居ながら療養を行う患者に対して，医療保険，あるいは介護保険によって管理栄養士が居宅を訪問し食事のとり方の助言（あるいは調理そのもの）などの在宅支援も行われている．

在宅支援に関しては，団塊世代が75歳以上となる2025年以降，介護や医療の需要がさらに増加すると見込まれ，厚生労働省は「可能な限り住み慣れた地域で，自分らしい暮らしを人生の最期まで続けることができるよう，地域の包括的な支援・サービス提供体制（地域包括ケアシステム[22]）の構築を推進」している．

「食事指導」という無形の支援に加えて，「食事提供」という有形の支援方法として，体調に合った食事を自宅に届ける配食サービスは，在宅療養における食支援の一選択肢としてニーズが高まっている．2012（平成24）年度　高齢者の健康に関する意識調査結果によると，「仮に自分で食事の用意が出来なくなったり，用意してくれる人がいなくなった場合，どのようなサービスを利用したいか」との問いに対し，75～79歳の約3割が「民間の配食サービスを利用したい」と答えている[23]．実際に，2018年度における在宅配食サービスの市場規模は1300億円と年々成長しており[24]，その需要の大きさがうかがえる．

厚生労働省ではこのような配食事業に着目し，「地域高齢者等の健康支援を推進する配食事業の栄養管理に関するガイドライン」を作成し，健康維持に寄与する質の高い配食サービスの充実を図っている[25]．2018（平成30）年の「日本の世帯数の将来推計」では，2040年の総世帯数5076万世帯のうち，世帯主が75歳以上の単独世帯もしくは夫婦のみの世帯は876万世帯，つまり日本の全世帯のうち5～6世帯のうち1つは75歳以上の構成員のみであることを予測している．「自宅に直接訪問する」という配食事業は食事提供のみならず，食事を自宅に届けることで「見守り」としての役割も期待されており，今後の高齢化社会において多様な役割を担うものと考えられる．セブンイレブンが人口減による少子高齢化，共働き世帯の増加，小売店舗の減少など社会環境の変化に対応し，配食サービスであるセブンミールを展開している[26]が，これはその一例である．今後増えるであろうニーズに対し，配食地域の拡充，価格等のさらなる利便性の向上や嗜好性の向上が求められる．

おわりに

高齢者社会は，何らかの「食に対する配慮」が必要な人がマイノリティではなくなる社会ともいえる．今まで積み重ねてきた暮らし方は高齢になるほど多様性を増し，また加齢とともに複数の疾患を抱える高齢者が増えることから栄養的な配慮も多様化する．

今後，特に中食，外食においては配慮された料理が特別なものではなく，選択の方法によって誰にでも適応できる料理として捉え，疾病の有無を超えて選択肢の1つとして考えていくことが，今後の高齢化社会には必要である．

現在，嚥下調整された料理が提供される居酒屋[27]や，とろみ調整が可能な飲料が提供される自動販売機[28]など，暮らし方を狭めない視点のサービスが提供され始めている．こういったサービスが増えれば，同行者による購入増加も期待できる．さらに，こういった配慮がまだ必要ではない年齢層に対しても，将来，自分がその立場になったとしてもインフラが整っていることへの認識が安心感につながり，食に対する楽しみや希望を持ち続けることが出来るのではないだろうか.

「家に帰ってからの食事のことが心配」，病院を退院される患者やそのご家族からたびたび聞く思いである．これらの不安を軽減するためにも，栄養や調理に対する関心や知識の涵養と同時に，食に対する多様なニーズを社会が認識し，中食，外食を含めたさらなる環境整備が必要と考える.

注

1） 厚生労働省「平成29年（2017）患者調査の概況」〈https://www.mhlw.go.jp/toukei/saikin/hw/kanja/17/dl/kanja.pdf〉，2019年12月20日取得.

2） 厚生労働省「日本人の長寿を支える「健康な食事」のあり方に関する検討会報告書（案）」〈https://www.mhlw.go.jp/file/05-Shingikai-10901000-Kenkoukyoku-Soumuka/0000060212.pdf〉，2019年12月23日取得.

3） 公益社団法人全国国民健康保険診療施設協議会「摂食・嚥下機能の低下した高齢者に対する地域支援体制のあり方に関する調査研究事業報告書」〈https://www.mhlw.go.jp/seisakunitsuite/bunya/hukushi_kaigo/kaigo_koureisha/topics/dl/130705-2/2-46.pdf〉，2019年12月24日取得.

4） 食事指導は一般的に栄養相談，食事相談と言われカウンセリングマインドに基づき実施する．本章では厚生労働省の定める診療報酬上の表記に従い，食事指導と表記する.

5） 厚生労働省「入院時食事療養及び入院時生活療養の食事の提供たる療養の基準等」〈https://www.mhlw.go.jp/web/t_doc?dataId=84064300&dataType=0&pageNo=1〉，2019年12月25日取得.

6） 竹谷豊・塚原丘美・桑波田雅士・阪上浩編（2016）『新・臨床栄養学』講談社．pp. 200-207.

7） 厚生労働省「腎疾患対策検討会報告書～腎疾患対策の更なる推進を目指して～」〈https://www.mhlw.go.jp/content/10901000/000332759.pdf〉，2020年1月2日取得.

8） 厚生労働省「平成28年度診療報酬改定について『個別改定項目について』」〈https://www.mhlw.go.jp/file/05-Shingikai-12404000-Hokenkyoku-Iryouka/0000112306.pdf〉，2020年1月2日取得.

9） 齋藤昇・高橋龍太郎編著（2003）『高齢者の疾病と栄養改善へのトラテジー』第一出版．pp. 295-296.

10） 厚生労働省「平成30年（2018）人口動態統計月報年計（概数）の概況」〈https://www.mhlw.go.jp/toukei/saikin/hw/jinkou/geppo/nengai18/dl/kekka30-190626.pdf〉，2020年1月5日取得.

11）厚生労働省「平成28年度歯科疾患実態調査結果の概要」〈https://www.mhlw.go.jp/toukei/list/dl/62-28-02.pdf〉，2020年１月５日取得.

12）厚生労働省「平成29年国民健康・栄養調査報告」〈https://www.mhlw.go.jp/content/000451755.pdf〉，2020年１月５日取得.

13）日本歯科学会「口腔機能低下症に対する基本的な考え方」〈https://www.jads.jp/basic/pdf/document_02.pdf〉，2020年１月５日取得.

14）Wakai K., M. Naito, T. Naito, M. Kojima, H. Nakagaki, O. Umemura, M. Yokota, N. Hanada and T. Kawamura（2010）"Tooth loss and intakes of nutrients and foods: a nationwide survey of Japanese dentists," *Community Dent Oral Epidemiol,* 38(1), pp. 43-49.

15）厚生労働省「平成29年国民健康・栄養調査報告」〈https://www.mhlw.go.jp/content/000451755.pdf〉，2020年１月５日取得.

16）藤本保志（2019）「嚥下障害と栄養管理」『臨床栄養』135(4)，pp. 545-552.

17）一般社団法人日本感染症学会，公益社団法人日本化学療法学会JA ID/JSC感染症治療ガイド・ガイドライン作成委員会　呼吸器感染症　WG「JAID/JSC感染症治療ガイドライン――呼吸器感染症――」〈http://www.kansensho.or.jp/uploads/files/guidelines/guideline_jaid_jsc.pdf〉，2020年１月５日取得.

18）日本摂食・嚥下リハビリテーション学会医療検討委員会（2013）「日本摂食・嚥下リハビリテーション学会嚥下調整食分類　2013」『日本摂食・嚥下リハビリテーション学会』17(3)，2013.

19）多留ちえみ・宮脇郁子・矢田真美子・宮田哲・木戸良明・井上朋子・谷口洋（2005）「２型糖尿病患者の食事療法負担感尺度の開発」『糖尿病』（一般社団法人　日本糖尿病学会）48(6)，pp. 435-442.

20）小池恭子・河嵜唯衣・玉浦有紀・赤松利恵・酒井雅司・藤原恵子・鈴木順子・西村一弘（2018）「慢性腎臓病患者の食事療法に対する意思決定バランス」『栄養学雑誌』76(5)，pp. 130-137.

21）給食・外食・中食の店舗を対象とした健康な食事・食環境の認証制度.

22）厚生労働省「地域包括ケアシステム」〈https://www.mhlw.go.jp/stf/seisakunitsuite/bunya/hukushi_kaigo/kaigo_koureisha/chiiki-houkatsu/〉，2020年１月22日取得.

23）内閣府「平成24年度　高齢者の健康に関する意識調査結果」〈https://www8.cao.go.jp/kourei/ishiki/h24/sougou/gaiyo/pdf/kekka_2.pdf〉，2020年１月25日取得.

24）株式会社矢野経済研究所　プレスリリース　2019年８月27日「メディカル　給食・在宅配食サービス市場に関する調査を実施（2019年）」〈https://www.yano.co.jp/press-release/show/press_id/2202〉，2020年１月25日取得.

25）厚生労働省「地域高齢者等の健康支援を推進する配食事業の栄養管理に関するガイドライン」〈https://www.mhlw.go.jp/file/06-Seisakujouhou-10900000-Kenkoukyoku/

guideline_3.pdf〉, 2020年2月9日取得.

26) セブンイレブン「サステナビリティマネジメント」〈https://www.sej.co.jp/csr/sdgs/01.html#1-1〉, 2020年2月9日取得.

27) AERA dot.「話題の「介護食居酒屋」に行ってみた！　どんなメニューが並んでいるか？」〈https://dot.asahi.com/dot/2017093000018.html?page=1〉, 2020年2月8日取得.

28) 株式会社アペックス「とろみ自動調理機」〈https://www.apex-co.co.jp/products/toromi/〉, 2020年2月9日取得.

参考文献

齋藤昇・高橋龍太郎編著（2003）『高齢者の疾病と栄養改善へのストラテジー』第一出版.

竹谷豊・塚原丘美・桑波田雅士・阪上浩編（2016）『新・臨床栄養学』講談社.

第5章

「食の豊かさ」における住環境の視点からの一考察

——2050年に向けた食生活デザイン創造のために——

石田由美子

はじめに

食生活をテーマにした最近のある講演会で，1人の男性参加者が真剣な表情で次のような質問をしていた．

「食事が楽しくないのです．どうしたらよいですか」．

これは現在日本中に潜在していながら置き去りにされている問題だと筆者は考えている．この男性が日頃どのような状況で食事をしていたのか，その時詳しい話を聞けなかったが，家族のことを思うと他人事ではない．

筆者は2014年から5年間，近くに住む義理の両親の介護に向き合ってきた．義父は要介護2，義母は要介護4という介護認定[1)]を受けており，80歳を超えた高齢夫婦のみの世帯であったが，家族による介助と公的介護支援，その他様々な形での配慮やサービスを受けることで両親は住み慣れた自宅での生活を続けることができていた．

日々の食事の用意は長男の嫁である筆者の任務でもあったが，毎食分が困難になり，高齢者向けの配食サービスを試みたことがある．2人とも嚥下困難[2)]と食事制限[3)]があったため，栄養管理され嚥下しやすく調理加工された食事が自宅に届くサービスは有り難かった．

しかし，この配食サービスはすぐに両親に断られてしまう．配食業者を数社変えてみたが，どれも1週間以上続くことはなかった．理由は，「味気ない」からだという．

日々の食事に寄り添うためには，その人がこれまで何を食べてきたのか，どんな食べ物に感動したのか，その食歴を知ることが大事だ．両親の場合も，大抵は「記憶」がおいしさに影響しており，それを共有する家族がいることで食事の時間に「楽しさ」や「豊かさ」という感覚が生まれていた．そしてそれは日々の生活の活力にもつながっているように感じた.

しかし, 現在多くの核家族世帯が直面しているように, 現実には子世代の介護者が常に食卓に寄り添える状況になく, 我が家にも在宅介護の限界がきた.

現在, 両親は2人とも同じ介護付有料老人ホームに入居している. 施設関係者の方々には本当によくしてもらい感謝しているのだが, 老人ホームでの食事風景を見ると身につまされる. 両親が断り続けた配食サービスとほぼ同じ状況だからである. 日々の安心安全の保証のために「心の豊かさ」は諦めなければならないのか, 家族として今なお大きな課題となっている. そしてそれは近い将来, 自分の身にも起こり得ることである.

食のフィールドワーク調査について石毛[4)]は「暮らしを全般的に見る」「食だけで完結するものではなく, 社会全体の知識が必要」と述べている. また, 清[5)]は食育基本法に明記されている「生涯にわたり豊かな人間性をはぐくみ, 生きる力を身に付けていくため」の食の位置づけや意義を問い直す根源的なチェック項目がその後の食育推進基本計画に含まれていないことを指摘している.

日常の食事に「手軽さ」が求められる今日, 個人の食に対する価値観に丁寧に向き合うことなく食環境整備が進められているようにも感じる. 私たちが食生活に求めるものは, 必要な栄養素を摂取することだけではない. 「早く食べたい」「早く調理したい」という現代人のニーズがある限り, 食事の簡便化の流れは今後も変えられない潮流といえるが, 食事を味わい楽しめるということが豊かさを図る1つの指標になり得るということは自明である.

本章の目的は, 近年注目されている「暮らし方」に焦点をあて, 住環境の視点から現在の問題点を整理し, 2050年に向けて「豊かな食生活」への希望を持ち続けるためにはどのような環境整備が求められるのかを明らかにすることである.

冒頭の男性の切実な想い, これに応えることがこれからの「豊かな食生活」をデザインするうえでのヒントになるのではないかと筆者は考えている.

1 「家庭の味」が担ってきたもの

家庭料理はなぜ飽きないか

例えばコンビニやファミレスなどのチェーン店では常に同じ味を再現すると

いうことが消費者の安心感につながるという面はあるだろう．しかし繰り返し食べると飽きる，という意見は良く聞くところである．一方家庭での食事の場合，同じようなメニューが繰り返されたとしてもチェーン店のように飽きるという感覚は少ないのではないだろうか．

家庭料理に飽きがこない理由について石毛は「家庭料理は料理そのものの味覚だけと違って，料理をつくった人とか食べる人の人格が投影されていて，それを食べている」と説明している[6)]．

これは筆者も実際に感じるところで，家族が作る料理には，自分で作る料理には感じない豊かな要素を必ず含んでいる．両親が受け入れなかった「配食サービス」には，作った人の人格を感じることはできない．つまり繰り返されると飽きる味であったのだ．これは配食に限らず「中食」「外食」といわれるいわゆる家庭料理に対峙する「社会の食」が，現在「家庭の味」との溝を埋められない部分でもある．今後食の外部化が進む中，この埋められない部分をどう埋めるのかという視点を持ち続けたいと思っている．

「家庭の味」という概念がない時代へ

少なくとも筆者の子ども時代であった1970年代は，まだ食卓は「家族団らん」の象徴であり，そこでは母親が家族の体調をさりげなく気遣う風景がみられ，その時々で絶妙に変化する「家庭の味」があった．またこの頃に日本の家庭の食事は「一汁三菜」の和食の構造[7)]が定着しており，この構造が栄養学的にバランスのよい「理想的な日本型食生活」を支えるものとして現在も推奨されている[8)]ことはよく知られている．一方で当時の日常の和食が「きちんとした食事」のイメージとして捉えられ，食の簡便化時代にあって逆に日常から衰退してきたという皮肉な面もある．

1930年代生まれの義母と同年齢である郷土料理研究家今井幸代[9)]は，自身の料理教室で「味付けはご家庭の味にしてください」と毎回必ず生徒に伝えていた．旬の食材と行事食をテーマにしている今井レシピに調味料の分量は記載されておらず，「家庭の味」は「家庭で守るもの」という配慮があった．

今，この「家庭の味」は消失しつつある．共働き世帯[10)]，単身世帯が増え[11)]，食の外部化はますます進み，家で食事をつくらない人が増えている．「食」がビジネスになり，食べ物をどのように入手するか，何を買うか，食の選択肢が増えた．今後もこの市場は拡大していくだろう．

家族で食卓を囲むという従来の固定概念は崩れ，家族が各々の生活時間に合わせて別々に食事をとる「孤食化」が進んでいる．さらに同じ食卓であっても別々のものを食べる「個食化」も新たな食生活の形となっている．このような状況下で家庭内における旧世代から新世代への食意識の継承が従来のように自然に行われることは難しい．2013年に「和食――日本人の伝統的な食文化」がユネスコ無形文化遺産に登録されたのも，このような背景への警鐘であった．

また，１人親世帯の増加や高齢者の孤食，貧困状況にある子どもへの支援が重要な課題になるなど[12)]，すでに個人や家庭だけで健全な食生活を実践することが難しい時代になっている．

今後「家庭の味」という自分自身の基準をもたない人たちは，自分が何を食べたいのか，何を食べるべきなのか，その指標を外に求めることになるだろう．

これからは個人の食環境を整えるための支援がより重要になってくると考える．

2　食に対する価値観と向き合う

栄養・機能志向

岩村は首都圏の母親を対象とした５年に及ぶ食事調査において，ある年齢を境に食事作りに対する意識や感覚に明確な違いがあることを示した．1960年以降生まれでは，その上の年齢層に比べて食に対する「栄養・機能志向」が強くなり，極端にいえば「食事は栄養素を摂取すること，料理はそれを組み合わせる作業」というような感覚が多く見られるという．岩村はそれを「配合飼料型メニュー」とも表現している．この食意識における年齢の断層は，対象者が学習した中学校の学習指導要領，「技術・家庭」教科書の改訂・改変の時期に関連するとし，それ以前に比べ，食品を主要栄養素で分類し，その組み合わせで１日の必要量を満たす工夫を教えるなど，食事の合理化や効率化が多く語られるようになったことが影響していると考察している[13)]．

実際，筆者は「栄養・機能志向」世代であり，さらに管理栄養士であるため，食事を栄養管理の手法として見ることは多い．また日常の食事を生活習慣病等の予防食として捉えることは，現在国が進めている国民の健康寿命延伸[14)]のために今後さらに必要なことであり極めて重要なことであると認識している．

一方で，本章冒頭で述べたように暮らしの中で「食事が楽しくない」という意見や，栄養価偏重の配食における「味気ない」という不満に対しては，栄養管理の範疇を超えた個人的な問題として捉えがちであり，その根本的解決に向けて正面から取り組んでいる例は少ない．

多様な暮らしの中の「共食」と「個食」

昨年，筆者が所属する大学のワークショップに参加していた学生が「未来の食生活に必要だと思うキーワード」として最も多くあげていたのは「共食」の文字であった．

国が食育基本法に基づき策定している第3次食育推進基本計画[15)]では，「多様な暮らしに対応した食育の推進」を特に取り組むべき重点課題の1つとして定めており，その具体的取り組みとして「共食」を推奨している．

理由として，「共食は健全で充実した食生活を実現させるきっかけになる」「地域では新たなコミュニケーションや交流の機会を生み出し，密な地域連携が期待できる」「住民どうしで食事をとるコミュニケーション豊かな食体験は，地域の活性化にもつながる可能性がある」としている．

前述の学生たちが未来へ提示したキーワード「共食」は，この第3次食育推進基本計画における啓蒙活動の成果も一部にあるかもしれないが，特に大学入学を機に一人暮らしを始めることが多い大学生にとって「孤食」や「個食」は日常的であり，孤独社会とも揶揄される現代において，若者の「共食」への正しい理解が，これからの新たな「食」でつながるコミュニティ形成を創造していく原動力になることを期待している．

一方で，「孤食」や「個食」には批判的な論調が主流である．孤食の問題点として，精神面で未熟な未成年者における成長への影響[16)]や，独居高齢者の孤立[17)]，中高年世代における生活習慣病[18)]やうつ病との関連[19)]で語られることが多い．

しかし，現在の大学生を見ていると，1人で食事をすることに対して必ずしも悲観的な感じではない．彼らはソーシャルメディアを使いこなし，お互いの個性を大事にしている．見方を変えれば，集団でいることや仲間と一緒に何かをすることに過剰に価値を付与する傾向にある日本社会において，「ぼっち飯」というような自虐的な表現をしなければ「個食」を肯定することができないのではないかとも考える.

守屋は韓国の高齢者福祉施設における食生活調査において，高齢者が施設で供される食に対し，「わたしのおかず」と称する個人的なおかずを持ち込むことで，食べ手として受け身になるのではなく自律性を獲得していたことを紹介している.「自分だけの食卓」を演出することで，満足感を得ることができるということを示している[20].

多世代でのコミュニケーションや豊かな食体験につながる「共食」は今後も推奨していく必要がある. 一方で同時に「個食」を正しく評価し支援することで，健全な食生活を取り戻せる人もいるのではないかと考える. またそれは今後重要な市場になり得る可能性がある.「共食」と「個食」の対等なバランスを考えることが大切なのではないだろうか.

食に対する価値観については先に述べたように年齢により断層があり，その違いは介護の場面で表面化しやすい.

2050年，つまり30年後を見据えた時，その時に中心的役割を担う今の若者の消費行動や価値観は決して無視できない.

3　新たな暮らし方の模索
――健康的な食生活モデルをもとめて――

暮らしのコンセプトは何か

近年，若者を中心に人気が高まっている住まいにシェアハウスがある. リビングやキッチン，浴室などを共有し，各住人の個室をプライベート空間とする共同生活のスタイルである. 他人と助け合うことで安心でき，健康的な生活をおくるモデルとなりうる一面もみえはじめている.

人気の理由として，事業者が入居者を募集する際に暮らしのコンセプトをはっきりとさせている点がある.

例えば共通の趣味を持った人に限定していたり，同じ職業や同じ資格の取得を目指す人がスキルを高め合える場であったり，シングルマザーどうしで助け合えるシェアハウスもある. これらのシェアハウスは，従来の節約を目的としたものと区別して「コンセプトシェアハウス」と呼ばれている.

食をコンセプトにした事例では，東京都大田区の大型シェアハウス「スタイリオウィズ上池台[21]」がある．2014年，「人と街を食でつなげるシェアダイニング」をテーマに，商店街の中の社員寮をリノベーションして誕生している．71戸の居室があり，共用キッチンは業務用のハイパワーコンロを備えた準プロ仕様となっている．「食の仕事を志す人，食通を自負する人，つくることを楽しむ人，日常の中で食の時間を大事にする人」向けのシェアハウスとして紹介されている．一人暮らしでは使えない大型設備の利用が可能になることも1つの利点といえる．

別の側面からみると，近年のリノベーションによるシェアハウスの増加を後押ししているのは，今増え続けている「空き家」問題である．2019年に建築基準法が改正され，既存住宅の活用促進が推奨され[22]，空き家の再利用が少しずつではあるが進み始めている．

高齢期にも対応した暮らし

2050年の社会を考える時，若林はいくつかの「動かぬ与件」の1つとして，単身高齢者世帯の標準化をあげている．また生活福祉のニーズは個々の生活状況や価値観により多様になっているため，公的福祉の整備に加えて，民間による助け合い，特に持続可能なビジネスモデルとしての助け合い（商助）の仕組みが地域に構築されていることが求められるとしている[23]．仕事や学校を除くと，生活の中心の場所は地域であり，地域が高齢者に関心をもち，高齢者が地域に参画する，そういう関係を育てていけるかが重要である．

現在，高齢期の暮らしの場として，要介護状態においては介護保険制度のもと様々な施設や住居が供給されている．一方，自立している高齢者の共生型住居の供給は限定的である．多くの場合は「安心感」を担保するために相談機能と自立度の低下に伴うサービスを付帯する住宅となっている[24]．

しかし，自立した高齢者にとっての「安心感」の醸成には時間も必要である．高齢期における転居は心身に与える影響も大きい．現状では自立状態にある高齢者を支える地域包括ケアシステムは十分には整備されておらず，近隣の人々との自然な交流が希薄となるなか「見守り」が求められる程度である．

日常的に他の誰かの気配を感じられることや，何気ない会話や情報交換が暮らしの「安心感」につながり，そのような精神的な健康が最終的には生活の質をあげていくことになる．増加する単身者世帯への対策として，共生する暮らしへシフトしていくことも予想される．

共生の暮らしにおける協働の合理性と安心感
――コレクティブハウスを例に――

ここで，1960年代にスウェーデンの働く女性たちの運動で実現し，その後北欧を中心に広がった集合住宅「コレクティブハウス[25]」を参考にしたい．

コレクティブハウスとは，「独立した複数の住戸に，生活領域の一部となるコモンスペースを持っている住まい」であり，各住戸にはキッチンや浴室トイレが完備されているため，シェアハウスとは区別される．つまり個人のプライバシーを尊重した住まいがありつつ，共用スペースで一緒に食事をしたり，子育てをシェアすることができる「多世代共生型住居」である．

日本においては2003年，東京荒川区にコレクティブハウス第１号として誕生した「コレクティブハウスかんかん森[26]」がよく知られている．28戸の住戸とコモンスペースがあり，様々な世代が暮らす多世代型コミュニティハウスの先駆けである．

同ハウスの居住者は単身世帯，家族世帯，シェア世帯と様々であり，コモンミール（会食する場）の調理当番や鍵当番などの役割ついては，夫婦で１回ではなく，それぞれ１人ずつ当番をこなしているという．それらについて「役割を持つ楽しさや充実感」が増えたとして居住者も評価している[27]．子育て世代から単身高齢者までの多世代が同じ建物で共生し，日常的に自然な交流がみられるという．

コレクティブハウスで暮らすメリットは，協働による生活の合理さのみならず，様々な世代の人との交流や刺激，同じ建物にともに暮らす人を知っている「安心感」があることだと居住者は述べている．

また，地元をよくしたいという理念で働くグループとの協働や，町会との災害時相互応援協定締結なども行いながら，地域と共に歩んでいる．

このコレクティブハウスにみられるような新たな「疑似家族」や「疑似コミュニティ」は単身世帯が標準化する中で，新たな暮らしのモデルとなり得る．

宮本は家族に代わる生活集団を実現するための課題として，親族世帯ではないなかで「他人とうまくやっていく」心構えや知恵を身につけることが必要だとしている．2050年に向けて，他人と暮らすことに関する教育や体験を幼少期から重視し，自らの生活に対するガバナンスの力量をつけることも必要としている．また，家事ができなければ他者に一方的に負担をかけることになるため，家事の公平な分担が必要としている[28)]．

「豊かな食生活」への希望を持ち続けるために

本章では，「暮らし方」に焦点をあて，住環境の視点から現在の問題点を整理してきたが，以下の点が明らかになった．

「家庭の味」という概念を持たない人が標準化する方向にあり，個人へ向けた食生活支援がより重要になる．外食・中食産業への働きかけも必要になるだろう．また，「食の豊かさ」を考える時，多世代共生の暮らしや介護を視野に入れ，世代による食への価値観の違いや背景を理解することが必要であり，そのための教育が必要である．そして，「家族」に頼らない「暮らしでつながる人」同士の一種の「組織力」を育てること，そのための環境整備が必要である．

おわりに

2050年，筆者を含めた団塊ジュニア世代は80歳を目前にする．現在の高齢化社会で浮き彫りになっている深刻な問題に歯止めをかけなければ，それは30年後の自分自身にさらに重くのしかかってくることを意味する．正直なところまだ不安は大きい．

しかし，今回問題を整理していく中で，様々な領域でより良い社会を目指し日々活動や研究が行われていることを実感し，漠然とした中にも希望が見え始めている．

国は2050年を見据えた国土のグランドデザインを策定し「国土のグランドデザイン2050――対流促進型国土の形成――」として公表した[29)]．

その基本的考え方の1つ「人と国土の新たなかかわり」の中で「高齢者の社会参画」「コミュニティの再構築」があげられている．高齢者の健康寿命を伸ばし，高齢者の定義・位置づけの見直しの検討が必要であること，また単身世帯の急激な増加も予測される中，住民同士をつなぐコミュニティを必要に応じ再構築し，多世代循環型のサステナブルなものにしていく必要があることなどが明記されている．

社会のスピードが著しく加速し，先が読めない不安定な時代にあって，戦略的にソーシャルイノベーションを推し進めるためには，強力なプロデューサーが必要だ．また同時に様々な領域の有能な経験者とのネットワークが重要になると考える．今後，豊かな食生活デザイン創造のために自分自身には何が出来るのか，さらに視野を広く深くして考えていきたいと思っている．

冒頭の「食事が楽しくない」と言っていた男性，それは30年後の自分の姿だったのかもしれない．しかし解決の糸口として，自分自身の豊かな食生活を実現するためには，すべてを社会のシステムに任せるのではなく，自主性や自律性も大事であるということを最後に１つ添えさせていただきたい．

注

1） 日本の介護保険制度において，被保険者が介護を要する状態であることを保険者が認定するもので，現在要支援１～要介護５に分類されている．数字が大きいほど介護の必要度が高い．

2） 病気や加齢により水や食べものが飲み込みにくくなる状態．水や食べものが肺に入ってしまう「誤嚥（ごえん）」を起こしやすい．

3） 糖尿病・高血圧症等によるカロリーや塩分制限等の栄養管理．

4） 石毛直道・赤坂憲雄編（2018）『食の文化を探る』玉川大学出版部，p. 21.

5） 清ルミ（2013）「食のとらえ方のパラダイムシフトを求めて」熊倉功夫編『日本の食の近未来』思文閣出版，p. 102.

6） 石毛・赤坂（2018）前掲書，p. 33.

7） 飯と汁に３種類のおかず（主菜，副菜２品）からなる食事．

8） 農林水産省「日本型食生活のすすめ」〈https://www.maff.go.jp/j/syokuiku/nihon_gata.html〉，2020年３月31日．

9） 京都和食文化研究センター客員教授．

10） 男女共同参画局「男女共同参画白書（概要版）平成30年版」〈http://www.gender.go.jp/about_danjo/whitepaper/h30/gaiyou/html/honpen/b1_s03.html〉，2020年３月31日．

11） 総務省「情報通信白書平成30年版」〈https://www.soumu.go.jp/johotsusintokei/whitepaper/h30.html〉，2020年３月31日．

12） 男女共同参画局「男女共同参画白書令和元年版」〈http://www.gender.go.jp/about_danjo/whitepaper/r01/zentai/html/honpen/b1_s05_02.html〉，2020年３月31日．

13） 岩村暢子（2014）『変わる家族変わる食卓』中央公論新社〔中公文庫〕，pp. 274-278.

14） 厚生労働省「2040年を展望し誰もがより長く元気に活躍できる社会の実現に向けて」

〈https://www.kantei.go.jp/jp/singi/keizaisaisei/miraitoshikaigi/dai20/siryou8.pdf〉, 2020年3月31日.

15) 農林水産省「第3次食育推進基本計画」〈https://www.maff.go.jp/j/syokuiku/3jikeikakugaiyou.pdf〉, 2020年3月31日.

16) 会退友美・市川三紗・赤松利恵（2011）「幼児の朝食共食頻度と生活習慣および家族の育児参加との関連」『栄養学雑誌』69(6), pp. 304-311.

17) 小林江里香・藤原佳典・深谷太郎・西真理子・斉藤雅茂・新開省二（2011）「孤立高齢者におけるソーシャルサポートの利用可能性と心理健康」『日本公衛誌』6, pp. 446-456.

18) 日本生活習慣病予防協会HP〈http://mhlab.jp/calendar/seikatsusyukanbyo_01/2008/12/003194.php〉, 2020年3月31日.

19) 谷友香子（2015）「ひとり暮らしの男性はひとりで食事をしていると2.7倍うつになりやすい」東京大学大学院医学系研究科 Press Release, 61, pp. 1-2.

20) 守屋亜記子（2013）「高齢者と食の満足――韓国の高齢者福祉施設を例に――」熊倉功夫編『日本の食の近未来』思文閣出版, pp. 145-148.

21) スタイリオウィズ上池台〈https://stylio.jp/with/kamiikedai/〉, 2020年3月31日.

22) 国土交通省「建築基準法の一部を改正する法律（平成30年法律第67号）について」〈https://www.mlit.go.jp/jutakukentiku/build/jutakukentiku_house_tk_000097.html〉, 2020年3月31日.

23) 若林靖永（2016）「提言「2050年超高齢社会のコミュニティ構想」――血縁から結縁へ――」若林靖永・樋口恵子編『2050年超高齢社会のコミュニティ構想』岩波書店, pp. 12-13.

24) 大橋寿美子・松本暢子（2018）「高齢期に対応した多世代共生型集住の有用性に関する研究」住総研研究論文集・実践研究報告集, 45, p. 48.

25) 同上.

26) コレクティブハウスかんかん森〈http://www.collectivehouse.co.jp/〉, 2020年3月31日.

27) 岡崎愛子（2014）「データで読み取るかんかん森」コレティブハウスかんかん森居住者組合森の風編『これが, コレクティブハウスだ！　コレクティブハウスかんかん森の12年』ドメス出版.

28) 宮本みち子（2016）「単身社会のゆくえと親密圏の再構築」若林靖永・樋口恵子編『2050年超高齢社会のコミュニティ構想』岩波書店, pp. 80-85.

29) 国土交通省「国土のグランドデザイン2050　――対流促進型国土の形成――」〈https://www.mlit.go.jp/kokudoseisaku/kokudoseisaku_tk3_000043.html〉, 2020年3月31日.

参考文献

会退友美・市川三紗・赤松利恵（2011）「幼児の朝食共食頻度と生活習慣および家族の育児参加との関連」『栄養学雑誌』69(6), pp. 304-311.

石毛直道・赤坂憲雄編（2018）『食の文化を探る』玉川大学出版部.

岩村暢子（2014）『変わる家族変わる食卓』中央公論新社〔中公文庫〕.

大橋寿美子・松本暢子（2018）「高齢期に対応した多世代共生型集住の有用性に関する研究」『住総研研究論文集・実践研究報告集』45, pp. 47-58.

岡崎愛子（2014）「データで読み取るかんかん森」コレティブハウスかんかん森居住者組合森の風編『これが，コレクティブハウスだ！　コレクティブハウスかんかん森の12年』ドメス出版.

小林江里香・藤原佳典・深谷太郎・西真理子・斉藤雅茂・新開省二（2011）「孤立高齢者におけるソーシャルサポートの利用可能性と心理健康」『日本公衛誌』6, pp. 446-456.

清ルミ（2013）「食のとらえ方のパラダイムシフトを求めて」熊倉功夫編『日本の食の近未来』思文閣出版.

谷友香子（2015）「ひとり暮らしの男性はひとりで食事をしていると2.7倍うつになりやすい」東京大学大学院医学系研究科 Press Release, 61.

宮本みち子（2016）「単身社会のゆくえと親密圏の再構築」若林靖永・樋口恵子編『2050年超高齢社会のコミュニティ構想』岩波書店.

守屋亜記子（2013）「高齢者と食の満足――韓国の高齢者福祉施設を例に――」熊倉功夫編『日本の食の近未来』思文閣出版.

若林靖永（2016）「提言「2050年超高齢社会のコミュニティ構想」――血縁から結縁へ――」若林靖永・樋口恵子編『2050年超高齢社会のコミュニティ構想』岩波書店.

総務省「情報通信白書平成30年版」〈https://www.soumu.go.jp/johotsusintokei/whitepaper/h30.html〉, 2020年３月31日.

男女共同参画局「男女共同参画白書（概要版）平成30年版」〈http://www.gender.go.jp/about_danjo/whitepaper/h30/gaiyou/html/honpen/b1_s03.html〉, 2020年３月31日.

男女共同参画局「男女共同参画白書令和元年版」〈http://www.gender.go.jp/about_danjo/whitepaper/r01/zentai/html/honpen/b1_s05_02.html〉, 2020年３月31日.

農林水産省「平成30年度食育白書」〈https://www.maff.go.jp/j/syokuiku/wpaper/h30_wpaper.html〉, 2020年３月31日.

厚生労働省「2040年を展望し誰もがより長く元気に活躍できる社会の実現に向けて」〈https://www.kantei.go.jp/jp/singi/keizaisaisei/miraitoshikaigi/dai20/siryou8.pdf〉, 2020年３月31日.

国土交通省「建築基準法の一部を改正する法律（平成30年法律第67号）について」〈https://www.mlit.go.jp/jutakukentiku/build/jutakukentiku_house_tk_000097.html〉, 2020年３月31日.

国土交通省「国土のグランドデザイン2050――対流促進型国土の形成――」〈https://www.mlit.go.jp/kokudoseisaku/kokudoseisaku_tk3_000043.html〉，2020年３月31日．
日本生活習慣病予防協会 HP〈http://mhlab.jp/calendar/seikatsusyukanbyo_01/2008/12/003194.php〉，2020年３月31日．
農林水産省「第３次食育推進基本計画」〈https://www.maff.go.jp/j/syokuiku/3jikeikakugaiyou.pdf〉，2020年３月31日．
農林水産省「日本型食生活のすすめ」〈https://www.maff.go.jp/j/syokuiku/nihon_gata.html〉，2020年３月31日．
スタイリオウィズ上池台 HP〈https://stylio.jp/with/kamiikedai/〉，2020年３月31日．
コレクティブハウスかんかん森 HP〈http://www.collectivehouse.co.jp/〉，2020年３月31日．

第 6 章

食環境の整備をまちづくりの視点から考える

——地域食資源の保全と食を通じたコミュニティの創出による健康づくり——

本田智巳

はじめに

近年，社会状況の変化によって日本の食をめぐる状況も大きく変化した．食の洋風化や外部化の高まりから，国民の畜産物や油脂類の摂取量増加と野菜摂取量減少が進行し，生活習慣病の発症リスクは増大している．また，私たちの食べるもの，食べ方の変化は，食文化の衰退や食品ロス，食料自給率低下など，多くの問題も引き起こしている．さらに，私たちの食卓に深く関係する食料生産の現場である農業は，人口減少や少子高齢化といった社会状況の影響を大きく受け，農業就業人口の減少や高齢化，耕地面積の減少が深刻化している．

このような変化は，地域食資源の存続にも影響している．ユネスコ無形文化遺産に「和食：日本人の伝統的な食文化」が登録され，行事食の見直しや現代に合わせた伝統料理の提案など様々な取り組みが行われているが，食文化の成り立ちを考えると，それは地域食資源とともに次世代につないでいくことが重要ではないだろうか．

ここでは，食事を「つくる」から「選ぶ」というライフスタイルが広がりを見せる現代社会の中で，国民の健康づくりを支援するために進められている食環境の整備をまちづくりの視点から考え，地域食資源の保全や食を通じたコミュニティの創出による地域住民の健全な食生活を支えるための仕組みについて検討していく．

1　日本の食をめぐる状況

食べるものと食べ方の変化がもたらしたもの

近年，健康に対する意識の高まりにより喫煙率の減少や特定保健用食品の市場規模の拡大が進行している．しかし，2018年の主な死因の上位を占める悪性新生物，心疾患，脳血管疾患[1]は，いずれも食生活の改善によって発症・進行を予防することができるとされている．

私たちは，生命維持に必要な栄養素を補うために食事をする．これが，栄養バランスの整った食事をとることが重要とされる所以であるが，食べたいものがすぐに手に入る「飽食の時代」を迎えた現代の日本では，食事に求められる機能として，生命や健康維持という生理的機能よりも，楽しみや満足感を満たすための精神的機能が重視されるようになった．米を中心に魚や肉，牛乳・乳製品，野菜，果物，海藻，豆類など多様な食材を組み合わせ，栄養バランスに優れた「日本型食生活」は崩れ，食の洋風化が進み畜産物や油脂類の摂取量は増加し，栄養バランスの偏った食生活により肥満や痩せ，生活習慣病などの健康障害を引き起こしている．

また，単身世帯や共働き世帯の増加など，現代の働き方や生活時間などのライフスタイルの多様化による食の簡便化志向の高まりから，これまで家庭内で行われてきた食事づくりを外食や中食に依存する食の外部化が進展，定着してきたことで，「主食・主菜・副菜」がそろった食事形態の簡素化や食文化の衰退，賞味期限切れや食べ残しによる食品廃棄も問題視されている．

さらに，「国民健康・栄養調査（2017年）[2]」によると，国民1人当たりの1日の野菜摂取量は平均288.2gで，健康増進法に基づく「健康日本21（第二次）」で掲げられている野菜摂取目標量の350gよりも低い結果となっている．ビタミンやミネラル，食物繊維のほか，ポリフェノールやカロテノイドなどの抗酸化作用が期待される成分の供給源となる野菜の摂取不足は，畜産物や油脂類の摂取量増加と同様に生活習慣病の発症リスクを増大させる一因になると考えられる．こうした野菜摂取量の減少要因も，食の外部化の進行が指摘されている[3]．ほとんど毎日1回以上外食を利用する人は，ほとんど利用しない人に比べて野菜摂取量が少ないという調査結果もあり[4]，家庭での調理頻度の低下が野菜摂取量の減少に影響しているとみられる．

家計消費における野菜も，「採れたて新鮮」な生鮮野菜から，「簡単で便利」な家庭用加工野菜に変化している．生鮮野菜の代替としてサラダ用カット野菜や料理用キット野菜（メニューに必要な野菜があらかじめカットし配分されたもの），冷凍野菜などの「即食性」食品の需要が年々増加している．独立行政法人農畜産業振興機構の報告[5]によると，冷凍野菜を利用する理由として「長期保存できる」，「必要な分だけ調理できる」などが示されており，利便性に加えロス低減が重視されていると考えられる．さらに最近では，包丁が不要で長期保存が可能な乾燥野菜も数多く出回るようになった．

このような私たちの食べるものと食べ方の変化は，食料自給率にも影響を与えている．農林水産省の発表（2018年[6]）によると，日本の食料自給率はカロリーベースでは37％であり，国内で消費される食料の約６割を海外からの輸入に頼っているのが現状である．その原因として，肉類や油脂類の摂取量増加に伴う輸入率の上昇や，加工食品やそう菜などの食品製造業や外食産業における安価な輸入農産物の需要量増大[7]が挙げられる．「食料・農業・農村基本計画」では，2025年の食料自給率をカロリーベースで45％にするとし[8]，消費面の取り組みとして，国産品の消費拡大や海外市場の開拓を推進しているが，加工・業務用需要における主要野菜全体の国産割合は約７割にとどまっている[5]．生産面の取り組みでは，米や野菜など主要15品目について生産努力目標を設定している一方，次項で述べる通り耕地面積は年々減少している．こうした生産と消費の乖離を是正していくためにも，生産から消費までを横断的に捉えた取り組みが必要である．

日本の農業を取り巻く現状と課題

人口減少や少子高齢化を迎えた日本において，特にこの現象の影響を大きく受けるのが，食料生産を担う農業の現場である．2010年には260.6万人（65歳以上の割合61.6％）だった農業就業人口は，2019年には168.1万人（65歳以上の割合70.2％）と，農業就業人口の減少と高齢化が著しく進行している[9]．さらに，2013年には453.7万 ha あった耕地面積は，2018年には442.0万 ha にまで減り，荒廃農地の再生利用可能率は10％を下回り，長い年月をかけて培われてきた耕作地が失われている[9]．

一方で，「気候や自然環境に恵まれたところで暮らしたい」など，地方の魅力に惹きつけられた若年層の「田園回帰」志向が高まりを見せる中[10]，農村地域においては新規就農者の育成を図っている．新規参入者（土地や資金を独自に調達し，新たに農業経営を開始した経営責任者および共同経営者を指す）はここ数年漸増傾向にあり，2018年の新規参入者数は3240人と，10年前に比べ1.6倍増えている[11]．農業の衰退を食い止め，食料生産を増大させるためにも，新規就農者の増加促進を進める必要がある．

また，新規就農者の中には，近年失われつつある在来品種を継承しようと，あえて経営が難しい在来品種の生産を担う者もいるという．

日本国内には，長年の栽培努力によって培われてきた多種多様な地域固有の農産物が存在する．例えばナスは，8世紀ごろに日本へ伝わり，古くから庶民の野菜として親しまれてきた．各地の風土に即した数多くの品種があり，山形の民田なす（小なす），京都の賀茂なす（丸なす），熊本の赤なす（長なす）など，果実の形や大きさもさまざまで，各地でそれぞれの品種特性に合った調理法が伝承されている．近年では，農産物のブランド化による差別化・高付加価値化も各地で盛んに行われている．

しかし，農業の近代化に伴い，大量生産，大量供給が可能な品種が開発されるようになり，品種の画一化が進行した．また，これまで野菜の品質は色，形などの外観や食味，肉質や流通適性が重視されてきたが，消費者の健康志向の高まりにより，抗酸化作用などの生体調節機能をもつ様々な機能性成分の含有量を高めた農産物の開発に期待が寄せられている．さらには，「高糖度」，「傷みにくい」，「食べきりサイズ」など，現代の消費者ニーズに応えるような品種の改良も取り組まれている．このように，消費者ニーズに合わせた品種を生産する農家が増加する一方で，各地で長年守り継がれてきた在来品種を栽培する農家は減少している．

ニーズは時代によって移ろうものであるが，一度失われたものを復活させることは容易ではない．食文化の保護・継承が重要視されるようになって久しいが，自然条件や歴史・文化によって育まれてきた地域の財産ともいえる在来品種の保護・継承もまた同様に重要である．これは生産者の努力だけではなく，消費者の理解，さらには販売や流通の担い手の連携が必要となる．

私たちの食卓に直結している食料生産の現場で起きているこのような問題は，生産者だけではなく消費者も当事者なのだということを一人ひとりが意識し，農業の未来を考える．そのような社会を築くためにも，生産者と消費者をつなぐ仕組みづくりや人材育成が必要である．

地域食資源と食文化

2013年，ユネスコ無形文化遺産に「和食：日本人の伝統的な食文化」が登録された．ここで示される「和食」は，単に料理を指すものではなく，「多様で新鮮な食材とその持ち味の尊重」，「栄養バランスに優れた健康的な食生活」，「自然の美しさや季節の移ろいの表現」，「年中行事との密接な関わり」に特徴づけられる，「自然の尊重」という日本人の精神を体現した食に関する「社会的慣習」を指すものである[12)]．しかし，現代の日本においてはこの和食文化の継承が危ぶまれている．

「多様で新鮮な食材とその持ち味の尊重」は，品種の画一化と消費者ニーズに合わせた品種改良が進んだことで，各地で培われてきた多種多様な地域固有の農産物は衰退している．「栄養バランスに優れた健康的な食生活」は，食の洋風化，外部化，簡便化の高まりにより畜産物や油脂類の摂取量増加と野菜摂取量減少が進行し，国民の食生活の改善が迫られている．

「自然の美しさや季節の移ろいの表現」と「年中行事との密接な関わり」は，正月の雑煮やおせち，人日の節句の七草がゆなどの行事食の食べ方について調査した村田ら[13)]の報告によると，「家族と同居している人の方が，一人暮らしの人よりも食べたという人は多い」とあり，今後単身世帯の増加に伴い，ますます行事食を食べる機会は減少していくものと推察される．

このような現状を踏まえ，農林水産省は子育て世代に向けた「手軽な和食」を提案するプロジェクトを官民共同で発足し，和食文化の継承に取り組んでいる．手間がかかると思われがちな和食を，だしパックや合わせ調味料，自動調理家電などを使ったレシピで提案し，子どもたちが和食を食べる機会を増やし，浸透を図っている．

先に述べた通り，和食文化の継承は単に料理を伝えていくのではなく，「自然の尊重」という日本人の精神を体現した食に関する「社会的慣習」を伝えていかなければならない．現代人のニーズに合ったアプローチはもちろん重要であるが，それは画一的なものではなく，地域特性に合った取り組みを行う必要がある．なぜなら，日本人の食文化は各地域それぞれに自然条件や歴史・文化によって育まれてきた地域固有の農産物とともに存在し，それを守り継がなければ，本来の意味での和食文化の継承にはならないからである．地域食資源と食文化，その両方を次世代につなぐべく，各地域の実態と課題を踏まえた上での取り組みが重要である.

2　健全な食生活を実践するための施策

食環境の整備に関する取り組みの現状

食環境の整備とは，食物を選択する場（飲食店，スーパーマーケット，コンビニエンスストアなど）で消費者に対し分かりやすい形で健康的な食事に必要な情報や食物を提供したり，地域や職域において学習の機会を提供したりするなど，国民が健全な食生活を実践しやすい環境を整え，個人の行動変容を支援する体制をいう．食物へのアクセスと情報へのアクセス，両者を統合したアプローチがあり，栄養バランスのとれたメニューや食品の提供，栄養成分表示の推進，健康づくり教室の開催など，地域の自治体や食品企業，民間団体が連携しながら，様々な取り組みを行っている．

しかし，全国の保健所行政栄養士を対象とした食環境整備の実施状況の調査によると[14)]，食環境整備事業は8割以上の保健所で実施されているが，8～9割の行政栄養士は「順調に進んでいない」と回答したと報告されており，その要因として，実施店舗数の未増加や普及啓発不足が挙げられている．食環境の整備に関する取り組みは健康に関心の高い層へは認知されやすいが，必要性の認識が薄い層への浸透は容易ではない[15)]．特に若年層では，健康意識が低いことや食に関する知識が乏しいこと，あるいは時間的・経済的・精神的ゆとりが少ないなどの理由から必要性の認識が薄く，朝食欠食や栄養バランスの乱れ，生活習慣病の若年化や不定愁訴，痩せの問題が深刻である．また，社会経済状態による健康格差も課題であり，個人の状況にかかわりなく，誰もが健全な食生活を実践できる支援が求められる．今後は地域の大学や研究機関と協働して取り組みの有効性を評価するなど，食環境の整備のあり方について再検討していく必要がある．

食環境整備の目指すべき方向

今後の食環境整備の目指すべき方向として，ここではまちづくりから住民の食生活をデザインするという視点で，地域食資源の活用を推進する仕組みづくりや，食を通じたコミュニティの創出による普及啓発の取り組みについて検討していく．

廉林ら（2010）[16]は，「過去農体験」や「地場農業の知識」が豊富である人ほど，「地場農業の評価」や「地場農業への態度」が肯定的であり，さらに「地場農業への態度」が肯定的であるほど，「行動意図」が強く，最終的には「行動」へとつながっていく，という態度構造について報告している．このことから，住民が農作物の栽培を体験できる取り組み，あるいは身近な場所で農作物が栽培されているという環境を整備することにより，住民の地域食資源の積極的な活用が促進されると考えられる．

アメリカの「P-patch」[17]やイギリスの「Incredible Edible」[18]など，海外では公共空間をコミュニティガーデンとして活用し，住民と行政が協働で農作物の栽培・収穫・共食を行い，住民の日常の食に焦点を当てたまちづくりが行われている．このようなガバナーズコミュニティガーデン（行政参画のコミュニティガーデン）での農作物の栽培により，地域コミュニティが再構築されるだけでなく，食育や環境教育の場，かつ低所得者層の重要な食料供給の場となるなど，多くの価値を生み出している．このような取り組みをヒントに，日常の食に焦点を当てた住民主体のまちづくりによる食環境の整備の可能性について探っていく．

近年，日本各地で地域経済の活性化や地域における雇用機会創出のための取り組みが推進され，人口減少が進む地域では，発生する空き家や空き地をリノベーションし，観光客向けの「古民家」の宿や飲食店に開発するという事例が多くみられる．しかし，まちづくりはそこに住む住民の日常生活の提供であり，住民の QOL 向上を最優先に考える必要がある．観光地化ばかりを進めるのではなく，日常の食に焦点を当て，住民の健康水準の向上を目的としたまちづくりを進め，地域全体の食環境を整備していくことが必要とされているのではないだろうか．例えば，地域の中に官民連携でコモンスペースを開発し，地域農産物の栽培・収穫体験ができる農園や，地域の生産者や住民が育てた農産物を直接販売できるファーマーズマーケットを開催する場として提供すれば，住民の地域食資源の積極的な活用が促進され，住民の健康増進や農業の振興に寄与すると考えられる．あるいは，「飲食店営業」「菓子製造業」などの許可を取得した調理設備を共用できるシェアキッチンを開設し，地元の食品衛生責任者の資格を有した出店希望者が利用できる製造場所や，健康的な食事づくりや伝統料理を学ぶ調理講習会を開催する場として提供する．自治体，町内会，子ども会，老人会，婦人会，保育園や幼稚園，地元企業やNPO，大学などが連携して運営し，住民が主体的に食環境の整備に関わることで，食や健康に関心が高い層以外への普及啓発も期待できる．

このような食環境の整備としてのコモンスペースの開発は，地域再生の課題である雇用の創出といった直接的な地域経済活性化にはならなくとも，住民の健全な食生活の実践を支援するだけでなく，所得の機会（経済的効果）や人々の交流の機会（文化的効果），食育の機会（教育的効果）を創出し，住民のQOL向上につながるのではないだろうか．また，地域でのコミュニケーションが増えることで，地域食資源や食文化を活用した新たなコンテンツの開発など，さまざまな視点からプラスの循環が生まれることも期待できる．今後は，このような取り組みの核となり，地域住民をつなぎ，地域食資源や食文化の継承，地域住民の健康増進に重要な役割を果たす人材の育成が望まれる．

おわりに

「食」をめぐる様々な問題が提起されているいま，「食」を食べ物の摂取という観点からだけではなく，食べ物が供給される背景にも目を向け，「食と農」を総合的に捉え，広い視点から考察していかなければならない．日本型食生活の推進や野菜の摂取量増加，食料自給率向上については，これまで国家レベルで長年啓発活動が取り組まれてきたにもかかわらず，未だに改善がみられない課題である．家族構成や働き方などのライフスタイルが多様化する時代となった今，現代人のニーズに合ったアプローチと，地域での住民主体の食環境整備が重要である．

農業は私たちの食卓を支え，また日本人が長い年月をかけて培ってきた多種多様な農産物を守り継ぐという重要な役割を果たしている．地域の農産物の育成なくして，食文化の発展はなかったともいえる．食文化を保護・継承していくためには，その地域の農産物もまた，保護・継承していかなければならない．

地域の人や食，場所，文化などの様々な資源を活用し，住民の食生活をデザインするという視点でまちづくりを行うことで，農業振興や健康増進につながるだけでなく，食を通じたコミュニティが創出されるなど，多くの価値が生まれ，食環境が整備される．今後は日常の食だけでなく，大規模災害に地域で対応できる食環境の整備のあり方についても，広い視点から考察していかなければならない．

注

1） 厚生労働省政策統括官付参事官付人口動態・保健社会統計室（2018）「人口動態統計結果の概要」．

2） 厚生労働省健康局健康課栄養指導室栄養調査係（2017）「平成29年国民健康・栄養調査結果の概要」．

3） 農林水産省（2013）「野菜の消費をめぐる状況について」．

4） 厚生労働省健康局総務課生活習慣病対策室栄養調査係（2000）「平成12年　国民栄養調査結果の概要」．

5） 独立行政法人農畜産業振興機構（2015）「平成27年度冷凍野菜等の消費動向調査結果報告書」．

6） 農林水産省大臣官房政策課食料安全保障室（2019）「平成30年度　食料自給率・食料自給力指標について」．

7） 農林水産省農林水産政策研究所「主要野菜の加工・業務用需要　6割に近づく」〈https://www.maff.go.jp/primaff/seika/pickup/2017/17_05.html〉，2020年1月2日取得．

8） 農林水産省大臣官房政策課（2017）「食料・農業・農村基本計画」．

9） 農林水産省大臣官房統計部経営・構造統計課センサス統計室「農業力に関する統計」〈https://www.maff.go.jp/j/tokei/sihyo/data/08.html〉，2020年1月2日取得．

10） 農林水産省大臣官房政策課食料安全保障室（2018）「平成30年度　食料自給率・食料自給力指標について」．

11） 農林水産省大臣官房統計部経営・構造統計課センサス統計室（2019）「新規就農者調査結果の概要」．

12）「無形文化遺産の代表的な一覧表への記載についての提案書（農林水産省作成仮訳）」

13） 村田ひろ子・政木みき・萩原潤治（2016）「調査からみえる日本人の食卓――食生活に関する世論調査から①――」『放送と研究調査2016年10月号』NHK 出版，pp. 54–83.

14） 武見ゆかり（2015）「栄養・食生活のモニタリング及び食環境整備に関する研究――地方地自体の食環境整備に関する現状と課題――」厚生労働科学研究費補助金分担研究報告書．

15） 健康づくりのための食環境整備に関する検討会（2004）「健康づくりのための食環境整備に関する検討会報告書」．

16） 廉林篤・松村暢彦（2010）「都市近郊農業に関する都市住民の態度構造と情報提供による態度行動変容分析」『日本都市計画学会学術論文集』45(3)，pp. 805–810.

17）「P-patch」〈http://www.seattle.gov/neighborhoods/programs-and-services/p-patch-community-gardening〉2020年1月29日取得.

18）「Incredible edible network」〈https://www.incredibleedible.org.uk/〉2020年1月29日取得.

参考文献

廉林篤・松村暢彦（2010）「都市近郊農業に関する都市住民の態度構造と情報提供による態度行動変容分析」『日本都市計画学会学術論文集』45(3)，pp. 805-810.

武見ゆかり（2015）「栄養・食生活のモニタリング及び食環境整備に関する研究――地方地自体の食環境整備に関する現状と課題――」厚生労働科学研究費補助金分担研究報告書.

村田ひろ子・政木みき・萩原潤治（2016）「調査からみえる日本人の食卓――食生活に関する世論調査から①――」『放送と研究調査2016年10月号』NHK 出版，pp. 54-83.

健康づくりのための食環境整備に関する検討会（2004）「健康づくりのための食環境整備に関する検討会報告書」.

厚生労働省健康局健康課栄養指導室栄養調査係（2017）「平成29年国民健康・栄養調査結果の概要」.

厚生労働省健康局総務課生活習慣病対策室栄養調査係（2000）「平成12年　国民栄養調査結果の概要」.

厚生労働省政策統括官付参事官付人口動態・保健社会統計室（2018）「人口動態統計結果の概要」.

総務省　地域力創造グループ　過疎対策室（2018）「「田園回帰」に関する調査研究　報告書（概要版）」.

独立行政法人農畜産業振興機構（2015）「平成27年度冷凍野菜等の消費動向調査結果報告書」.

農林水産省（2013）「野菜の消費をめぐる状況について」.

農林水産省大臣官房政策課（2017）「食料・農業・農村基本計画」.

農林水産省大臣官房政策課食料安全保障室（2019）「平成30年度　食料自給率・食料自給力指標について」.

農林水産省大臣官房統計部経営・構造統計課センサス統計室（2019）「新規就農者調査結果の概要」.

農林水産省「無形文化遺産の代表的な一覧表への記載についての提案書（農林水産省作成仮訳）」.

「P-patch」〈http://www.seattle.gov/neighborhoods/programs-and-services/p-patch-community-gardening〉，2020年1月29日取得.

「Incredible edible network」〈https://www.incredibleedible.org.uk/〉，2020年1月29日取得.

農林水産省大臣官房統計部経営・構造統計課センサス統計室「農業力に関する統計」〈https://www.maff.go.jp/j/tokei/sihyo/data/08.html〉，2020年1月2日取得.
農林水産省農林水産政策研究所「主要野菜の加工・業務用需要6割に近づく」〈https://www.maff.go.jp/primaff/seika/pickup/2017/17_05.html〉，2020年1月2日取得.

第 7 章

未来を育む食と農のエコシステムとは何か
――農業を変えるコモンズデザイン――

吉川成美

はじめに
――常識を覆す農業指導家との出会いから――

永田照喜治（1926-2016），農業指導家[1)]．2016年正月，農業に従事して70年余が過ぎていた．最小限の水と液肥だけで，野菜や果物の持つ自然の力を引き出し，栄養価や糖度の高い作物を作る独自の農法を確立した永田は，国内はもとより海外へも農業指導に出かけ，90歳を迎えても，多様性に溢れた生きた野菜が育つ自らのガーデンに立っていた．筆者は毎年正月に永田を訪問するのが楽しみだった．最後の2016年，庭で育った丸くて重い大きなトマトを鍋にドボンと入れた大根のお味噌汁，赤，緑，紫の色が輝く，目にも鮮やかなスイスチャード，そして中国揚子江中流原産，特有の甘味と粘り気がある紅菜苔，薄い緑で香りの高い春菊の生のサラダ，無肥料青大豆の玄米を炊いて出してくださった．トマトをこれだけ大胆に「だし」に使うお味噌汁は見たことも，食べたこともない．訪問者に振る舞われた永田ガーデンの「食」は，年々ワイルドさを増し，同時に素晴らしく繊細だった．永田農法の得意とする生で食べてえぐみのない個性的な野菜の数々を，かならず永田は自分で育て続けていた．

日射量が多い浜松は赤土の土壌に，冬はカラカラとした風が吹き付け，乾燥して寒い．イチジクとオリーブの不織布の自家製ポットで植え込み，冬の間にそれらの底力を試し，観察する．あらゆる植物の癖を見抜き，可愛がる．人も植物も癖を活かすことが大事というのは永田の持論である．そのためにはよく観察をし，なんども試験を繰り返す．仮説を立てると，素早く実行に起こすのだ．

実際に，筆者は初対面の1999年冬，永田に試験されたと思っている出来事がある．1999年酷寒の佐渡島だった．このときの仕事の内容は，無肥料の米，酒

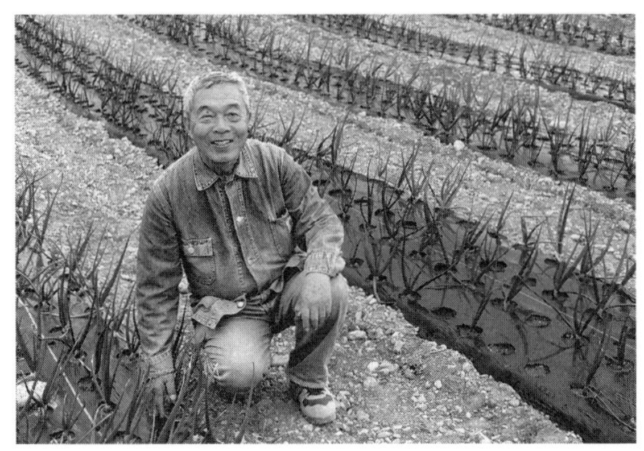

図7-1　永田照喜治 氏

写真提供　阿部伸治

米の指導と健康ツーリズムだった．永田は新たなツーリズムとして，佐渡島版のアグリツーリズムとして，来島者だけではなく島に住む住民が健康を維持するための佐渡島市民農園構想を打ち出していた．主たる農家たち，酒造会社，佐渡汽船など地元の顔役が集まるなか，永田は先回りして，島を巡り，栽培適地の選定を済ます．リーダに育てる農家には肥料を極端に減らすことへの不安をぬぐい，同時に自らが健康な食を維持しているかを問う．手早く一通りのしごとを終えると，「せっかくだから数日滞在してはどうか」と筆者をひとり佐渡に残した．それは忘れもしない永田との初対面の日だったのである．ひとりで地元の人と話し，食事をし，自分で自分の役割や仕事を見られるかどうかの試験だった．産業としての規模のある農業経営者か，または小さくとも豊な芸術的な農家か．そのどちらでもない「つなぎ手」なのか．今思うと，この時間は私にとって永田農法を理解する第一歩だった．

未来の農業のどんなプレイヤーになれるか．結果的に筆者は佐渡島に一人で数日滞在する間に，農業以外の業種の人々が知恵を持ち寄り，生産効率を上げようと切琢磨するスケールのある農業と，生活を楽しむ農業と，その両方が必要だと思うに至った．どちらも自然と向き合う「ものづくり」への感性が素晴らしいと思える農業者に会えたからである．そして両方を併せ持たないと永田農法が理解できないと思ったのも事実であった．永田農法を知りたい，その好奇心で頭と心がいっぱいになった．永田農法の農産物が放つ「おいしさの衝撃」は，食べることの究極の価値を伝えているようだったから．永田と触れ合い，全国各地でこの衝撃に感動した人びとは少なからず存在し，おそらく，その「食体験」はその人のその後の人生に影響を及ぼしただろうと考えている．結果的に筆者は，「おいしさ」を伝える「つなぎ手」となった．

1　農業の二極化
——永田農法からみえる未来予測——

作物にとって最適な環境を設定するエコシステム

永田農法と呼ばれる栽培法の基本は，「植物の原産地の条件を人為的に復元してみること，そして植物そのものの癖のある能力を最大限に引き出すよう探求すること．その結果，ビタミンやミネラルが急増し，ものによっては糖度も倍増する」「誰もが『うまい』と言い，野菜をきらいだった子どもまでが何の抵抗もなく食べる」と評されることが多かった．「おいしい」ということが一体どういうことなのか．認証が乱立している現在，「おいしさ」の基準はみられない．しかし，この「おいしさ」が永田農法の農産物を語る代表的なワードでもあった[2]．

ここに未来の食を考える上で，人間の味覚と野菜の育つ環境に関する興味深い発言がある．

> 人間の味覚は不思議なもので，100年や200年で変わるものじゃない．人体に有益なものを「うまい」と感じる本能は，一瞬のうちによみがえるものである．そしてその野菜は決して人間にとって都合のいい場所ではなく，植物にとっていい場所でできている[3]．

もし，永田が農学の基礎知識を学んでいたら，「やせた土に，少量の液肥」という発想は生まれなかっただろう．植物にとっていい環境とは何か．

永田は戦後，ブラジルに自由移民として渡った従兄を頼ってブラジルの南米銀行に行くことが決まっていたが，戦後，就職をあきらめて故郷の天草に戻った．その当時，急斜面のみかんが飛び抜けて美味しいことに気が付いた永田は，「おいしさ」を追求するために常識を覆し，岩山を買い付け，仲間とミカン園を開き，農事組合法人を設立した．これが「やせた土地」でおいしい作物を作るきっかけとなった．石ころだらけの斜面で育てたミカンは水や肥料のコントロールが容易で，必要なときに必要なだけの肥料を，必要でないときには肥料を土壌中に残さない．水俣病などの公害問題を引き起こしていた高度経済成長期の地域農業において，農薬，特に除草剤の被害を危険視していた永田は当時，不織布のシートを根の周りに張る除草技術にもいち早く取り組んでいた．常識を覆したと言われたこの植物に最適なエコシステムの構築は，今となっては果物，野菜，そしてワインづくりなどの生産技術の基礎となっている．

こうした植物に最適なエコシステムの構築が，「うまい」を感じる本能をよみがえらせる重要な役割を果たすのだ．

現在の農業の課題の多くは，農業の常識を覆し，植物本来の個性を引き出すことに立ち戻ること，植物に最適なエコシステムを人の手で復元することに解決の鍵があるのではないか．次第に筆者はそう考えるようになっていた．

事実，人類は土の神秘の力に未だに分析が到達出来ていない．人間にとって測りやすい要素をデータ化し，可視化することとは，本当に農業にとって必要なスマート化ではないのと同じである．

戦時中に大学生で海軍に入隊し，1945年の夏に友人たちが帰りの燃料のない戦闘機で飛び立つのを見送った世代である．「時間を奪ってはならない，日本人の悪い癖で，時間泥棒が多すぎる」，「時間は命」と言明していた．ここで言う時間とは，人の時間だけではない．例えば，稲や果樹の完熟までの時間，野菜の根圏形成や芽の光合成反応に至るあらゆる植物の生産に必要な時間に対しても同じ考えである．植物の時間を速め，手短に仕事を仕上げるのがよい技術ではない．緩急ある植物の時間を完熟するまで十分に力を引き出す．植物の栽培管理技術を駆使すれば，植物の時間は伸びたり，縮んだりするものだ．これは植物の生育のテンポとリズム，植物の時間に長い間向き合ってみるとそのことがよくわかる．成長点を掴み，どこまで飛躍的に力を引き出すか，おいしさの秘訣はそこにある．植物を観察し抜いた人間がその成長のリズムを聴き分けて，寄り添い，引き出す．そこに人間の感性が加わるのである．

いわゆる永田農法はN（窒素）K（カリウム）P（リン酸）の液肥を基本に，植物にとって最適な適地を再現する．温度管理だけではなく，おいしい野菜や果実を実らせるために，注目していたのは太陽の光，照度（LUX）だった．いつどのように光が注ぐかに注目し，栽培に要する植物の時間をいかに豊かにするかに集中する[4]．

この視点は今後ますます細分化されていく人の時間と生き方の将来を考える上でも意味深い．育てる人間の個性やこだわりが強いから，おいしいものができるのでない．インパクトの強い野菜だから売れるのではない．ここで必要とされる農業者の感性とは，奇をてらうような人間のこだわりや個性ではなく，むしろ自らを植物の時間に埋め込むような，自己表現力を極力減らす感性である．植物の十分な生育時間に寄り添い，質と量の生産効率を向上させようとする農業技術者は，現在でもごく一部である．

ここで注意しなければならないのは，永田に特徴的だったのは，この植物の最適な環境を再現し，「植物に寄り添う」ことと，「自然に寄り添う」ことを大きく区別していたことである．ついつい私たちは，「自然に寄り添う」ことと，「植物に寄り添う」ことは同じことだとイメージしがちである．しかし，多くの栽培植物にとって，自然は厳しくもあり，命を育むと同時に命を奪うものでもある．厳密に言えば，生産量を確保する農業経営は，自然を破壊しなければ成立しない．これは古代からの農業の原点である．「栽培は自然に遠慮しながら，自らの責任と人格をもって自然に手を加える」という永田農法の姿勢は，「耕さない」自然農法と言われるものとは異なる．

一般的に言われる「里山」にも同じシステムが成り立っている．日本人の精神性はかつて，動植物の要求を一部呑むことによって，「人間」と「人間ならざるもの」との間に「連続」と「分断」が両立できるシステムを「里山」としてつくりだした．同時に，水田や溜池やなどの里山の造成は，水生動物や陸生動物に，自然にはない，動植物にとって独自の生態，棲息の場となる新しい生態系の創出といってよい．

自然に人間が介入する農業は，人間が手にした最初の芸術でもある．永田は芸術品と称されるトマトをはじめとする多くの野菜や果物を生産・栽培指導していたが，見た目が異なるだけでなく，味わいやビタミンの量などがケタ違いに違う逸品と称された．個性ある農産物は野菜の生命力とそれを引き出した生産者の感性とのマッチングの成果だ．そのことは料理人たちが証明していた．

フランスを中心にヨーロッパ各地での修行から帰国したフランス料理のシェフ達によって，1992年に東京で結成された「ゴブラン会」の会長，中村勝宏は年に1度の勉強会に永田を呼んだ．1998年の永田の講演タイトルは「岩と野菜」だった．当時このタイトルは斬新極まりなく，しかも同時に「フードビジネスの現状と展望」の講演したのは当時の株式会社西友，常務取締役 橋本州弘であった．野菜の常識を覆したと言われていた永田であるが，生産面だけではなく，一流料理人や流通業界との交流が篤く，農の現場からの一気通貫した食ビジネスに必要なイノベーションを流通，小売り，レストランなど「食」の現場へ訴えていた．消費サイドからのニーズ喚起である[5)]．

一方で当然，農業のイノベーションも必要であると考えていた．30年以上前に農業人口の減少を見越して，暮らしの多様化に適応し，個性豊かな食と流通を進化していくことや「農業のIT化」に着目していた．永田は決して「スマート農業」とは言わず，「IT化」と具体的に語っていた．「農業のIT化」とは，農を市民化し，IOTにより日常化していくことを指していた．社会全体のIT化が進むのだから，市民全体で農業を支えることもこれまでよりもずっと楽に行えるようになると未来の農業を予測していた．自給率の低下は社会システムが危機に瀕したときに，解決できる．それは農業がより身近に管理可能となり，人々がまるで毎日買い物するように，手元で栽培する農業の市民化によって達成されると確信していた．

永田によるフードシステムの究極のヴィジョンは，光合成に必要な光や一定の空気（風）など，野菜にとって快適な環境を設計した密閉型の「箱（Box)」（栽培土壌を入れたコンパクトバック付き）を生産地からそのまま家庭に届けるものだった．これまでの流通で縛られていた商品としての野菜の出荷時に必要な計量化や企画化も不要．一定の「箱」を半径何キロと設定した消費者の食卓へ，冷蔵庫へ密閉型の野菜ボックスを届けるという「ファーム・トゥ・テーブルのアグリテック」デザインである．野菜に最適な「箱」を積み上げげた施設栽培にするならば，生産現場のどの「箱」がどこへ行くのかも明確になり，オーナー制度や，オーダーメイドも可能だ．食べる人に向けた「おいしさ」の設計も個別に可能となる．栽培から流通・販売・マーケティング・顧客管理から生産工程の管理までデータを見ながら発信する「食の総合プロデューサー」による大規模から小規模までの市民化した農業の姿である．

こうした壮大な未来フードシステムを展望し，永田は大規模な施設栽培によりその仮説と検証を行ってきた．筆者が関わった北海道千歳市のオランダ式ガラス温室は国内最大級の約7haの東京ドーム1.5倍の面積で，当時は珍しかったダブルフェンロー型（ダッチライト型）とも呼ばれる連棟型温室であった．施設園芸先進国であるオランダで開発され，骨材が細く採光性がよい．換気効率を高めるため一般的に軒高が高い．これも当時はまだ希少でコストが高かった光センサーによる糖度別に振り分ける選果機や自動制御装置による窓やカーテンの開閉，潅水システムなどを配備し，交配はハチ（マルハナバチ）を用いていた．各生産レーンには車イスでも入れ，自動で収穫カゴを輸送できる機械も導入できる設計になっている．オランダの温室を導入するのは，農業国であるオランダの農と食，生活者のライフスタイルの価値観を導入するためでもあった．そして何より，作物のトマトにとって最適な環境（原産地アンデス高原）を再現することだった．

これらの施設栽培技術や温室などのハード面の導入は，現在国内でも進展し，当たり前の技術になろうとしている．こうして，「高糖度トマト」は日本で独自の発展を遂げた．永田が最初に始めた天草の「完熟ミカン」は，大規模な実証試験により，「高糖度トマト」にとって代わり市場を席捲した．この2つの農産物のイノベーションに永田は半世紀の間に関わったことになる．世界のどこを見ても日本ほど「高糖度トマト」を「生」で食する国はない．

永田農法が常識を覆すと言われていた時代は終わった．永田が戦後から70年余りの月日をかけて追い求めたのは，人間にとって必要な食料増産の技術よりも，むしろ未来の当たり前の農業生産であり，それは個性ある農産物の生育を伴走するための最適な環境の創造でもあった．

自然と最適な関係をつくるガーデンのエコシステム

一方で永田が90歳で実践していたのは，敢えて雨土風，そして太陽のもとで育てる少量多品目の植物がにぎわう，自宅のガーデンだった．このことは，2009年時点ですでに出版化されており，永田洋子著『食は庭にあり――家庭菜園で自給力をつけよう――』[6]に詳しい．

永田農法の基礎技術は，自宅ガーデンでの農業でもベースになっていた．大きな違いといえば，そこではもう環境の制御と管理を超えて，「脱管理（マネジメント）」の世界だ．野性をも楽しむ「野良仕事」である．

そもそも植物や人間には無意識と言えるような計算不可能なブレが必ずある．

植物の時間にも，この「ブレ」が含まれている．したがってシステムや理論を構築する際にも，人間の心に無の領域にいわば「揺れ戻し」が起こり，実際には瞬間でも振幅していく螺旋運動が起きているのだが，その時間をあえて捨象し，ブレを無視してシステムを組むので，この螺旋の動きは当然のように消えてしまい，計算に入らなくなる．植物が管理・制御され，見える化しやすい成長速度を実現したとしても，そのブレの部分の揺れ戻しについては，未だスマート農業の技術に入らない．このことはテクノロジーの発展にかかわらず，人間側の認識の問題であり，2050年の未来でさえ，この見えないものに蓋をしている可能性が高い．つまり，人間が制御・コントロールできていると思える範疇をスマート化している段階では，人間中心の技術でしかないということでもある．

野菜にとって最適な環境を作り，常識を超えた農法だと言われた永田が最期に醍醐味を感じたのは，人と野菜の間で起こる螺旋運動を楽しむこと，管理・制御からの脱却ではないかと筆者は考えている．ガーデン野菜は，誰かが規格化したサイズや形，色や食味など関係ない．驚くほど自由に成長し，変化した野菜であり，それを共有する楽しさがおいしいのである．

究極のワイルドは失敗も伴うこともあるが，「未完成」や「育ちすぎ」などすべてがすぐそばの食卓で生かされて，おいしく調理される．野菜にとって最適な環境を設定してきた永田の晩年のガーデンは，敢えてリスクのある自然下で人間と植物のお互いのリスクを共有し，究極の自由を実現するものだった．

永田が予測していた農業の二極化を支える究極の価値は楽しさである．ヴァーチャルが横行するであろう近未来に，ワイルドを実感する「楽しさ」は身近なガーデンだからこそより実現できるともいえる．これからは生活の近いところで，自分の生活の延長で，無理なく継続できる農業が都市でも農村でも，持続可能な形として，それ自体が市場化していくという未来構想を，永田は晩年に身をもって仮説・検証し，証明していた．

「これからの農業は，人口は減っても真摯に農業に取り組む人と一般市民の2極化すると思います．一般市民というのは，専従で農業に従事していない普通の人たちです．鉢やコンテナで野菜を育ててみる．あるいは市民農園でもいいし，休耕地を借りるのでもいい．生命力に溢れたおいしい農作物を口にする喜びを知ってほしい[7]」．

2　デンマークからの示唆，人間が自然に伴走するコモンズデザイン

イギリスのエコノミスト・インテリジェンス・ユニットが2006年からユニークな指標を発表しているが，なかでも2018年に市民によるコンセンサスが社会にどのように寄与しているかを示す「民主主義指数」を発表した[8]．それによると1位のノルウェー以下，アイスランド，スェーデン，ニュージーランド，デンマークと，ニュージーランド以外は北欧圏の国々で占められていた．日本は22位，「欠陥のある民主主義の国」と評価された．上位国と日本の差は「選挙プロセスと多源性」「政治的な参画」で大きな差がついている．「北欧型民主主義」「草の根民主主義」といわれるような，市民運動の歴史，そしてコンセンサス（合意）の政治が根付いていることの差である．

国連によると都市人口は1950年の30％が2018年には55％と半数を超え，2050年，世界人口はその68％に当たる人々が都市で生活すると予測している[9]．一方で，世界中の多くの都市では，こうした人口増加を擁するための，交通，衛生，廃棄物・下水処理，大気汚染などの環境対策へのインフラを有していない．これらの課題にいち早く対応するべく「サスティナブル・シティ（持続可能な都市）」の議論と具体的なステップが現在求められている．

「サスティナブル・シティ」と農業のあり方を考えるうえで参考になるのが，デンマークの首都，コペンハーゲンの取り組みだ．そもそも農業の市民化に必要なのは空間としてのスマートシティやコンパクトシティではない．市民化を可能にする現代版のコモンズがどう機能しているかが重要だからである．

本節は，「サスティナブル・シティ」と同時にコモンズ化する農業のありかたを北欧民主主義のデンマークを事例に検討を試みたい．

アグロフードパークによる農業分野の成長促進

デンマークは国土面積が4万3094 km^2，九州地方とほぼ同じ面積であり，そのうち60％が農地である．デンマークの農業は主に畜産物，乳製品，大豆，小麦，馬鈴薯．全農産物輸出額の70％を欧州連合（EU）諸国，そして需要が拡大している新興国へと移りつつあり，農業は輸出産業である．

さらに食品は成長産業として，需要は2030年までに60％の伸びが見込まれて

おり，デンマークの食品産業クラスターは，ほかのどの国にも負けない優位に立っている．

デンマークは，いわゆる「小さな国」と言われているが，農業では「超大国」である．農業の規模・効率化の推進をする一方で，水などの天然資源や原料に関する圧迫がひとたび強まれば，食品産業を支える農業は持続不可能に追い込まれる．こうした背景によりデンマークでは政府と企業，そして大学や研究機関が持続可能な未来の食品・農産物生産の重要性を認識し，この分野の研究やイノベーションに大規模で継続的な投資を行っている．そのひとつがアグロフードパークである．

アグロフードパークは2009年にコペンハーゲンに次ぐ第二の都市，オーフスで農業のイノベーションセンターとして設立され，農業食品分野のネットワーク支援，起業サポート，大学や研究機関との連携・技術移転，展示会やイベントの運営，革新的な研究や事業へのファンディングを行っている．

大手企業，中小企業そしてスタートアップが連携し，民間資金で設立運営されており，海外販路開拓や様々なアイデアや技術をモデル農場で試験し，研究・開発を行いながら，また海外の技術とのマッチングなどを行っている．

同時に，企業，研究者，教育機関が連携した「デンマーク・フード・クラスター」が設立された．初期投資のかかる先端技術の導入が進み，さらに技術者のプロボノ参加が促進され，農業や食品産業にこれまでにないスピードでスタートアップが促進され，独自のエコシステムを形成している．

アグロフードパークは４万4000 m^2 に及んでおり，さらに拡大傾向にある．スタートアップを含む約30社，およそ1000人を超える従業員を擁し，５つの重点分野として健康増進，クリーンエネルギー，生物多様性の増加，健康的な空気，清潔な水などを有している．

アグロフードパークは，国内外の技術と人材をオープンリソース化するという意味で，従来の農業生産の在り方そのものにも大きな影響を与えた．

デンマークの農業の２極化の一端を担うのが，生産の規模・収益・効率を加速するアグルフードパークである[10]．

都市の市民の生活から考えるスマートシティとコロニーガーデン

人口約60万人，デンマークの人口全体の５分の１の人々が暮らしているコペンハーゲン市は，サステナビリティに対するその先進的な取り組みから，2014年には欧州委員会から「European Green Capital（ヨーロッパの緑の首都）」に選出された．また2012年に策定されたエネルギー計画「コペンハーゲン2025気候プラン（CPH2025 Climate Plan）」では，世界でも先駆けて2025年までに世界初のカーボン・ニュートラル都市を目指すことを宣言した．

デンマークのスマートシティは世界のスマートシティと異なる点がある．それは都市も農村も区別なく，環境循環型のコミュニティとして捉えられていることである．日本を含め，スマートシティの議論はもともと存在する都市を中心に組み立てられたものが多い．スマートグリットやBEMS（ビルエネルギー管理システム）などのエネルギー・ソリューションに関するインフラ整備が中心にした産業促進が目的のスマートシティ構想がおおかたである．しかし，デンマークでは「市民サービス」があらゆる設計に総合的に関係して議論されている．例えば，カーボン・ニュートラルな都市づくりのためには，持続的な廃棄物管理，モビリティ，医療，福祉，教育，そして食と農などがスマートシティの対象として明確化されており，持続的成長（グリーン成長）と市民の幸福度など全体最適化が図られている．他のスマートシティの取り組みとは大きく異なっている点は，市民が中心という点が貫かれ，デンマーク自治体関連者にはデザイナーや文化人類学者が多く参画しているが，社会インフラを担う企業や建築家，デザイナー，研究者，そして市民が重要な役割を果たしていることである[11]．

都市と農村をつなぐスマートシティの市民参加は，長い経験が蓄積されてのことだった．その基盤となるのは，「コロニーガーデン（Kolonihave）」と呼ばれる市民による農園の存在である．

コロニーガーデンの起源は古い．17世紀，市民が自ら都市街壁の外に作った菜園で，自然発生的に広がったキッチンガーデン，ポップガーデンを指す場合と，もうひとつは19世紀末から20世紀初頭に起きた産業革命による人口増加を背景に起こった労働者たちによる「コロニーガーデン運動」のことを指す場合もある．1908年には利用者たちの権利を守るため，ガーデン協会の上部組織としてデンマークコロニーガーデン連盟（Kolonihaveforbundet for Danmark）が設立された．

大戦中には自給のための食料生産の手段として重要な役割を果たし，第二次世界大戦後には最大1万戸のガーデンが開設され，1920年代の地図によるとコロニーガーデンの土地は自治体所有のものや，ガーデン協会による協同所有型があった．1960年代には，労働条件の改善とともに，コペンハーゲン市郊外にも大型のコロニーガーデンが作られるようになった．コロニーガーデン利用形態は，都心部の庭先ガーデンの形式から，郊外の休暇中の滞在型，あるいは集合住宅等に用途変更されるガーデンなど変遷があるが，近年ではアーティストや建築家によって，このコロニーガーデンの価値が再度見直され，特に都心部のコロニーガーデンを利用するには長い間順番待ちをしなければならない程人気が高まっているという[12]．現在の利用者層は，退職した老夫婦や子育て中の若い家族，また都市で働く単身者を含む都市生活者全般である．別の言い方をすれば，住民は農と食で都市を共有しているのだ．

近年，日本のコンパクトシティの構想にも，市民農園様式を有するビルや都市構想がみられる．しかし，空間だけ同じようにデザインしても，ユーザーとなる利用者の意識や価値観，協同性にまでデザインが届かなければ，本質を普及することができない．協同性をデザインするための根幹とは何か．

デンマークのコロニーガーデンは，コロニーガーデンは，一朝一夕にできたものではなく，時代を経て都市に存在し，自治体や協会によって貸与されるものから，労働運動の歴史の末に市民権として勝ち取るものへと変化した歴史があることを忘れてはならない．

北欧民主主義社会システムの特徴として際立っている点は，高齢者福祉・育児・教育・医療等の公共サービスについての権限を地方自治体に持たせ，地方自治体では議会とは別に，テーマ別や地域別の住民委員会（ユーザー委員会）を組織して，政策形成や実施過程への参加の場とするというものである．また参加型を実現するために，広く利害関係者を加えた討論を重視するというデンマークの伝統がある．議論を尽くし，他の意見を知り，それを理解し，議論の末，決定を受け入れた後は，決定を尊重する．こうした成熟した意思決定のプロセスを実現しているものが参加型民主主義と言われるものである．さらに，特徴的なことはデンマークは公共支出に対する抑制を，規制緩和による市場的な解決，または行政のリストラではなく，地道に市民参加を推し進めることで，自治体が行う予算配分に対して，使う市民自らが細かい運用を決め，公共支出削減を達成するという独自のモデルを構築することで抑制してきたことである．

2019年，デンマークは脱化石燃料のエネルギー社会を2050年に達成するという目標を掲げた．歴史的に培われた北欧社会システムを形成している国でも30年かかると見積もっている．

これに対して日本は依然として中央省庁間の縦割りが強く，地方分権や地方自治の再興に展望が見いだせないでいる．都市と農村の関係や，集権―分権という観点から，北欧型民主主義は参考になるところは少なくない．コモンズデザインの基盤をなす積極的な市民の参加と自由に意見が言える場の創出から始めなければならない．

2020年を迎える直前の2019年12月，コペンハーゲンの市議会が誰もが自由に取って食べることができる「公共の果樹」を市内に植えることを決定したというニュースが世界を巡った．同時に「Vild Mad（デンマーク語：自然食品）」というアプリも発表され，街の中に溢れる街路樹やガーデンの果物や野草を調べることでき，それらを使ったレシピを閲覧することができる．誰もが自由に取って食べることができる「公共の果樹」を市内に植える決定により，農薬や殺虫剤の削減，ポイ捨てや不法投棄の規制，廃棄物や水の使用の環境意識のさらなる向上などの相乗効果が期待されている．子どもの食育は言うまでもなく，多世代の交流を含めた自然とのふれあいの創出がデザインされている．

街全体を「入会地」として「誰でも利用可能な農園」にしようと試みるこの計画は，まさに現代版コモンズである．「Vild Mad」で流れる街の映像は，遠い2050年の未来像ではない，住民が一緒になって織りなすコペンハーゲンの風景だった．イノベーションとは，「誰もが自ら選ぶことができる未来への選択」であると人々に訴えかけている[13)]．

「公共の果樹園」は，「食」を通じた生き方の価値創出，農業とのエコシステム，サプライチェーンを変えようと立ち上がった「新北欧料理（ニュー・ノルディック・フード／キュイジーヌ）」という概念を構築したクラウス・メイヤーおよび，そのシンボルとなるレストラン「ノーマ」の創業者・シェフのレネ・レゼッピが中心となっている．彼らの構想は，「気候変動」に対する市民の行動や選択の意思のみならず，ランドスケープへの市民の責任が込められていた．

コロニーガーデンの歴史に支えられたエコロジーの原点はデンマークの長い歴史に息づいている．農業の市民化は，人間中心主義的な思考から生まれない．人間は自然に伴走する，その哲学は永田照喜治と共通す．そして，2020年現在，コロナ禍といわれる渦中にある.

3 均質化した食と境界の問題を解決するために
——参加し合える農業をどう作るか——

新型感染症や地球温暖化は，人間が経済成長のために世界中で森林伐採や乱開発し，生物多様性をかく乱してきた結果ではないだろうか．2020年，世界は大きな変革の渦中に投げ込まれ，自己と他者，人と自然の関係を変える「ソーシャル・ディスタンス」が連呼された.

継承されてきた慎ましい暮らしの流儀のみならず，人と自然の共創である風景の存続やその価値観が揺らいでいる．社会システムの「ゆがみ」は，これまで覆い隠してきた人々の精神の現状を一気に露わにした.

「AGRI（耕す）＋Culture（文化）」（文化を耕す）という語源が示すように，農業はアート（作品・芸術）である．それは高価な敷居の高い芸術ではない,「人のまだ知らない世界へ誘い，間接的に社会に影響を与える」という本来の芸術の持つ意義を持つ．農業は，本来その土地の文化から派生し，多様な価値を混在させ，人と自然の決して均質ではない中間領域において食料供給のシステムを作動させ，その社会をその社会たらしめるものだった．その意味で，農業は人類が初めて手にした芸術である．農と食のエコシステムは，この本来の意味においての芸術が介入しなければならない.

人間と自然の関係——農業による認知革命——

約600万年前，ヒトがサルから進化した．人類が熱帯雨林の森を出て以来,「生成・消滅・新生」を繰り返し，そのつど新しい環境を身体化した．およそ30万前のホモ・サピエンスは現代人より3倍ものタンパク質を消費し，その食性は野菜，果物，貝類，狩猟肉，さらに乳製品や穀物など，きわめて多様だったと言われている．脂質と炭水化物の摂取，火を使って調理し始めたことで，腸の負担や消化するためのエネルギーが減り，脳の容積が増えた．火の使用により病原菌やバクテリアは殺菌され，調理に手をかけることで味覚の幅を広げることになった．寒い地域での暮らしが可能となり，夜間の火を囲むことで，自然を生き抜くための祝詞や神話を生み出した．食べ物を得るため，また動植物の殺生への祝詞，食べてよいものと食べてはいけないものを律する儀式は，一族の長，祭司が司ることで，次第に所有の概念と言語化が始まった[14)].

長い時間をかけてホモ・サピエンスはイネ科やマメ科の植物，そしてウリ科の植物を携え，境界を越境し続け，各地で定住をはじめた．以来，数千種類の野菜や動物を食すようになり，少なくとも３万年前に日本にわたってきた．

類人猿が森を出るときに起こった認知革命により森の言葉を忘れ，自然を改変・利用するという新しい生活様式へ適応化した．そして牧畜を携えた農業革命は，人類に疫病との闘いをもたらし，身体的・精神的な集落の存続を希求するようになった．

遊牧のノマドの暮らしから，定住による食糧供給の社会システムの構築は，ヒトの免疫システムや栄養失調へ適応しなければならなくなった．このとき新たな病原菌や病気が現れた．ホモ・サピエンスは穀物を栽培ながら旅を続ける暮らしから，馬を飼いならすようになると，広範囲に人口を増し，定住化するようになる．

そして，増え続ける人口を養うための食糧増産のために生まれた新たな統治形態，それが帝国である．穀物の栽培と帝国の出現といえば，河川の洪水に対処し，農業の生産量の維持と増加のためにダムと灌漑水路をつくった紀元前6000年ごろのメソポタミアである．農民は集落を形成し，大麦，スペルトコムギ，キビなどの栽培と余剰分の管理により，帝国は富を蓄積し，軍隊を配備する．儀式に欠かせないワインやビール，そして権力者の宴の場が生まれる．食と言語の誕生は密接に関連しているが，食と親交，権力の維持に欠かせないのが，宴である．食と言語の誕生が密接な関係があるように，食は会話のテーマであると同時に，食事はおしゃべりの場として機能しはじめる．食は権力者の語り場となる．メソポタミアの社会では食の分かち合いを拒む行為は敵対心の表れ，あるいは毒殺の意図があるとみなされた．宴は会食者が座る（banc）が語源とされ，神殿で料理を準備するにあたって，紀元前2000年ごろ最古の料理法が書き記された．菜園で育てた食糧や，ナツメヤシを発酵させたビールを供する料亭もあらわれる．権力構造と都市国家形成の基盤に食システムがある．

里山の「実体のある自然」と「実体のない自然」の二つの自然

この新しい生活様式は激烈な勢いで地球上に広がり，今や狩猟採集民族は絶滅危惧種的存在である．

しかし，人間と自然の関係は，人間による自然の破壊・搾取をするだけではなかった．例えば，水田や溜池や里山の造成による新たな生態系の創出である．山と里の境界は動植物と人間のあいだの緩衝地帯として機能し，自然にはない新しい水生動物や陸生動物などの新たな生態系の棲み処となった．しかし20世紀の後半になって事情は一変した．環境に配慮しない工業化により農薬の使用，農地改革，河川工事，大規模な森林伐採等によって生態系は汚染・破壊された．

たびたび人間はそこをCultivate（耕す・文化化）し，田畑などへの環境に変え，森林資源などの生活資源を開発したが，かつて日本人の精神性は動植物へのお返しや畏怖の気持ちを具現化し，「連続」と「分断」が両立できるシステム「里山」を，自然資源を受け取る場として形成した．場所性と精神性を併せ持つ里山は，「文化」や「人為」と対立する「自然」と，その奥にある実体のない自然（脳内自然）の二つの「自然」を，食料供給システムのなかに，さらに生活と芸術にさえ実現しようとしてきた．人間と動物，人間と植物，連続した中間領域の豊な創造性は，アニミズム的自然観を内包した「縁（relation）」という関係性のネットワークによって食料供給システムを築いたのである．存在しているものも非存在のものも，すべてが「縁」によって繋がり，連鎖し，関係しているという認識は，人間にとって自然とは何かを捉えようとするときに非常に重要な要になっていると思われるのである．現在の社会の不確実性，脆弱性（ヴァルネラビリティ）の発端と原因をどの角度から検証するのか．人間が人間性を失うことに警鐘を鳴らし，人類史上，不条理だがかくも眩い輝きを放つ生の実態や充実をいかに取り戻し，そこからエコロジー文化を創ることができるのか．もし今後，ポストコロナと呼ばれる世界が訪れるならば，私たちに「人間の生の全体性」を取り戻すチャンスがあるとしたら，倫理的次元における社会関係の再構築をどのように取り組もうとするのか．

均質化された「食」

食べることは会話，創造，批評，社会的な場を創出してきた．19世紀産業革命までの日本は，権力や都市形成とは異なる次元で，周縁の「里山」集落の形成により「食」の根源的な意味を培っていた．食は人生と自然を分かち合うひとつの方法であり，身体と心を最善の状態にするための手段であり，自然とのふれあいを見直し，これを失わないようにするための貴重な機会であった．里山・里海・里川の「食」とはそうしたものだ．さらに懐石料理，精進料理，川床料理などには，実存しない自然をも表現するという意味において，皿の上，供する食空間の至るところに2つの自然が具現化され，そこでの食は命の循環という自己超越した関係性のなかに食べる人を埋め込んでいく．「和食」と総称されるものが，世界で評価される根拠は，栄養の機能性だけではないはずだ．

2019年には世界の人口は76億人に達した．毎年500万人以上の農民が農村部から都市部へと移住しているという．社会は都市ノマドの群れになり，自然との境界どころか他者と自己の境界を均質化し，SNSでもう一人の自己を走らせながら沈黙の監視型ネットワークの時空を広げている．しかもよりによって，出来合いの加工食品や均質化されたグローバルフードを中心にした個食をしながら行われているのである．人は料理をやめ，合理的な栄養補助食品を短時間で，一人で消費し，台所や居間という空間も変化している．

個食の時代，人類史において5000年以上続いてきた会食という社交の場がけ，個食化はこれまで以上に進展するだろう．食べるという行為は身体のみならず精神の基盤である．時間の共有，懇親，意見交換，共通の認識の形成といった近代にいたるまで人類が培ってきた会食の役割が失われ，個食はますます進展するであろう．そして現在，コロナ禍と呼ばれる渦中にある．

食を支えるあらゆるものが突然切れたとき，これまでの伝統知による適切な境界も，近年，遠く離れ続けてきた人間と自然の境界や，食と農の境界も，これからは私たち自身でマネジメントすることができるとむしろ気が付くことができた現在，食をめぐる社会的つながりをどう作りたいかという意思と目的を強く持つことが，「会食」の存続のカギになるだろう．

With Corona から Post Corona の農業と食

75歳以上の人口が総人口の20％を占める2040年（国立社会保障・人口問題研究所調べ），人口は“激烈”な勢いで減少し，全世帯の過半数が「単独」と「夫婦のみ」，その5割が高齢者世帯である．人と自然と繋ぐ食をどう取り戻せばよいのか．いま，食と農の関係はこれまで日本が経験したことのない未来へ突入しようとしている．人類が存続し，恵み豊かな自然を守り生命全体の破滅を防ぐために，食の生産および分配の在り方，いかにして食が文化を築き，崩壊させるのかを，自らの食の背景と成り立ちを知る必要がある．

世界のあちこちで，人々は気づきはじめている．人やモノの移動が制限され，どの国もほぼ鎖国状態の2020年，国内の食料需給システムの安定性，国内の農業生産と自給率，飲食店や加工・小売りのヴァリューチェーン，輸入農産物とフードマイレージの多さ，そして農業を含むあらゆる製造業の人で不足，食料廃棄やフードロスの問題，世界的に広がる倫理的消費やフェアトレード，さらに農業の高齢化・担い手不足から耕作放棄地の拡大について．コロナ禍における産業シフトといわれる，農業現場への観光業人材の臨時雇用など，地域ではこれまでにない現象が起きている．それほどまでに，農業や食食料生産は止めることができない，生命を支える産業なのであり，食べることは，リスクが高まる世界のなかでますます重要になっている．自然を感じる唯一の拠り所と化していくからである．

参加し合える農業

これからの新しい生活様式に必要なのは，日本の有機農業運動の生産者と消費者の産直「提携」が単なる「商品」の産地直送や売り買いではなく，人と人との有機的な人間関係を築くことを重視したように，食と農を分断せず，両輪とするシステムの復元と創造だ．

地域の農家（生産者）と地域住民（消費者）が気候変化や災害などのリスクも共有し，経済的にも精神的にも農家経営に参加し，支え合うCSA（Community Supported Agriculture 地域参加型農業）こそが，Post Coronaの食料供給システムの中心として，新しい地産地消型の農業とまちづくりの仕組みとして機能すると考えている．

CSAとは日本では「コミュニティによる農業支援」,「地域で支える農業」「地域支援型農業」などと日本語で訳されているが，地域の農家と消費者が共に農と食を共有するシステムである．生産・流通・加工・調理などあらゆる段階で工業製品のように均質化する食のもつ課題について，特に生産現場との乖離や生き物や自然との境界が広がる一方の農と食の境界を，様々な段階で近づけていくのもCSAの効果である[15]．

2007年の米国の農業センサスによると全米の農家数220万4792件に対して，実際に家族経営農家数は大多数であり，86.4％を占めている．2007年の農業センサスによると，そのうちCSA農家は1万2549件の5.6%となっている．

CSAの最大の特徴は，① 会員制，② 会費前払い，③ 収穫物の野菜などのセット（シェア）を定期的に受け取るものであり，ここに④ 消費者から運営資金の拠出，農作業・出荷作業等の労力提供が加わると「トゥルーCSA」と呼ばれている．会員が労働力（農作業や仕分け）や資金（株券購入や寄付などの資金援助）を提供する．

従来の農業と消費者の関係を変え，消費者が農家へと一体となって季節の野菜を生産し分配する仕組みであり，参加・協働による安全な野菜の分かち合いは，インターネットにより「お取り寄せ」形式で普及する野菜流通事業とは異なり，そこで成立したコミュニティへの参加や農的な暮らしの価値創造という点に日本の有機農業運動との接点がみられる．食べ物を直接生産する農家との直接な対話，交流，共有がリアルな関係として強い結び付きを生んでいる．

CSAにも様々な形態があるが，特に「トゥルーCSA」では，生産者がCSAに入るメリットを，① 会員に労働力を補ってもらえる，② 会員に資金を補ってもらえる，③ 会員制によって販売先が安定する，④ 会員制によって収入が安定する，⑤ 経営が安定し，適切な作付けや設備投資ができる，という点で強く打ち出しており，さらに消費者のメリットとしては，① 美味しくて安全な野菜を得られる，② 仲間ができる，③ 安価，納得した価格で農産物を確保することができるとし，経済合理性という側面からさえも優位性があることから，全米のみならずヨーロッパ，アジア諸国でコミュニティを形成している．

一方で，倫理観のみでCSAを続ける人だけではなく，もっと自由な参加者もいる．筆者がインタビューを行ったニューヨークのCSA会員は，何故CSAを選ぶかと言えば，倫理感よりもむしろ「おいしい」「楽しい」からであった．新鮮でおいしいものを，生産者が誇りをもってファーマーズマーケットで販売し，それをきっかけに，CSAに入ることになった都市生活者も多い．CSA組織の会員として，農家と加工品を製造・販売したり，ファーマーズマーケットをはじめとする小売などの販売や売り上げの分配に関わり，食の生産から消費までのあらゆる過程を共に築き，食べる時間を楽しみたいのである[16]．

コモンズとデザインを取り戻し

自然と人間の長い歴史を通じて，農業には人を市民的に成熟させる機能が内包されているようである．筆者はポストコロナの農業は地域分散型のスマートかつコンパクトな食料供給拠点となる農場と，生産者と消費者が同じ市民として一体化するCSAによる市民参加型農業が進展すると予測している．いづれにしても，地域を拠点にしたコモンズデザインが必要となる．

1970年代のサステナイブルデザイナーのパイオニア，デザイン界で最も読まれている本の1つ『生きのびるためのデザイン』（1971）の著者，ヴィクター・パパネック（1923-98）は大量生産・大量消費に加担する当時のデザイン関係者を痛烈に批判するとともに，自らのアイデア・実践をもとに，環境・福祉・発展途上国のためのデザインへの視点を提起した[17]．当時のインダストリアルデザイン業界の多くの関係者は，この本を「極端な主観主義」，「不当」と厳しく批判し，パパネックは，アメリカ・インダストリアルデザイナー協会から除名されたのであるが，環境問題が深刻化しはじめた1980年代以降，消費者特権主義や乱開発による環境破壊に与するデザインについての議論が高まる．特にイギリスとアメリカで，この『生きのびるためのデザイン』再認識がなされるようになった．

最終章「生き残りのためのデザインとデザインによる生き残り」で，パパネックこう締めくくっている．

「デザインは，もしそれが生態学的にも責任をもち，社会にも敏感に反応するものであるべきだとするならば，言葉の本当の意味で（根本的に）革命的，急進的でなければならない．（中略）

それは，消費を少なくし，ものを長く使い，材料の再循環作用を重視することなどを意味する．そうすればわれわれはまだ『デザインによって生き残る』ことができるだろう[18]」

コモンズはこれまで，社会的共通資本で言われるような公共性や，公平性など，アクセスするときに伴う行動規範やコモンズ機能の限定化をめぐり論じられてきたため，本来の姿を失いかけているようだ．誰もが参加し，手を入れて，上手に回していくことが重要だったにも関わらず，このままでは誰もが触れにくい対象になりつつあるのではないか．

本来，人は誰でもコモンズの担い手であり，人は誰でもデザイナーである．望ましい，予測可能な未来，予知目標に向けて計画し，それに向けて調整していくことこそが，デザインのプロセスの本質である．コモンズを孤立化して考

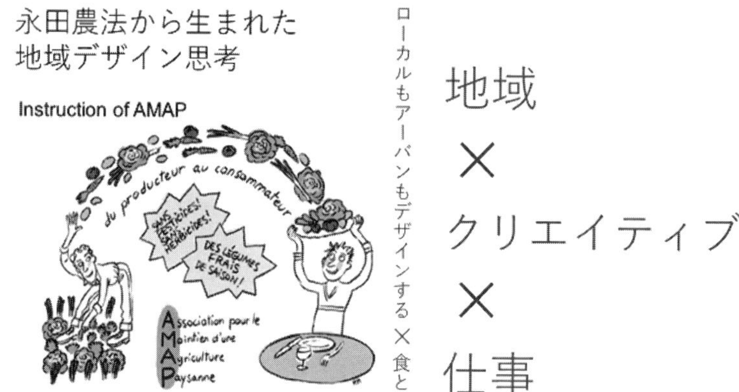

図7-2　「フランスのCSA. AMAPの概念図と永田農法から生まれた地域デザイン思考」
出典）AMAPの概念図に筆者が手を加えて作成した.

えること，あるいはそれをあたかも，崇高な「掟」のように限定化することは，生の根源的な母体としてコモンズの本質的価値をそこなうものである．そしてまた，デザインも同じ意味で，人間がこうありたいと望み，その秩序や社会システムを作り出すために意識的に努力し，手を動かすことである．

コロナ禍において農と食を繋ぎ，積極的に自らの生活を豊かに共創しようとするビジネスが数多く生まれている．CSAに代表されるように，まさに農業は今変革のチャンスである．CtoCのフードビジネスや，農業への関わりが生まれ，関与者全員が参加による責任および所有感が生じ，経験を共有し，多様な食の在り方を支え合う現代の傾向は，コモンズデザインの潮流を示す現象であり，コモンズの発展の在り方として注目できるだろう．

人間の営みを全否定しようとする新興ウィルスと共に生きることの根源的な意味を問うことになった現在，自然と人間の対立，分断を超えて，エコロジカルな経済をデザインし，再建できるのか．新たらしい世界はここで分かれていくだろう．

注

1）1926年，熊本県生まれ．旧神戸高商（現・神戸大学経済学部）卒業後，故郷の天草で家業の農業に従事．石混じりの痩せた土地で育てたミカンのおいしさと砂栽培（砂に液肥を与えて栽培する方法）に触発され，研究と工夫を重ねた結果，独創的な永田農法を確立．ユニークな農法で育てた糖度・栄養価ともに高い農産物は海外でも広く知られるようになり，日本をはじめ，世界各地で農法指導を行っている．株式会社永田農業研究所代表．著書に『永田農法おいしさの育て方』（小学館，2002年）『永田農法でコンナテ野菜』（主婦と生活社，2008年）など多数．

2） 筆者は，永田照喜治（2002）『永田農法おいしさの育て方』小学館，永田照喜治（2004）『おいしさはここにあり』小学館，糸井重里・永田照喜治・こぐれひでこ（2005）『糸井重里の つくって食べようおいしい野菜』NHK 出版，このほか，永田照喜治・飯田辰彦（1998）『美味しさの力——生命あふれる奇跡の食材——』PHP 出版など「おいしさ（美味しさ）」の言葉が付く永田農法の書籍シリーズに関わってきた．主に写真撮影や編集，校閲の作業などは写真家の阿部伸治氏と共に行い永田農法を伝える全国各地の記録を取った．

3） 日本経済新聞社の井尻千男記者（その後日経新聞編集委員，拓殖大学日本文化研究所長を歴任）が永田農業研究所を1997～1998年に取材したときのやりとりを筆者が記録した．

4） 植物の成長速度に関する実証実験は数多く，とくにトマト栽培に関する環境設計については浜松ホトニクスとの間で共同特許を取得している．

5） ゴブラン会は「食を創る人」「食を提供する人」「食を愛する人」三位一体の会として，食について深い理解と，関心のある方々との交流の場を提供し，真の食文化の発展に寄与してゆくことを目的とし，フランスを中心にヨーロッパ各地での修行から帰国し新しい気概に溢れる，フランス料理のシェフ達によって，1992年東京で結成された．会長は永田照喜治とも長年交友のあった中村勝宏（日本ホテル統括名誉料理長）．中村勝宏会長は，永田の80歳を祝って，2006年３月「トマトを極める」と題した世界各地のトマト料理と日本で入手できるトマトの限りを尽くした会をホテルエドモントで開催した．筆者は当時，大学院生であったが，中村勝宏会長，エッセイスト・画家・ワイナリーオーナーの玉村豊男氏，料理研究家の辰巳芳子氏そして永田照喜治と共にパネルディスカッションに登壇させていただく機会を得た．当時の世界のトマトの生産量，品種，日本のトマト栽培の特徴，そしてトマトの原産地について「トマトを巡る旅」と題した小さな発表を行った．この時が私の農業に関する最初の講演だった．約２年間，西安交通大学を拠点に中国・黄土高原で現地の緑化政策と生態農業に関する農家調査を行い，銀州に近い山間地域でトマトの原産種を見つけ，2006年東京農業大学で農業経済学の博士課程修了し，日本に帰国した瞬間の出来事だった．

6） 永田照喜治監修・永田洋子著（2009）『食は庭にあり——家庭菜園で自給力をつけよう——』NTT 出版．

7） 永田照喜治監修・永田洋子著（2009）同上，および永田照喜治（2003）『食は土にあり——永田農法の原点——』NTT 出版の家庭菜園・市民農園に対する記述より掲載．

8）エコノミスト・インテリジェンス・ユニットはイギリスの定期刊行物『エコノミスト（Economist)』の調査部門である．世界の国家や工業を分析し，情報を提供している．ここで示した「民主主義指数」に関する調査 Democracy Index 2018: Me too? は，サイト上で2019年10月22日に公開された．調査内容は2018年の結果である．世界165か国の民主主義指標を示しており，公式サイトで公開している．Department of Economics and Social Affairs（2019）World Population Prospects 2019 Data Booklet United Nations.〈https://www.eiu.com/n/democracy-index-2018/〉2020年4月1日取得.

9）*Ibid.*, Department of Economics and Social Affairs（2019).

10）コペンハーゲンの都市農園については，2000年以降，永田農業研究所の知見を得て調査に入った．最新の動向については中島健祐（2019）『デンマークのスマートシティデータを活用した人間中心の都市づくり』学芸出版社が詳しい．筆者のデンマークでの実地の経験から，「デンマークでは何故，オープンイノベーションが進展するのか」を中心に，その背景が詳しく分析されている．デンマークの最新の知見について本書から示唆を得て，本節を構成した．

11）Department of Economics and Social Affairs（2019）op. cit.

12）コロニーガーデンについては，勝裕子・松村秀一（2002）『学術講演梗概集』「コペンハーゲンのコロニーガーデンに関する基礎的研究：都市内緑地と緑地内居住の観点から見る市民農園（海外の現代住居・住宅計画，建築計画 II)」一般社団法人日本建築学会の調査による．朝野賢司・生田京子・西英子・原田亜紀子・福島容子（2005）『デンマークのユーザー・デモクラシー――福祉・環境・まちづくりからみる地方分権社会――』新評論.

13）アプリケーション「Vild Mad」をリリースした非営利団体 MAD は，「新北欧料理」を提唱したノーマのシェフであり創業者であるレネ・レゼッピらが立ち上げた．MAD のミッションは料理に関する知識を広げ，レストランだけでなく，調理されて提供されるすべての食事をより良いものにする．良い調理と健康的な環境は同じ道を歩む．MAD はそのための知恵を生み出し共有し，有望なアイデアを理論から実践に取り入れることに取り組むとしている MAD が中心に提案したコペンハーゲンを食べられる街にする提案は，自然との共生へのメソッドを普及する意味も大きい．野草のクッキングには高齢者の伝統知も必要という意味で，多世代の交流なども企図されている．アプリケーションは下記 URL からその概念が公開されている．〈https://www.vildmad.dk/en〉，2020年4月1日取得.

14）火の利用についてはおよそ45万年前の中国北京近郊の炉の発掘により北京原人と呼ばれたホモ・エレクトスが利用していたことが明らかになっている．その後ヨーロッパにネアンデルタール人が現れ，木製の槍による巨大動物の狩り，イルカやアザラシの捕獲，獲物の貯蔵の跡により肉食中心の狩猟生活により，ホモ・エレクトスと交雑し，ヨーロッパを離れ，アフリカに戻ったとされている．

15） 1985年にアメリカ・マサチューセッツ州のインディアンラインファームで，CSA の創始者であるロビン・ヴァン・エンにより開始されたのが起源である．「コストのシェア」と「収穫物のシェア」という 2 つの柱を掲げて CSA をスタートした．ここに生産における「リスクのシェア」が近年重要な要素になっている．このことの原点は日本にあると言われている．日本では1970年代以降に有機農業運動が広がり，その理念は「TEIKEI」として海外の CSA 団体や，国際有機農業連盟 IFORAM でも紹介されてきた．いわゆる農家と消費者の流通を通さない産直運動，自主流通米に端を発する，農薬および環境問題が激化した高度経済成長期の日本の産直「提携」運動が CSA の原点である．

16） 『シェアリング・ザ・ハーベスト』を著した E・ヘンダーソンは，1988年ニューヨーク州ロチェスター郊外にジェネシー・バレー・オーガニック CSA 組織「GVOCSA」を立ち上げ，自らも有機農業に25年以上従事し，CSA の普及，有機農業運動における社会的公正，参加型認証（PGS）などの活動に取り組んでおり，筆者も所属している国際的な CSA ネットワーク組織，URGENCI の代表的なメンバーである．URGECI は CSA の国際的な基盤として，世界の地域農業・農民・消費者の連帯を掲げている．

17） パパネック，V.（2020）『生きのびるためのデザイン』阿部公正訳，晶文社．

18） 同上，pp. 233-249.

参考文献

2007 Census of Agriculture（2009）

朝野賢司・生田京子・西英子・原田亜紀子・福島容子（2005）『デンマークのユーザー・デモクラシー――福祉・環境・まちづくりからみる地方分権社会――』新評論．

糸井重里・永田照喜治・こぐれひでこ（2005）『糸井重里のつくって食べようおいしい野菜』NHK 出版．

勝裕子・松村秀一（2002）『学術講演梗概集』「コペンハーゲンのコロニーガーデンに関する基礎的研究：都市内緑地と緑地内居住の観点から見る市民農園（海外の現代住居・住宅計画，建築計画Ⅱ）」一般社団法人日本建築学会．

中島健祐（2019）『デンマークのスマートシティ　データを活用した人間中心の都市づくり』学芸出版社．

永田照喜治（2002）『永田農法おいしさの育て方』小学館．

――――（2003）『食は土にあり――永田農法の原点――』NTT 出版．

――――（2004）『おいしさはここにあり』小学館．

――――（2008）『永田農法でコンナテ野菜』主婦と生活社．

永田照喜治・飯田辰彦（1998）『美味しさの力――生命あふれる奇跡の食材――』PHP 出版．

永田照喜治監修・永田洋子著（2009）『食は庭にあり――家庭菜園で自給力をつけよう――』NTT 出版.

パパネック，V.（2020）『生きのびるためのデザイン』阿部公正訳，晶文社.

Elizabeth Henderson（2007）Sharing the Harvest: A Citizen's Guide to Community Supported Agriculture, CHELSEA GREEN PVB. CO.

ヘンダーソン，E., R. ヴァン エン（2008）『CSA 地域支援型農業の可能性――アメリカ版地産地消の成果――』山本きよ子訳，家の光協会.

リフキン，J.（2015）『限界費用ゼロ社会』柴田裕之翻訳，NHK 出版.

Department of Economics and Social Affairs（2019）World Population Prospects 2019 Data Booklet United Nations. 〈https://www.eiu.com/n/democracy-index-2018/〉, 2020年4月1日取得.

第8章

「共食」を起点にした地域コモンズの構築

——次代の地域交流拠点を担う公共施設のあり方——

百武ひろ子

はじめに

政府は，人口減少，高齢化の加速化する中山間地域において地域住民の暮らしを維持するために，生活に必要な公共交通，買い物，医療・介護といった機能やコミュニティ機能を集積させる「小さな拠点」づくりを進めている．しかし，人口減少，高齢化による影響は中山間地にとどまらない．都市部においても，かつて人口の受け皿であった郊外部では，共働きの増加等によるライフスタイルの変化から居住地として選択されにくくなっており，空き家が増加しているところも少なくない[1)]．経済産業省が発表している2014（平成26）年度に実施した買物弱者に関する調査報告書では，買物弱者が発生している地域の類型に，中山間地だけではなく，地方都市，ベッドタウンにくわえ大都市を位置づけている[2)]．本報告書は，「既に顕在化している農村・山間部に加えて他地域でも深刻化すると予測．中でもベッドタウン，地方都市は高齢化率が高いため深刻度が高い[3)]」と指摘している．全国各地で，人々の暮らしをどう維持していくかが主要な課題となるなか，「小さな拠点」づくりは，もはや中山間地に限ったテーマではなくなってきているのである．

先述のとおり「小さな拠点」を構成するのは，生活サービス機能とコミュニティ機能である．本章では，特にこの「コミュニティ機能」に焦点をあて，公民館やコミュニティセンター等コミュニティ活動の拠点となる公共施設を対象として地域コモンズ構築の観点から提言を行うものである．

1 地域交流拠点としての公民館，コミュニティセンターの現状と課題

地域住民が集まり，交流を図る代表的な施設に，公民館やコミュニティセンターの存在がある．実際に「小さな拠点」における公民館の立地は内閣府の2019年度調査では60.0%，地域交流センター等地区住民の活動拠点施設の立地は64.6%となっており[4]，多くの「小さな拠点」で，公民館等は拠点を形成する主要な要素となっていることがわかる．また，政府は小さな拠点を含む集落生活圏の課題解決の主体として，地域住民が主体となった活動組織「地域運営組織」の形成を進めているが現在活動している「地域運営組織」の拠点施設も公民館等が65.8%[5]と最も多い．公民館は，小学校区ごとに設置する例が多く，その意味でも顔の見える地域の交流拠点と言っていい[6]．

しかし，その事業内容をみると，必ずしも地域の交流拠点として機能しているとは限らない実態が見えてくる．2015（平成27）年度社会教育統計によると，公民館での活動の中心となる講座の内容の半数以上が「教養の向上」次いで「体育レクリエーション」「家庭教育・家庭生活」となっており，あわせて講座全体の9割を超えている．一方，「市民意識・社会連携意識」は6.8%[7]にとどまっており，地域活動を支援するための知識や技術を習得する場と考えるには程遠い実態がある．この実態は，1986年に松下圭一が『社会教育の終焉』で厳しく糾弾した公民館の有り様とほとんど変わっていない．松下は「地域の文化・生活の中心施設たろうとしている公民館」が「カルチャー・センター化している」と批判した[8]．その状態は30年以上経った現在でも大きく変わらず，むしろ，1986年当時以上に民間でさまざまな講座，講習会等が開催されるようになった現在，公民館の存在意義は相対的に低下する深刻な事態に陥っている．2016年にコミュニティセンターへと施設転換した守口市立中央公民館に勤務していた播磨は，「公民館事業などの実践がマンネリ化し，一部の住民しか利用していない．趣味的教室のみ，地域課題との乖離など，様々な問題が内在されている[9]」と公民館の課題について自問する．

2018年度現在，公民館の数（類似施設含む）は，全国で1万4281となっており，2002年時の1万8819から約24%減少している[10]．教育委員会の所管する公民館か

ら，より自由度の高いコミュニティセンターへの変更が全国で進んでいることもその背景にある．前出の松下は，公民館とコミュニティセンターの違いを「コミュニティ・センターは，むしろ職員をおかない市民管理・市民運営がめざされ，市民の『集会施設』つまり貸部屋ないしたまり場となる」とし，その差を「職員必置」の有無のみであると断じる[11]．そのうえで，松下は「コミュニティ・センターが安易につくられて町内会・部落会再編の拠点になっているのが多いとしても，それは，逆に，その地域の市民の文化水準の反映とみなすべきであって，行政職員による『指導・援助』を対置する必要もないのである．いいかえれば，市民の文化水準を市民みずからの活力で変えていくならば，文化水準のたかいコミュニティ・センターの運営・管理も可能[12]」であるとし，公民館のコミュニティセンター化への流れを是認している．しかし，たとえ市民が自由に使えるにしろ，コミュニティセンターの前提を「貸部屋事業」としたままで，本当に地域に求められる交流拠点となりえるのであろうか．

本章では，公民館，コミュニティセンターといった身近な公共施設を地域での実質的な交流拠点として再生し，課題の解決に向けた取り組みを持続的に実践する場に転換する方策を提示することを目的とする．民間事業者や市民団体が開設する地域住民のための交流拠点も存在するが本章では，公民館やコミュニティセンターといった全国にある既存の公共施設を対象としている．これらの公共のコミュニティ施設の維持管理には，税金を投入されており，公益に資することが求められる．しかし，現在の活用のあり方では，稼働率も低く[13]，機能的にも十分その価値を発揮しているとはいえない．講座事業や貸し館事業においても，料金が無料あるいは低価格以外の魅力を発信できている施設は少ない．

本章では，次代の地域交流拠点を担う公共施設に求められる機能とそのあり方について，「地域価値の持続的創造を行う『コモンズ』としての再生」という視点から抜本的に見直すための提言を行うものである．なお，本章では，公民館やコミュニティセンター等，地域住民のコミュニティ活動の拠点となる公共施設を総称して「地域交流施設」と呼ぶこととする．

2 新しいコモンズとコモニング

コモンズは，伝統的な意味では，共有地，入会地を意味し，共同で管理・共有する里山や漁場，牧草地など地域の自然資源を指す．世界中に数多くのコモンズが存在し，日本にも伝統的によく管理されたコモンズが存在してきた[14)]．

コモンズに関する論文としてはG. ハーディンの“Tragedy of the Commons”が広く知られる．本論文でハーディンは，個人は常に社会全体の利益より目先の自己利益のために行動するものであり，この行動の結果，牧草地や川，海での過剰な収奪や大気汚染を引き起こし，有限な自然資源の危機を招くことになることを「コモンズの悲劇」と呼び，警告した[15)]．

しかし，その後1990年にE. オストロム（Elinor Ostrom, 1933-）が“Governing the Commons: The Evolution of Institutions for Collective Action”を著し，日本を含む世界の優れた持続的コモンズ管理の実例を挙げ，「共有プール資源（CPRs: Common Pool Resources）」を統治する組織から導き出されるデザイン原則を示した[16)]．オストロムは，2009年コモンズ研究の体系化が評価されノーベル経済学賞を受賞することとなる．

1990年代後半以降，コモンズの概念が所有のあり方を超えて，共有資源という観点から見直されるようになり，上記のようないわゆる「伝統的コモンズ」だけではない「新たなコモンズ」へと関心が拡張しつつある．オストロムと長年コモンズ研究を行ってきたC. ヘスは，18年にわたるコモンズ研究をもとに，新たなコモンズとして「文化的コモンズ」，「近隣コモンズ（Neighborhood Commons）」，「インフラ・コモンズ」，「知識コモンズ」，「医療・健康コモンズ」，「コモンズとしての市場」，「グローバル・コモンズ」の7つのセクターを提示した[17)]．ヘスは様々な新しいコモンズを調査した結果「協働と協力は，知識コモンズと近隣コモンズで特に活発にみられる[18)]」とその特徴について述べている．現在の日本の公民館等の地域交流施設は，ヘスの分類に拠ると「近隣コモンズ」にカテゴライズされるが果たしてコモンズと呼べるのであろうか．

「資本主義は今，跡継ぎを生み出しつつある．それは協働型コモンズで展開される，共有型経済だ[19)]」で始まる著書『限界費用ゼロ社会』で新たなコモンズが台頭する未来社会を展望したJ. リフキンは，「何かがコモンズとであるというのは，それが共有されて共同管理されているということだ[20]」とコモンズを端的に示している．しかし，この言説は，公共空間や公共施設が必ずしもコモンズであることを意味していないことを物語っている．D. ハーヴェイは，「自動車が登場する以前は，道路はしばしばコモンズであった．それは，人々の交流の場であり，子どもたちの遊びの場であった．しかし，自動車が通りを占有するようになって，コモンズは破壊され，公共空間へと変わってしまった[21]」とコモンズと公共空間を峻別している．そして「公共空間や公共財はコモンズの質に大きく貢献するものであるがそれを市民のものとし，コモンズにするためには市民の政治的活動が必要である[22]」と述べる．行政が提供する各種講座を地域住民が学ぶことを目的とした公民館や，実態として貸館施設となっているコミュニティセンターは，公共施設であっても地域のコモンズと呼ぶことは難しい．

ハーヴェイは，また「コモンは不安定で可変的な1つの社会関係として解釈されるべき」とし，そこには「コモン化する（commoning）という社会的実践が存在する」と指摘する[23]．本章では，既存の地域交流施設を対象として，地域価値を持続的に創造する「わたしたちの場：コモンズ」として再生するためのコモニングについて検討する．

3　これからの地域交流施設に求められる新しい「わたしたち」

地域交流施設を「協働的価値を持続的に創出し続ける『わたしたちの』共有資源としてのコモンズ」として再生することで，地域における価値創造のエンジンとするためにはどうしたらいいのだろうか．この問いに答える前に，地域交流施設をコモニングする主体となる「わたしたち」とは何かを問う必要がある．

公民館やコミュニティセンターの利用者は，地域の住民である．すなわち「わたしたち」とは地域住民を指している．しかしながら，冒頭に述べたように深刻な人口減少が進むなか「わたしたち」は，急速に縮小，弱体化している．

さらに，利用者ではなく，担い手になると事態はより深刻となる．2018年に実施した調査によると地域運営組織の8割以上が最も大きな課題として「担い手不足」を挙げている[24]．高齢化も担い手不足に追い打ちをかけている．2013年度に実施した総務省・農林水産省共同調査によると，「暮らしを支える活動」

に取り組む組織の活動の担い手の年齢層では，60歳代が圧倒的に多く71％を超えており，30歳代以下は回答割合の0.5％という結果になった[25]．地域交流施設の支え手となる「わたしたち」の危機は既に始まっている．将来の地域交流施設のあり方を展望するためには，まず今までの「わたしたち」自体の概念を見直す必要がある．脆弱化する「わたしたち」の概念を変えるための視点として，以下の２つを挙げる．

閉じられた「わたしたち」から地域外に開かれた多様な「わたしたち」へ

第１に求められる変化は地域内，サークル内で閉じた「わたしたち」から，地域外の人も巻き込んだ開かれた多様な「わたしたち」への移行である．現状の公民館の利用者は，一部の年代や一部のグループに偏っている．公民館を利用する年代をみると調査対象の60歳代以上の33.7％が「ほぼ毎月（14.1％）」あるいは「年に数回以上使用している（19.6％）」と回答したのに対して，20歳代から30歳代の回答者では，19.9％にとどまっており，70％が「１年以上使用したことはない」と回答している[26]．大多数の若年層にとっては，魅力を感じる施設になっていないという現状を直視したうえで，次代の地域を担う若年層を含めた多様な住民の利用と，地域交流への参画をどう得ていくかが課題となる．

また，公民館等で実施する講座の対象者や活動メンバーは，多くの場合地域住民（在勤者も含む）に限られている．しかし，地域住民の人数が減少するなか，地域外の人であっても地域や活動に関心を持つ人が自由に参加できるようにすることは，今後の地域交流施設のあり方を考えるうえで不可欠である．地域づくりの主体である「わたしたち」を地域住民に限定するのではなく，地域外に求めていこうとする動きは，既に公民館等の外では起こっている．地域の担い手不足に関して，「地域と関わってくれる人口」，すなわち関係人口を増やすことによって打開しようとする取り組みが各地で始まっている[27][28]．地域活動を行う拠点である地域交流施設の担い手としても，地域内住民だけではなく，地域外の人々にも積極的に参加してもらう方策も検討していかなければならない．地域外の人々が交流に加わることによって，地域住民だけでは生まれなかった価値創造にもつながることが期待できる．地域外の人々の公民館等の地域交流施設を訪れる動機を喚起するためには，地域交流施設のあり方自体，根本から再検討する必要がある．

依存する「わたしたち」から自立し協働する「わたしたち」へ

「わたしたち」に求められる第2の変化は，行政に依存する「わたしたち」から，自立し主体的に活動する「わたしたち」へと変化することである．望月は，「多くの自治体では，バブル崩壊後10有余年にわたる行財政改革の取り組みのなかで，毎年，事業運営費，施設管理費，建設費等を一律カットしてきた．その結果，サービスの質が低下し，施設の老朽化も進み，さらに運営面での工夫もなされなかったために，利用者のさらなる減少・固定化を招いている施設も多い．民間であれば，このような事業は当然，つぶれてしまう[29]」とし，劣化が顕在化し始めている行政サービスの例として，公民館・コミュニティセンターをあげ厳しく批判している．公民館やコミュニティセンターを活動拠点とする地域運営組織が多いことを先に示したが現在，地域運営組織で収益事業に取り組んでいるのはごくわずかである．2018年度調査によると地域運営組織が主要収入源の1位に挙げたものは，「市区町村からの補助金等」が62.3％で最も多く，以下「公的施設の指定管理料」(8.5％)，「構成員からの会費」(7.7％) となっている．一方「収益事業の収益」を1位に上げた地域運営組織はわずか3.5％にとどまっている[30]．今後税収が低下することが見込まれるなかで存続を考えた場合に，営利事業をどう位置づけ，地域交流施設の持続性を高めていくかは喫緊の課題になっている．

公民館のコミュニティセンター化の背景には，社会教育法で公民館での営利活動が禁止されていることも要因として大きい．コミュニティセンターへの移行は，収益事業を始め，より活動の幅を広げるねらいがある．このような流れを受けて，公民館についても，文部科学省は，2018年に公民館本来の目的を没却したものでなければ「営利事業に関わることを全面的に禁止するものではない」とする解釈の周知を図っており，より柔軟な運営を後押しする気運が高まっている．

さらにここでいう自立とは，経済的自立だけを意味するものではない．地域交流施設という場を用いて，地域をどのように運営するのか「わたしたち」自身が展望し，そのために必要な活動を主体的に行うことは，まさに地域交流施設をコモンズとするコモニングの実践そのものである．前出の総務省の報告書[31]では，地域運営組織の課題として，「的確な地域ビジョン・計画が立案できていない」ことを挙げ，その原因として「計画策定に地域住民が関与していない例も見られ」,「地域住民において『わがこと化』が進まない」ことがあると分析している．新たな参加者を巻き込むことで，より多様な人たちから構成される「わたしたち」を再形成すると同時に「わがこと化」を進めることではじめて，地域の協働的価値を生み出し続ける場としての地域交流施設が実現する．

4 コモンズとしての地域交流施設をつくる3つのステップ

既存の地域交流施設を「地域外を含めた多様な人々の新たな参画」を得ながら，持続的な地域の協働的価値を創造しつづけられるコモンズとするためのプロセスとして，① 多様な人が「気軽に」訪れる場にする（=「集まる」），次に② 集まった人同士が地域に必要な活動に参画する「担い手」にステップアップし地域の新たな価値を創出する（=「創る」），さらに③ 創出された地域価値を地域内外に発信する（=「表す」）という3つのステップを提案する．発信された地域価値がさらに多くの人々を惹きつけることで①の「集まる」が促進される好循環をつくっていく．

以下に，各ステップにおける具体的な方法について示す．

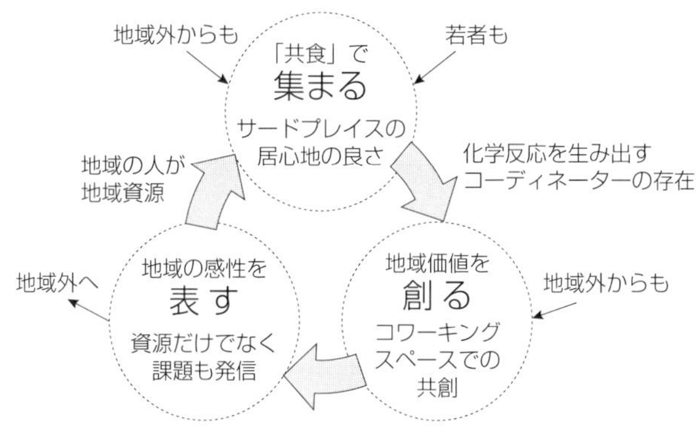

図8-1 地域交流施設のコモニング・プロセス
出典） 筆者作成.

集まる——共食を通じた居心地よい交流の場の創造——

公民館，コミュニティセンターの最大の課題は，より多くの多様な人々が「気軽に」訪れる場所にすることである．現状の施設は，基本的に事前に申し込みをして利用することが前提となっており「用もないのに」立ち寄る場にはなっていない．それでは若年層や地域外の人々も気軽に訪れる場にするためにはどうしたらいいのか．

本章では，そのヒントを「サードプレイス」に求める．サードプレイスとは，家庭でもない，職場でもない，第三の場という意味でアメリカの都市社会学者R. オルデンバーグ（Ray Oldenberg, 1932-　）が提唱した概念である．オルデンバーグは「リラックスしながら充実した日常生活を送るためには，以下の三つの経験の領域のバランスが必要である．第一に家庭，第二に報酬があるか生産的な場，第三に誰もが受け入れられ交流できるコミュニティの基盤，かつコミュニティを賛美するような場である．—中略—それぞれの領域は，物理的に分離していて，別個の場である[32]」と主張する．本書の日本語版では，「サードプレイス」という本題にくわえて「コミュニティの核になる『とびきり居心地よい場所』」という副題が添えられている[33]．地域交流施設とは，まさに「コミュニティの核になる『とびきり居心地よい場所』」であるべきであり，もしそうであれば，より多くの人々を惹きつける施設となるであろう．サードプレイスの居心地のよさは，「目立たない」，「素朴[34]」で「遊び心のある雰囲気[35]」があって「アットホームな感じ」，「ぬくもり[36]」という共通点から生まれる．ここで，公民館やコミュニティセンターの会議室や調理室，ホール，外観を思い出してほしい．公民館やコミュニティセンターの空間から「ぬくもり」や「アットホームさ」，ましてや「遊び心」など感じることは稀であろう．無機質な空間で，一見しただけでは地域や施設による違いをほとんど指摘することができないほど特徴がなく，居心地のよさとは程遠い．

日本では，コミュニティカフェやコワーキングスペースなどがサードプレイスに位置づけられているが主にこれらの試みは民間事業者や市民団体，個人のよるものが多く，公民館やコミュニティセンターといった公共施設で実践している例は非常に少ない．日本におけるサードプレイスの研究対象として公民館やコミュニティセンターが取り上げられる例は管見の限りない．

オルデンバーグは，具体的なサードプレイスとして，イギリスのパブ，フランスのカフェなどを挙げているこれらのサードプレイスでみられる共通点は，カジュアルな形式で安価な飲食を楽しめることである．しかも，それは単に，個人が誰とも話さず食べる食事であったり，誘い合って家族や知人同士で食卓を囲むというのではなく，ふらっと立ち寄った時に知り合いを見つけたり，いつもその場にいる常連や店主を介して，他の客と会話をすることを楽しみにして行く場所である．「共に食べる」という行為を契機に，見知らぬ人同士が出会う仕掛けがサードプレイスを創出する[37]．

「共食」は，多様な人々が「気軽に」地域交流施設に訪れる契機をつくることを促すだけではなく，社会問題にもなっている孤食という地域課題の解決につながる．2016年調査では，一人暮らしの60歳代以上の約７割が孤食（50歳代以下でも４割[38]）であり，その傾向はさらに今後進行していくと予測されている[39]．孤食は，生活の質を下げるだけではなく，健康にも悪影響を与える可能性が指摘されている[40]．孤食の問題は子どもにも広がっている．子どもの貧困や孤食が社会課題になっていることを背景に，2010年代以降，子ども食堂が各地で設立されており，子どもを対象とした共食のあり方も模索されている[41]．地域での共食の場を提供するサードプレイスの存在は，地域での交流を促すだけでなく，より根本的な人間の社会性，生きる力を取り戻す場となる．

「共食」をテーマにしたサードプレイスの代表的な例として，コミュニティカフェが挙げられる．地域拠点の１つとしてのコミュニティカフェ研究を行う倉持は，「飲食を共にすることを基本に誰もがいつでも気軽に立ち寄り，自由に過ごすことができる場所[42]」と定義している．コミュニティカフェを定義づける際に重視した点として「他の利用客との会話が始まり，意気投合することが稀な[43]」通常の店との違いを強調している．

それでは，このような「共食」を実現するためには，どのような要素が必要になるのであろうか．倉持は，参加者が「知り合いになる」と回答したコミュニティカフェでは，スタッフが共通して「『参加者と共にその場を創る』という考え方に基づいた実践をおこなっていた」と指摘し，キーワードとして「完璧にしない」ことを挙げている[44]．通常のカフェやレストランと異なり，コミュニティカフェでは「共に場を創る」ために，参加者に皿洗いやイベントのチラシの製作の手伝いを依頼する等，参加者が場づくりに関わる機会を積極的に設けているという．参加者は，「スタッフの『仕掛け』により他者と知り合い，自らがその場に受け入れられていることを実感する[45]」のである．

「共食」をさらに進めて，共に食を創り共に食べる「共創共食」を地域社会の中のつながりを回復するための試みとして実践している事例もある．松木は，

「共創共食」の食育活動事例から「食材を一緒に料理することで一緒に食べる楽しみが生じ，交流が深まる可能性がみられた．また，これを地域の人と共有することで，地域の食文化が復元・復活することも期待できる[46]」と述べている．

本章では，「集まる」対象として，地域住民だけではなく，地域外の人々も想定している．地域外の人が地域住民とともに，地域の食材を使って料理をして，共に食べることができれば，その地域に対する愛着も増すであろう．

現状の公民館やコミュニティセンターでは，飲食を禁止している施設も多い．特に公民館では，営利事業をともなうカフェの設置は難しい．またコミュニティセンターにカフェが併設されている場合でも，知り合いではない人たちとのコミュニケーションが発生する「共食」の場が常設的に設置されている例はほとんどない．

公民館やコミュニティセンターに，サードプレイスとして「集まる」ことのできる共食の場を創造するためには，居心地の良さが感じられる空間デザイン，地域の食材の利用，そして何より参加者同士のコミュニケーションを促すスタッフの存在が必要となる．

地域コミュニティの弱体化にともない，コミュニティカフェの果たす機能への期待が高まりつつあり，その数も増加しているが運営実態をみると，全体の約 4 割以上が赤字採算（補助金を除くと 7 割近くが赤字採算）と経営的に非常に厳しい状況となっている[47]．運営主体が経営基盤の脆弱な個人や NPO が中心となっている[48]こともその要因となっている．コミュニティカフェの運営目的は「地域活性化」(68.1%)，「保健福祉」(56.4%)，「地域への貢献」(54.0%) といった内容[49]であることから考えると，公共施設においてコミュニティカフェを実施することの意義は大きいと考える．

また，コミュニティカフェが今後取り組みたいサービスとして「各種教室・講座の開催」が突出して高い[50]ことからも既存の公民館やコミュニティセンターとの親和性の高さが示されている．

地域らしさが感じられる温かみのある雰囲気のなかで，地域の人と交流できる「共食」の場を設けることによって，これまで公民館やコミュニティセンターを利用してこなかった地域内外の人々が「集まる」ようになると，公民館等のイメージは一変するであろう．

創る——化学反応を生みだすつなげる仕掛けの必要性——

「集まる」ことで生まれる交流を地域の課題解決や価値の創造という行為へと導くにはどうしたらいいのだろうか．片岡・石山は，サードプレイスのなかでも特に「目的交流型」のサードプレイスに着目した研究を行っている．目的交流型とは生涯学習や地域活性化，ビジネス創発等といった明確な目的をもったサードプレイスを指す．

片岡・石山は，「女性のキャリア形成」，「地域活性」という目的を持ったサードプレイスの成功事例として，メディアにも取り上げられ，多くの類似団体のベンチマークになっているコミュニティカフェを運営する2つの運営団体を選定し，多角的な調査を実施した．その結果，目的交流型のサードプレイスの特徴として「キーパーソンが当事者として問題意識を持ち続けること」，「地域への興味を喚起する活動」，「地域のハブとしての役割を有し，ステークホルダー間の連携」などがあることを示した[51]．

公民館やコミュニティセンターは，まさに上記の条件を潜在的に備えており，「当事者として問題意識を持ち続け，ステークホルダー間をつなぐキーパーソン」がいれば地域課題の解決や地域価値の創造といった目的交流型サードプレイスとして機能する可能性は高い．

さらに，見知らぬ人同士が交流しながら新たな価値を創造する場として着目されているのがコワーキングスペースというサードプレイスである．コワーキングとは「働く個人がある場に集い，コミュニケーションを通じて情報や知恵を共有し，状況に応じて協同しながら価値を創出していく働き方」であり，コワーキングスペースとは「コワーキングを実践する個人が物理的に共有するワークスペース」[52]を指す．2006年にサンフランシスコで始まったと言われるコワーキングスペースは，2010年以降日本でも急速にその数を増やしている[53]．なお，コワーキングスペースの利用者は，宇田・阿部の調査によると40歳未満が64.8%，30歳未満の利用者が26.5%と公民館利用者と比較すると圧倒的に若年層の利用が多い[54]．

さらに宇田・阿部は，コワーキングスペースの運営者に対する調査を行っているがその調査結果から「利用者が多様になることが交流を促すことを示唆する知見が得られ[55]」，「利用者が相互に交流するほど」，「利用者の協同が促進される[56]」と運営者が認識していることが示されている．前項の「集まる」で多様な人々が集まり，交流することが次のステップである「創る」への導入となることが示唆される．

金丸・齋藤は，新たなスタイルのコワーキングスペースとして企画・運営されている渋谷ヒカリエ内の「クリエイティブ・ラウンジ・モヴ（以下 MOV と称す）」を対象に，「共創をベースにした次世代の働き方と場」について論じるなかで，共創を生み出す場に重要な要素として挙げているのが「居心地とセレンデュピティ，そしてエコシステムとしてのコミュニティ」である[57]．セレンデュピティとは，偶然の出会いや予想外の発見などを指す．地域課題解決や価値創造といった明確な目的をはじめから設定するのではなく，共創が生まれそうな出会いを数多く設けることも「創る」を刺激する．金丸・齋藤は，「異なる価値観や文化を持つ人たちがアイデアを出し合い共創していくためには，運営そのものも重要[58]」であると指摘する．MOV では，スタッフが行ってきたイベントの企画等，コミュニティ運営に会員が参加する場面も多くなっている．スタッフの役割を「クリエイターでもあり，ファシリテーターでもある[59]」としている．前項の「集まる」でも，スタッフの「つなぐ力」の重要性を指摘したが「創る」においても，スタッフの働きかけが鍵を握っていることがわかる．

また，金丸・齋藤は，「これからのイノベーションの芽は，会社の中ではなく社会課題の中にこそある」からこそ「外部と共創しながら働く人が善いアイデアと実行力を持っている[60]」という．公民館やコミュニティセンターは，まさに社会課題の最前線である地域に存在している．しかも，公民館では，社会教育の機会を提供するというミッションもある．社会課題を解決するために必要な知識や技術を学ぶ機会を設けることによって，より効果的に課題解決のための協働の場としてエンパワーメントすることは可能になる．

表す——地域外の人々も惹きつける個性の発信——

本章で提案する次世代の公民館，コミュニティセンターは，地域住民だけではなく，地域外の人々に開かれている場を目指している．地域外の人々を惹きつけるためには，それぞれの公民館やコミュニティセンターの魅力を発信し，地域内外に知ってもらうことが不可欠である．「集まる」で示した共食で供される地域の食材や地域の食材をつかった料理は，地域外の人を惹きつける個性となる．また，地域の人々と出会い，交流できること，さらには，地域の人々と地域の食材を使って料理をしたり，新たな地域価値創造に参画するなど「共に創る」ことは，他に得難い経験となる．

先に挙げたコワーキングスペースMOVも，いわゆる観光資源ではないが外国人の会員や海外からのゲストも訪れる場となっている．その目的は異質な価値観，文化を持つ人に出会い，共創できることにある．

これまで，観光は「モノ消費」から「コト消費」へとシフトしていると喧伝されてきたが，未来の観光は「コト」からさらに進んで地域の「ヒト」と出会うことを目的とし，さらに「消費」ではなく，地域の人々とともに地域の課題解決や地域の価値を発見や「創造」に参画することに旅の価値を見出す時代になるのではないか．それは，まさに地域の「コモニング」に参加することに意義を感じる人々の誕生を意味する．

こうした新たな観光の萌芽はすでに現れている．コペンハーゲン市の観光協会Wonderful Copenhagenは，2017年に観光戦略『The End of Tourism As We Know It（観光の終焉）』を発表し，大きなインパクトを与えた．『観光の終焉』では，「われわれの旅行先としての大きな魅力は，地元の人々にある．旅行先での地元の人々との触れ合いによって，たとえ一時的であったとして地元の人々の感覚（sense of localhood）を共有する経験が得られる[61]」と，これからの観光資源の中心に「地元の人々」を位置づける．多数の旅行者が訪れることが市民にとって大きな負担になる観光ではなく，旅行者の増加と地域活性化が同時に行われるような持続可能な共創を生み出すことを目指している[62]．実際にコペンハーゲンでは，地域内外の人々集まって夕食を共にし，交流することのできるコミュニティディナーが開催されている．毎日あるいは毎週行われているコミュニティディナーは，安価で，特別な事前申し込みも必要とせず，ベジタリアンも参加できる工夫がされており，旅行者も含め誰でも気軽に参加することができる．なかには調理から参加することもできるところもあり，本章で提案した交流が生まれる「共食」が実践されている[63]．

公民館やコミュニティセンターが地域の人々とコミュニケーションができる魅力的な「共食」の場，地域の人々との「共創」の場であることを地域内外に表現することができれば，地域のユニークな「人」を目がけて，さらに新たな人々が集まるようになる．また，地域交流施設で生み出された地域価値を共創に関わった参加者自らがそれぞれの言葉で発信することによって，現在進行形

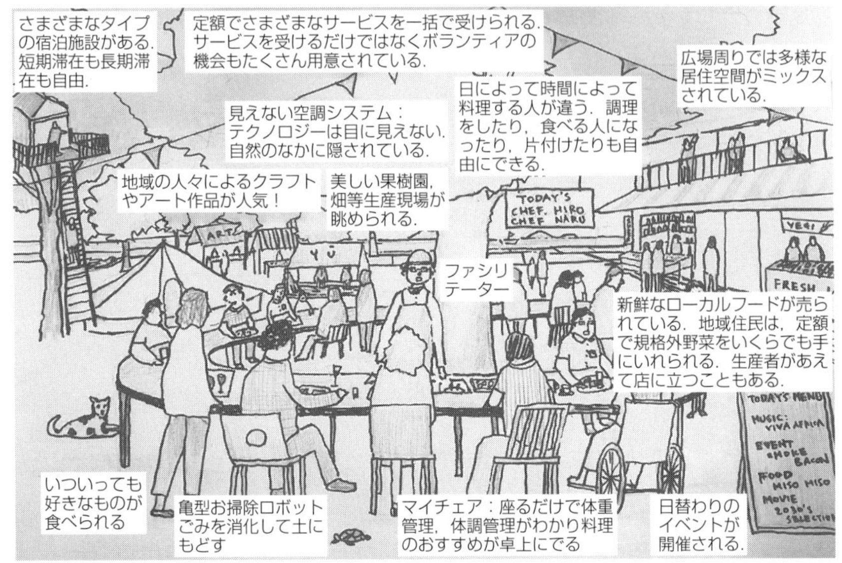

図８－２　2050年の地域交流拠点のイメージ

出典）筆者作成．

の等身大の地域の魅力を伝えることができる．そうなると地域課題すら地域資源になる．

そもそも公民館やコミュニティセンターには，地域外に活動や地域の魅力を発信するという発想がなく，ましてや地域外の人々の旅行の目的地になりうるという観点自体皆無である．しかし，地域外の人々の参画を得るということも視野にいれると，地域交流施設で出会える地元の面白い人々や地域交流施設で生み出された価値を積極的に「表す」必要が出てくる．そして「表す」必要に迫られ初めて，「表す」べき地域の価値とはなにか，地域の個性とは何か客観的に見ることができるようになる．公民館やコミュニティセンターの魅力を地域外に発信することを意識することで，地域交流施設の均質化したこれまでのイメージは根底から覆えることになるだろう．

おわりに

本章では，地域交流施設を地域のコモンズとするコモニングを実践するプロセスとしての「集まる」,「創る」,「表す」というステップを示したうえで，具体的に展開していくヒントとしてサードプレイスに着目した.「集まる」の起点となるのが見知らぬ人同士が食を通じてコミュニケーションを始める「共食」である.「共食」でのコミュニケーションを媒介に，地域の人々とのさまざまな「共創」へと導くことを意図した.この「共食」と「共創」を実現するための鍵を握るのがコミュニケーションを促すスタッフの存在である.スタッフがコーディネーターとして，あるいはファシリテーターとして共食でのコミュニケーションを促し，共創のための参加者のマッチング，時には共創のテーマの提示を行うことによって，プロセスが動き始める.

また，本章では十分論じることができなかったが空間のデザイン性も重要な要素である.行ってみたいという動機を起こさせるのは，居心地のよい空間である.地域の感性，地域独自の美意識が感じられる場となれば，これまで公民館やコミュニティセンターに関心を持てなかった人々の参加も可能となるであろう.

宇野は『社会のなかのコモンズ――公共性を超えて――』のなかで「現代のコモンズにおいては，コミュニティに参加すること自体が，インセンティブになる点が重要である.そのようなコミュニティにおいて，メンバーはオープンソースから新たなイノベーションを起こし，シェアする[64)]」と指摘する.地域のコモンズに参加したくなるインセンティブは，地域の面白い人々であり，価値創造を期待できる居心地の良い場である.

「ここが『わたしたちの』場である」と言える空間のあり方を新たな「わたしたち」が主体となって創出することがコモニングの第一歩となる.

本章は，現状の公民館，コミュニティセンターのあり方を抜本的に見直す提案を行っているがそれは従来の公民館やコミュニティセンターが持つ「社会教育機能」を否定しているということではない.むしろ「社会教育機能」は，コモニングおよびコモンズの持続的発展という文脈のなかで再解釈され，新たに位置づけられることによって，今まで以上に大きな役割を果たすと考える.地域課題を協働で解決するための知識や技術を学ぶ機会を地域交流施設で提供することは，新たな地域コモンズ運営のエンジンとなる.コモンズという概念を導入することで，公民館やコミュニティセンターに本来求められている地域交流拠点としての役割を果たすというのが本章の趣旨である.

公共施設の維持管理にかけられるコストが削減されるなかで，老朽化し稼働率の低い公共施設の統廃合は，ますます加速していく．課題の山積する地域にこそ必要な，コモンズとしての地域交流施設のあり方を再考する時間は，もう限られている．従来の役割，果たしてきた機能に捉われることなく，各地域の特性を生かした「生きたコモンズ」を生み出すことは，地域に残された生き残りの一手となる．

追記――コロナ時代の渦中から――

本章を脱稿した1月下旬，まさか人と「会う」，「集まる」という当たり前のことができなくなる事態になるとは予想もしていなかった．中国武漢に端を発した新型コロナウィルスの猛威は，あっという間に世界を駆け巡り，ヨーロッパ，そしてアメリカでロックダウンが相次いだが2020年9月の現段階でも，いまだ収束の見通しは立っていない．

本章では，地域のコモニングを進めるための方法として，地域の核となる交流施設のあり方を「集まる」，「創る」，「表す」という視点からを提言した．しかし，新型コロナウィルスが猛威を振るう現在，人と「会う」，「集まる」という行為に大きな制約がかかっている．

それでは，本章で描いた未来の地域像や地域の中核を担う交流施設のあり方は，新型コロナウィルス感染拡大によって意味のないものになってしまったのだろうか．私は，本章で展望した未来の地域の本質は，新型コロナウィルスの出現によって，むしろ鮮明に表れてきたのではないかと考える．

経済効率性のためにヒト，モノ，カネを高密度に集中させてきた大都市の脆さと危険性が露呈するなか，経済効率性を追求するうえで必要悪として受容されてきた，長時間満員電車で通勤する従来の働き方や都心に高い家賃を払いオフィスを持つことの価値が大きく揺らいでいる．

コロナ後は，徒歩圏内，自転車圏内で，ある程度生活が完結する自律分散型の地域への居住を希望する人が増えると予測する．地産地消が食の供給を含め，生活を成立させる多様な産業に広がり，地域内で循環する「ほどよい」地域がこれまで以上に求められるようになるだろう．

地域での暮らしを成立させる多様な要素を有機的につなげるためには，暮らしの主体である住民自らが地域マネジメントにコミットできる拠点となる場の存在が不可欠となる．本章のテーマである地域の核となる交流施設は，住民による地域マネジメントの拠点としての役割を担うことになる．

さらに本章では，地域の核となる交流施設は，サードプレイスとしての役割を担うべきであると提言した．職住の近接どころか職住一体を余儀なくされるなか，人々は，これまで以上に切実にサードプレイスを求めている．居住地域に，仕事場にもなるサードプレイスを持つことは，今後のライフスタイルの1つとして定着していくと確信する．本章で提示した地域の交流機能をもつサードプレイスの拡充は今後一層必要性が高まることになるであろう．

コロナ禍のなかでの行動様式の最も顕著な変化の1つに，オンライン会議システムの活用がある．コロナ以後のオンライン上のコミュニティの最大の特徴は「顔が見える」ということにある．オンラインで顔を見て話す技術はこれまでにもあったがテレビ電話のような一対一のコミュニケーションが中心で，複数の人々が時間を共有し，顔を見て話す機会が一般化したのは，コロナ以降のことである．しかも，遠隔地での会議以外に，教育の現場で，あるいは共食のツールとしてオンライン会議ツールが用いられることは，コロナ以前では稀であった．こうした「顔のみえる」オンラインコミュニティの出現は，本章で示した「閉じられた『わたしたち』から地域外に開かれた多様な『わたしたち』へ」の流れを加速する．

2020年5月，滋賀県草津市山田学区において，当学区の10年後の姿を展望しながら，地域の核となる新しいまちづくりセンターのあり方を話しあうまちづくりワークショップが始まった．コロナ感染予防のため，本ワークショップは通常の対面式ではなくオンライン会議システムZoomを用いた方法へと変更を余儀なくされた．市民参加のまちづくりワークショップをオンラインで行う事例としては，おそらく日本でも初めての試みであろう．

オンラインワークショップという新たな手法の導入によって当初は想定していなかった地域外からの参加者を得ることができた．さらにその後の第2回および第3回ワークショップでは，オンラインと対面を組みあわせたハイブリッド型で実施した．本ワークショップを通じて，オンライン上に出現する開かれたコミュニティとリアルな地域コミュニティを重ねあわせることによって実現する，これまでにない，より厚みのある地域マネジメントの可能性を図らずも実感することができた．

コロナウィルスと共存する新たなライフスタイルが模索されるなか，本章がコロナ後の地域コモンズ構築の一助となることを改めて望むものである．

注

1） 日本建築学会が発行している『建築雑誌』（2018）では，「生き残る郊外の条件」と題して特集を組み，主に東京都市圏の郊外部の空家問題について論じている（日本建築学会（2018）『建築雑誌』133（1708），pp. 18-36）．

2） Arthur D. Little Japan（2015）『買物弱者・フードデザート問題等の現状及び今後の対策のあり方に関する調査報告書』p. 15.

3） 同上，p. 27.

4） 内閣府地方創生推進事務局（2019）『令和元年度小さな拠点の形成に関する実態調査結果』p. 11，〈https://www.cao.go.jp/regional_management/doc/about/r1jittaichosa.pdf〉，2020年1月6日取得.

5） 総務省地域力創造グループ地域振興室の平成30年度『地域運営組織の形成及び持続的な運営に関する調査研究事業報告書』（2019）によると，地域運営組織の拠点施設として最も多いのが使用中の庁舎等の一部を除く使用中の地方公共団体所有施設（地区公民館，図書館，ホール等）の一部であり，65.8％と抜きん出て多い．総務省地域力創造グループ地域振興室（2019）p. 51，〈https://www.soumu.go.jp/main_content/000607339.pdf〉，2020年1月6日取得.

6） 1959年に告示された公民館に関する行政指導の指針ともいうべき「公民館の設置及び運営に関する基準」の「『町村にあっては小学校の通学区域』，『市にあっては中学校の通学区域より狭い区域』，が望ましい」とされたことから，小学校区ごとに公民館を設置している市町村が多い．なお，「公民館の設置及び運営に関する基準」は，2003年に改訂され，旧第2条「当該市町村の小学校又は中学校の通学区域（児童又は生徒の就学すべき学校の指定の基準とされている区域をいう．）」は削除されており，市町村が地域の状況を鑑み設置することとなっている．

7） 文部科学省 HP「社会教育調査——平成27年度結果の概要——」の「調査結果の概要」を参照〈https://www.mext.go.jp/component/b_menu/other/__icsFiles/afieldfile/2017/04/28/1378656_03.pdf〉，2020年1月6日取得.

8） 松下圭一（1986）『社会教育の終焉』筑摩書房，p. 50.

9） 播磨正弥（2017）「社会教育の問い直しと『新しい公民館像』への模索——守口市における公民館からコミュニティセンターへの流れの中で——」『日本公民館学会年報』（14），日本公民学会，p. 21.

10） 文部科学省 HP「社会教育調査——平成30年度（中間報告）結果の概要——」の「調査結果の概要」を参照〈https://www.mext.go.jp/component/b_menu/other/__icsFiles/

afieldfile/2019/07/31/1419658_03.pdf〉, 2020年1月6日取得.

11) 松下(1986), 前掲書, p. 29.

12) 同上, pp. 33-34.

13) 望月伸一(2010)「公共施設経営の現状と今後」『PHP Policy Review』4(30), PHP総合研究所, p. 6.

14) McKeen, M. A. (1986) "Management of Traditional Commons Lands (*Iriaichi*) in Japan," *Proceedings of the Conference on Common Property Resources Management,* National Research Council, National Academy Press, pp. 533-589.

15) Hardin, G. (1968) "The Tragedy of the Commons," *Science* 162(3859), pp. 1243-1248.

16) Ostrom, E. (2017) *Governing the Commons. The Evolution of Institutions for Collective Action,* Cambridge University Press, p. 90.

17) Hess, C. (2008) *Mapping the New Commons,* p. 13. 〈https://ssrn.com/abstract=1356835〉, 2020年1月6日取得.

18) 同上, p. 39.

19) リフキン, J. (2016)『限界費用ゼロ社会〈モノのインターネット〉と共有型経済の台頭』柴田裕之訳, NHK出版, p. 9.

20) 同上, p. 293.

21) Harvey, D. (2019) *Rebel Cities: From the Right to the City to the Urban Revolution,* Verso, p. 74.

22) *Ibid.,* p. 73.

23) *Ibid.,* p. 73.

24) 総務省地域力創造グループ地域振興室(2019)『平成30年度地域運営組織の形成及び持続的な運営に関する調査研究事業』p. 71, 〈https://www.soumu.go.jp/main_content/000607339.pdf〉, 2020年1月6日取得.

25) 総務省地域力創造グループ地域振興室(2014)『RMO(地域運営組織)による総合生活支援サービスに関する調査研究報告書』p. 7, 〈https://www.soumu.go.jp/main_content/000284562.pdf〉 2020年1月6日取得.

26) 三菱総合研究所(2011)『平成22年度「生涯学習施策に関する調査研究」社会教育施設の利用者アンケート等による効果的社会教育施設形成に関する調査研究』p. 8, 〈https://www.mext.go.jp/component/a_menu/education/detail/__icsFiles/afieldfile/2011/05/23/1306239_003.pdf〉, 2020年1月6日取得.

27) 月刊『ソトコト』編集長の指出は, 著書のなかで「関係人口とは, 言葉のとおり『地域に関わってくれる人口』のこと. 自分のお気に入りの地域に週末ごとに通ってくれたり, 頻繁に通わなくても何らかの形でその地域を応援してくれるような人たち. いくつかの地域ではそうした関係人口が目に見えて増えており, そこでは中心となる人が地域づくりを始めるようになりました」と述べている．指出一正（2016）『ぼくらは地方で幸せを見つける　ソトコト流ローカル再生論』ポプラ社，p. 219.

28）総務省では，関係人口の創出，拡大を目的としたポータル・サイトを立ち上げるとともに，モデル事業などに取り組んでいる．〈https://www.soumu.go.jp/kankeijinkou/discription.html〉，2020年1月6日取得.

29）望月伸一（2010）「公共施設経営の現状と今後」『PHP Policy Review』4(30)，PHP総合研究所，pp. 6–7.

30）総務省地域力創造グループ地域振興室（2019）前掲書，p. 69.

31）同上，p. 78.

32）Oldenberg, R.（1999）*The Great Good Place: Cafés, Coffee Shops, Bookstores, Bars, Hair Salons and Other Hangout at the Heart of a Community,* Marlowe & Company, p. 14（忠平美幸訳，モラスキー，M. 解説（2013）『サードプレイス　コミュニティの核になる「とびきり居心地よい場所」』みすず書房）.

33）*Ibid.*

34）*Ibid.,* p. 36.

35）*Ibid.,* p. 37.

36）*Ibid.,* p. 41.

37）サードプレイス研究が進むなかで，サードプレイスにもオルデンバーグの意図した社交を目的とした交流型にくわえ，自分ひとりの時間を過ごせるマイプレイス型が存在することが明らかになった（小林重人・山田広明（2014）「マイプレイス志向と交流志向が共存するサードプレイス形成モデルの研究――石川県能美市の非常設型『ひょっこりカフェ』を事例として――」『地域活性研究』5，地域活性学会，pp. 3–12).

　スターバックスは，サードプレイスを標榜するカフェであるがこうしたカフェの多くは主にマイプレイス型サードプレイスに位置づけられる．家庭でもなく，また職場でもない第三の場所で，自分自身を取り戻すという意味ではサードプレイスではあるが，オルデンバーグの言う「そこに行けば誰かにあえる」ということを期待する場所であるとは言えない．本章で対象とする地域交流施設のあり方を考えるうえでは，1人でいることを楽しむマイプレイス型ではなく，交流型のサードプレイスを参照することとなる.

38）村田ひろ子・政木みき（2016）「家族と食の関係は変わるか――『食生活に関する世論調査』から②――」『放送研究と調査』第66巻第11号，NHK 放送文化研究所，p. 4.

39）国立社会保障・人口問題研究所「日本の世帯数の将来推計」では，2040年に全世帯に占める一人暮らしの割合が39.3％（2015年は34.5％）に増加すると推計している．〈http://www.ipss.go.jp/pp-ajsetai/j/HPRJ2018/hprj2018_PR.pdf〉，2020年1月6日取得.

40）株式会社日本能率協会総合研究所（JMAR）が2015年に実施した60歳～79歳の男女

に聞く「食生活と食意識に関する調査」によると「ひとり暮らしの高齢者のうち，『栄養バランスが欠如している』と感じている割合は，家族と同居している高齢者の3倍を占める」という結果が出た．〈https://www.jmar.biz/report/2015/10/14.html〉，2020年1月6日取得．

41） 全国の子ども食堂は2016年319，2018年2286，2019年3718と急速に増加している．「NPO法人全国こども食堂支援センター・むすびえ調査」〈https://musubie.org/news/993/〉，2020年1月6日取得．

42） 倉持香苗（2017）「人の交わりから生まれる地域づくり――地域拠点としてのコミュニティカフェの可能性――」『作業科学研究』11，日本作業科学研究会，p. 31.

43） 同上，p. 31.

44） 同上，p. 34.

45） 同上，（2017）p. 34.

46） 松木宏美（2014）「地域社会における『共創共食』型食育の実践的研究」『同志社政策科学研究』16(1)，同志社大学政策学会，p. 135.

47） 大分大学福祉科学研究センター（2011）『コミュニティカフェの実態に関する調査結果［概要版］』pp. 23-25. 〈http://www.hwrc.oita-u.ac.jp/publication/file/Text_2011_2.pdf〉，2020年1月6日取得．

48） 同上，p. 1.

49） 同上，p. 2.

50） 同上，p. 5.

51） 片岡亜紀子・石山恒貴（2017）「地域コミュニティにおけるサードプレイスの役割と効果」『地域イノベーション』9，法政大学地域研究センター，p. 85.

52） 宇田忠司・阿部智和（2015）「コワーキングスペースの様態：国内施設に関する記述統計分析」『經濟學研究』65(1)，北方出版社，p. 67.

53） 同上，pp. 67-68.

54） 同上，p. 93.

55） 宇田忠司・阿部智和（2018）「コワーキングスペースにおけるコミュニティ構築とサステイナビリティ向上の要因」『Discussion Paper, Series B（159）』北海道大学大学院経済学研究院，p. 14.

56） 同上，p. 15.

57） 金丸利文・齋藤敦子（2015）「異分野・異文化の『個』がつながる共創の場クリエイティブ・ラウンジ・モヴ」『日本テレワーク学会誌』13(2)，日本テレワーク学会，p. 19.

58） 同上，p. 19.

59） 同上，p. 20.

60） 同上，p. 20.

61） Wonderful Copenhagen（2017）*The End of Tourism as We Know It*, p. 7.

62) *Ibid.,* p. 21.

63) コミュニティディナーの内容については，以下のウェブサイトに詳しく記載されている．〈https://resourcelab.dk/sustainable%20living/community%20kitchen/copenhagen/2019/01/07/guide-to-community-dinners-in-Copenhagen.html〉，2020年1月6日取得．

64) 宇野重規（2019）「コモンズ概念は使えるか――起源から現代的用法――」待島聡史・宇野重規編著『社会のなかのコモンズ――公共性を超えて――』白水社，p. 37.

参考文献

Hardin, G.（1968）"The Tragedy of the Commons," *Science* 162(3859), pp. 1243-1248.

Harvey, D.（2019）*Rebel Cities: From the Right to the City to the Urban Revolution,* Verso.

Hess, C.（2008）*Mapping the New Commons,* 〈https://ssrn.com/abstract=1356835〉, 2020年1月6日取得.

McKeen, M. A.（1986）"Management of Traditional Commons Lands (*Iriaichi*) in Japan," *Proceedings of the Conference on Common Property Resources Management,* National Research Council, National Academy Press, pp. 533-589.

Oldenberg, R.（1999）*The Great Good Place: Cafés, Coffee Shops, Bookstores, Bars, Hair Salons and Other Hangout at the Heart of a Community,* Marlowe & Company（忠平美幸訳，モラスキー，M. 解説（2013）『サードプレイス　コミュニティの核になる「とびきり居心地よい場所」』みすず書房）.

Ostrom, E.（2017）*Governing the Commons. The Evolution of Institutions for Collective Action,* Cambridge University Press.

リフキン，J.（2016）『限界費用ゼロ社会〈モノのインターネット〉と共有型経済の台頭』柴田裕之訳，NHK 出版.

宇田忠司・阿部智和（2015）「コワーキングスペースの様態――国内施設に関する記述統計分析――」『經濟學研究』65(1)，北方出版社，pp. 67-95.

――――（2018）「コワーキングスペースにおけるコミュニティ構築とサステイナビリティ向上の要因」『Discussion Paper, Series B (159)』北海道大学大学院経済学研究院，pp. 1-27.

宇野重規（2019）「コモンズ概念は使えるか――起源から現代的用法――」待島聡史・宇野重規編著『社会のなかのコモンズ――公共性を超えて――』白水社.

片岡亜紀子・石山恒貴（2017）「地域コミュニティにおけるサードプレイスの役割と効果」『地域イノベーション』9，法政大学地域研究センター，pp. 73-86.

金丸利文・齋藤敦子（2015）「異分野・異文化の『個』がつながる共創の場クリエイティブ・ラウンジ・モヴ」『日本テレワーク学会誌』13(2)，日本テレワーク学会，pp. 17-

21.

倉持香苗（2017）「人の交わりから生まれる地域づくり——地域拠点としてのコミュニティカフェの可能性——」『作業科学研究』11，日本作業科学研究会，pp. 28-38.

小林重人・山田広明（2014）「マイプレイス志向と交流志向が共存するサードプレイス形成モデルの研究——石川県能美市の非常設型『ひょっこりカフェ』を事例として——」『地域活性研究』5，地域活性学会，pp. 3-12.

指出一正（2016）『ぼくらは地方で幸せを見つける ソトコト流ローカル再生論』ポプラ社.

日本建築学会（2018）『建築雑誌』133（1708）.

播磨正弥（2017）「社会教育の問い直しと『新しい公民館像』への模索——守口市における公民館からコミュニティセンターへの流れの中で——」『日本公民館学会年報』（14），日本公民学会，pp. 15-22.

松木宏美（2014）「地域社会における『共創共食』型食育の実践的研究」『同志社政策科学研究』16(1)，同志社大学政策学会，pp. 119-137.

松下圭一（1986）『社会教育の終焉』筑摩書房.

村田ひろ子・政木みき（2016）「家族と食の関係は変わるか——『食生活に関する世論調査』から②——」『放送研究と調査』66(11)，NHK 放送文化研究所，pp. 2-21.

望月伸一（2010）「公共施設経営の現状と今後」『PHP Policy Review』4(30)，PHP 総合研究所，pp. 1-8.

Arthur D. Little Japan（2015）『買物弱者・フードデザート問題等の現状及び今後の対策のあり方に関する調査報告書』〈https://www.meti.go.jp/policy/economy/distribution/150427_report_2.pdf〉，2020年1月6日取得.

Wonderful Copenhagen（2017）*The End of Tourism as We Know It*〈http://localhood.wonderfulcopenhagen.dk/wonderful-copenhagen-strategy-2020.pdf〉，2020年1月6日取得.

大分大学福祉科学研究センター（2011）『コミュニティカフェの実態に関する調査結果［概要版］』〈http://www.hwrc.oita-u.ac.jp/publication/file/Text_2011_2.pdf〉，2020年1月6日取得.

総務省地域力創造グループ地域振興室（2014）『RMO（地域運営組織）による総合生活支援サービスに関する調査研究報告書』〈https://www.soumu.go.jp/main_content/000284562.pdf〉，2020年1月6日取得.

総務省地域力創造グループ地域振興室（2019）『平成30年度地域運営組織の形成及び持続的な運営に関する調査研究事業』〈https://www.soumu.go.jp/main_content/000607339.pdf〉，2020年1月6日取得.

内閣府地方創生推進事務局（2019）『令和元年度小さな拠点の形成に関する実態調査結果』〈https://www.cao.go.jp/regional_management/doc/about/r1jittaichosa.pdf.〉，2020

年 1 月 6 日取得.

三菱総合研究所（2011）『平成22年度「生涯学習施策に関する調査研究」社会教育施設の利用者アンケート等による効果的社会教育施設形成に関する調査研究』〈https://www.mext.go.jp/component/a_menu/education/detail/__icsFiles/afieldfile/2011/05/23/1306239_003.pdf〉，2020年 1 月 6 日取得.

文部科学省 HP「社会教育調査――平成30年度（中間報告）結果の概要――」の「調査結果の概要」を参照〈https://www.mext.go.jp/component/b_menu/other/__icsFiles/afieldfile/2019/07/31/1419658_03.pdf〉，2020年 1 月 6 日取得.

第9章

食の未来
——歴史学の視点からの一考察——

南　直人

はじめに
——歴史学と未来予測——

筆者の専門分野は歴史学（西洋史学）である．素直に考えると，歴史学は過去の出来事を研究する学問であり，未来予測は歴史学の範囲外であるといえるかもしれない．しかしたいていの歴史学の入門書には，歴史学は過去のことを対象とするけれども，同時に必ず現在の問題への関心と結びついており，純粋に過去のことのみを対象とする歴史学は成り立たないというような趣旨のことが書かれているはずである[1)]．その意味で歴史学の研究は現在の出来事と強く結ばれているということができる．では未来のことはどうであろうか．きわめて陳腐な表現だが，温故知新という言葉がこれに当てはまる．すなわち，未来のことを知りたければ過去を知らねばならないというわけである．たしかに，未来予測の根拠となる要素がしばしば過去の出来事の中にある場合がある．ただ，歴史学が必ず未来を正しく予測できるかというと，そう単純な問題ではない．例えば約30年前にベルリンの壁が崩壊したとき，1年以内に東西ドイツが再統一されるということを予測した歴史家は残念ながら数少なかった．当たり前のことであるが，未来予測は，例え過去のことを十分研究したとしてもきわめて困難なのである．しかしだからといって，未来予測は歴史家の任にあらずとして放棄してよいということにはならない[2)]．本章では，食の歴史学の観点から，未来の人類の食がどのような展開を遂げる可能性があるのかという問題について，1つの考察を試みてみたい．

そのさい参照したいのが，今から20年以上前の1990年代末ごろに出版されたある研究書である．日本の食文化研究のパイオニアである石毛直道氏を中心に，1982年から食文化研究を主導してきた「食の文化フォーラム」の研究成果をまとめた『講座食の文化』という叢書[3]があるが，その中の第7巻目にあたる『食のゆくえ』[4]がそれにあたる．ちょうど20世紀から21世紀への変わり目の時期に出版されたこの研究書では，新しい世紀の食がどのような変化していくかという問題に関して，大きくわけて社会の変化と技術の変化という2つの視点から考察が加えられている[5]．まだ20世紀末の段階での未来予測であるから，現在からみるとやや的外れな内容も含まれてはいるが，全体としてみると非常に示唆に富む内容の予想がなされており，2020年現在から2050年の未来予測を試みようとする場合には大いに参考になると思われる．

1　『食のゆくえ』で展開された未来予測

未来予測は一般的に楽観論と悲観論に大きくわけることができるが，序章（田村眞八郎）では，この両者のバランスをとり，従来18世紀末と19世紀末に行われた食料が不足するという悲観論的未来予測が，技術的革新によって克服されたこと，しかし21世紀がどうなるかに関しては予測困難であることを指摘する．序章に続く社会的変化を扱う第1章と技術面での変化を扱う第2章では論調はかなり異なっている．後者，すなわち技術的領域においては楽観論的叙述の傾向が大きいのに対して，前者すなわち社会的変化に関しては悲観論の方が前面に出ているといえる．これは，前者を執筆しているのがほとんど人文・社会科学系の研究者であり，後者は自然科学系の研究者の執筆が多いという違いによるものであることが一因であろう．しかしそれだけではなく，前者すなわち社会的課題を扱う第1章においては，長期的かつ解決困難な社会的課題との関連で食の未来が語られていることも，悲観論的論調が強まる1つの背景となっている．そうした問題は20年後の今日ますます拡大しており，その内容をすこし立ち入って紹介することは意味があると思われる．

第1章の内容を総説的に叙述している「第1節　［未来予測］社会的要因から考える」（疋田正博）では，いくつかの社会的変化が取り上げられている．まずは家族の変化に伴う食の風景の変化である．夫婦と子どもからなる典型的な家族の食事（＝共食）という理想像が崩壊し，個食・孤食が拡大するとともに，台所の風景も変化し，外食・中食がますます一般化していくという現象が指摘される．次に，社会全体の問題として，少子化・高齢化の進行と食の問題が取り上げられる．この問題は特に第2節「少子化・高齢化と食」（丸井英二）において詳しく説明されるが，第1節では，高齢化と個食・孤食化とが絡み合いつつ「独居老人が多種多様な『孤食食品』を開発してくれる食品産業や外食産業に，いまよりいっそう依存するようになるだろう[6)]」という予測が行われる．高齢化と並ぶ少子化については，婚外子に対する根強い差別が重要な一因として指摘されるが[7)]，この問題は第5節「女性の意識・役割の変化と食――食の変化を〈ジェンダー〉視点で読む」（見崎恵子）で取り上げられる，食の分野におけるジェンダー差別の問題と密接に絡んでくる．そこでは「性別役割分業体制の揺らぎ，解体が進むならば，女性と食との関係全体も変化するに違いない[8)]」とされている．このプロセスは少なくとも日本においては遅々として進んでおらず，それゆえ現在少子化はこの時点よりいっそう深刻化している．

第1節ではこのほか，「情報化社会と食のゆくえ」および「国際化社会と食のゆくえ」についても論じられている．執筆された1990年代はこの2つの傾向が顕著となっていく時期にあたるため，あまり具体的な食に関わる現象としては描かれていないが，前者については，食のブランド化やファッション化が指摘されており，後者については，日本の食状況が地球環境全体の問題と結びついているということが強調されている．とりわけこの地球環境問題と関連づけて，温暖化による食料生産への脅威拡大と食料危機の可能性，日本において顕著な「食料の無駄づかい（フードロス）」問題も言及されており，広い視点からの「食の未来」が著者によって展開されているといえる．

以上紹介してきたように，第1章の「社会の変化と食」では，未来の食の変化を左右するであろう家族の変化，少子高齢化，ジェンダー，情報化と国際化といった多様な問題が扱われているのに対し，第2章「技術・システムの進展と食」では，食品加工技術と食品流通システムの最近の変化を紹介して未来を予測するといったやや狭い範囲での叙述となっている．扱われている対象も食品関連産業にかかわる問題が大半で，第4節「ボランタリー・ライフ・ビジネスの登場」（斎藤隆）以外は生産の領域での問題ばかりが取り上げられており，生活にかかわる問題への視点がやや薄いように感じられる．これは第2章の執筆者が理系の研究者に偏っているという事情にもよるのであろうが，逆にいえばまだこの時点では，技術的側面から生活に関わる未来予測を行うという発想があまりなかったと言えるのかもしれない[9)]．

第1章，第2章とも，章末に文化社会学・比較文明学を専門とする高田公理氏による総括的な論説が加えられており，その内容は「食の未来」に関する同書のスタンスを大きく規定している．第1章の末尾（第7節「食生活・食文化の変化の背景」）では，20世紀がもたらした3つの矛盾（原子力に代表される巨大なエネルギーの制御困難性，先進国の飽食化・肥満と貧困国の飢餓，科学・技術の過度な専門分化と異分野間の交流困難）が食の分野でも深刻化するという悲観的な見通しが提示される一方で，少子高齢化に対しては，「今後，いっそうの情報産業社会化が進行すれば，ゆたかな経験をつんだ65歳以上の人口，いまなお家事労働に専念している女性たちが，新たな価値を生み出す才能や労働力として再評価される可能性がある[10)]」といった楽観的な展望も同時に述べられている．

第2章の末尾（第6節「技術・システムと食のゆくえ」）では，20世紀の科学・技術が食の「簡便化」と「趣味化[11)]」をもたらしたことが最初に示され，その後，未来の科学・技術の進歩が食の分野にどのような影響を及ぼすかについて，1997年の科学技術庁による『第6回技術予測調査』の内容が紹介されている．その内容は，遺伝子操作技術の進歩や食料増産技術の飛躍的前進，環境破壊防止のための効果的なシステムの実現，全世界的な地球環境保全対策の普及，などなどであり，一部実現しているものもあるが，全体的には今のところ夢物語といって良いようなものといえる．さらに高田氏は，グローバルな巨大企業の社会的責任の遂行や生活スタイルの改善による肥満問題の解決，地域ごとの食料生産の拡大による地球規模での食料危機の克服といった具体的な提言を行っている．ただ，これらも残念ながらまだまだ実現には程遠い．第2章で示されたやや楽観的な未来予測は，現在のところ，第1章で示された悲観論を克服できていないと言わざるを得ないのである．

同書は，続いて第3章「座談会：食――過去から未来へ」，終章「食と技術と人類史と」というように展開される．座談会は石毛直道氏をはじめ自由に討論がなされているが，その紹介は省略する．興味深いのは，文化人類学者の故吉田集而氏による終章「食と技術と人類史と」である．人類史という大きな切り口で食物の入手と調理・摂食の技術の発展史が紹介された後，「現在，人類は最悪のシナリオの上を走っているようにみえる．人口増加は現在の状況では止められない．いずれ，食物戦争が起こるかもしれない．餓死が増加するかもしれない．こうした痛みを感じてからしか実際的な対応ができないのかもしれない．おそらく手遅れに近い状態からの出発となるであろう[12]」と，きわめて悲観的な調子で未来予測が述べられている．そして「人類破滅のシナリオ」を回避するために，現在の産業構造の変革，国家システムからの脱却，便利で快適さを追求する近代西洋的なライフスタイルの相対化が必要であるとし，そのためには合理的な科学技術ではとうてい対応できず，食に対する根本的思想の転換が求められているとするのである．吉田氏はこうした「人類の未来を支える思想」については，「それがどのようなものなのかは，現在の私にはみえてこない[13]」と突き放しているが，そこから20年経過した現在においてこそ，吉田氏が示唆した「人類の未来を支える思想」がいっそう必要となっているのかもしれない．

以上，『講座食の文化』第7巻『食のゆくえ』の内容に即して，食の未来に関するさまざまな議論を紹介してきた．食に関わる問題は多岐にわたるため，単純には言えないとしても，大まかに分けると楽観論的な未来予測と悲観論的未来予測の両者が，複雑に絡み合いながら展開されていることがわかった．ただ，どちらも抽象的な議論に陥っているきらいがあり，未来への展望の具体的な中身がわかりづらくなっているようにも思われる．そこで，問題をより深く考えていくため，別の文献を参考にしてもう少し具体的に未来予測の論理を展開してみたい．

2　悲観論の一例
――ポール・ロバーツ『食の終焉』――

食に関わる未来予測の試みはグローバルな視点が必要であり，日本という一国に限定できる話ではないため，海外で刊行された著作が主とならざるをえない．現代の食のかかえるさまざまな問題を告発する文献としては，E. シュロッサーの『ファストフードが世界を食い尽くす[14]』や M. ポーランの『雑食動物のジレンマ[15]』，M. ネスル『フード・ポリティクス[16]』などが挙げられる．これらはいずれも，巨大な食品企業や工業化された農業が環境破壊や歪んだ食生活をもたらしているという今日の食をめぐる暗黒面をえぐり出し，このままでは危機的な事態が訪れるかもしれないという警告を発しており，その意味で悲観論的な未来予測を行っているといえる．そうした文献の1つで，より広い視野から未来への展望を提示しているのが，P. ロバーツ著『食の終焉』[17]である．著者ロバーツは，経済や環境問題など幅広い分野の問題を扱うアメリカ人ジャーナリストで，副題が示すように経済のグローバル化が食の領域に様々な危機的状況をもたらしていることを指摘している．その内容をかんたんに紹介しておこう．

著者は，技術革新による大量生産や効率性を追求するという経済モデルが現在の食システムに深刻な弊害をもたらす根本的な原因であるとする．それによれば，「自動車や家電製品の価格を押し下げてきた飽くなき技術開発や生産規模の拡大が，今では食品産業でも当然のように行われている」が，「そもそも食べ物はあまり大量生産に適して」おらず，「食そのものは基本的に経済現象ではない」のである[18]．それゆえ，現在の食システムは，先進国の過剰栄養と貧困国の飢餓，食の安全性の低下や栄養に起因する病気の拡大，食料生産の拡大に起因する地球環境の破壊，などといった巨大な弊害をもたらしてしまっている．

こうした問題意識によって描かれた本書の内容は，おおまかに3部に分かれている．① こうした弊害をもたらした現在の食システムが生み出されてきた経緯（歴史）とその実情（食品加工，小売革命，栄養過剰と健康リスクなど），② グローバルな食料流通がもたらした種々の弊害や慢性的な飢餓，土壌汚染や水不足などといった現在の食システムによる様々な弊害の考察，③ こうした現在の食システムを変革しようとする試み（遺伝子組み換え技術と有機農業）および未来の見通し，以上である．ここでそれぞれの内容を詳しく紹介することはできないが，著者が現在の食をめぐる深刻な状況を幅広く，まさに地球的視野で観察していることは十分に理解できよう．

こうした危機的な現状を前にして，どのような未来への展望が開けるというのであろうか．「エピローグ」では「希望の持てるシナリオとあまり希望の持てないシナリオの両方を紹介する」[19]とされているが，実際には圧倒的に悲観的な論調となっている．「私たちが目にするものは，来る日も来る日も，より新鮮でより多種多様な商品を，市場の要求に応えて少しでも安く供給するために限界まで働き続ける巨大なシステムの姿だ」が，「このような極限状態に置かれた食経済が，もしも許容限度を超える“万が一の事態”に遭遇したとき，瞬時にこのシステムは機能不全に陥り，棚やショーケースはあっという間に空になってしまうだろう[20]」．このような不吉な予想を述べた著者は，その「万一の事態」の例として，アジアで起こる可能性が高い鳥インフルエンザを取り上げる[21]．

これに対して，「希望の持てるシナリオ」として説明されているのは，ソ連崩壊により自給的な食経済を形づくることを強制されたキューバの例である．「これまで世界でただ一カ国，キューバだけが，持続可能なモデルに沿って，自国の食経済を作り変えるための包括的な努力を真剣に行ってきた[22]」．このキューバモデルは，「地域重視の食システム」と規定され，「国際的な食品業者や国内の供給業者に依存せず，できるだけ地域の食物資源に頼るような食システム」であり，「それは慎重に築き上げれば，現在のモデルよりも安全で，地球に優しく，エネルギー効率の良いシステムとなるはずだ[23]」とされるのである．こうした地域に密着した食経済は，たしかに部分的には，例えばドイツの諸都市で週に何日か開かれている露天市場[24]などにおいて実現しているといえる．しかしこうした「地産地消」の試みは，著者が指摘するように，「その対象は富裕層と消費者意識の高い一部の市民に限られ，一般消費者に受け入れられるところまではいっていない[25]」のが現実である．

もう1つの楽観的見通しを提供するのが「青の革命」と呼ばれる海洋資源の開発である．これはもちろん天然の水産資源の乱獲という意味ではなく，水産養殖業の発展によるタンパク源の供給拡大の可能性であり，地球環境の破壊につながりやすい食肉生産の代替手段として有効とされる．ただ古くから水産資源に大きく依拠してきた日本からみると，こうした水産養殖業の発展は必ずしも万能薬ではないとも思われる．養殖のために必要な飼料の問題や養殖魚の病気防止のための薬物の投与，さらには海洋汚染の原因になる可能性などといった問題がまだ十分に解決できていないからである．著者が指摘するように，肉消費の拡大による地球環境への悪影響を阻止することは今や差し迫ったものとなっていることは明らかだが，肉に代わるタンパク源という意味では，本書ではあまり指摘されていないが，昆虫食や培養肉の開発の方がより将来の可能性が大きいのではないかと思われる．

いずれにせよ，この『食の終焉』によれば「希望の持てるシナリオ」はかなり限定的であり，近い将来に現行の食システムが崩壊の危機に瀕し，その時点で何らかの対策を施してももはや手遅れになる可能性が高い．ただ本書では最後に，「私たちにはかつてないほどその危機（文明社会の崩壊）が迫っているが，最後には回避できる強い力も，おそらく私たちは持ち合わせているはずだ」として，「究極的には，自分自身の食管理を，自分自身の手に取り戻すこと」を呼びかけている[26]．こうした呼びかけは，悲観的な未来予想の中に一条の光を見出そうとする著者ロバーツのメッセージが込められているといえよう．

3　楽観論の一例
――ルース・ドフリース『食糧と人類』――

楽観論を代表して紹介したいのは，アメリカのコロンビア大学教授で環境地理学者のR. ドフリースが著した『食糧と人類』[27]である．ただひとこと断っておかねばならないのは，同書は決して，多くの人が主張するような，科学技術の発展によって食をめぐる危機が解決できるはずというような能天気な楽観論に与してはいないということである．同書の叙述が，「儲け主義のプロジェクトのために」ブラジルの熱帯雨林の大規模な破壊が行われていることへの告発から始まっているということがそれを明示している．ただドフリースは，そうした自然破壊が今に始まったことではなく，実は人類史を通じて何度も繰り返されてきたことを指摘し，なぜ，どのような経緯で人類が現在のように自然に手を加え，「確実に地球の姿を変えている」までに至ったのかを説明しようとする．

そのさい著者ドフリースは，そうした人類の現在に対する対照的な評価を指摘する．すなわち単純な楽観論と単純な悲観論である．前者は，「問題が起きたとしても，かならず技術で解決できる」，「人が創造性を発揮すれば天然資源を最大限に活用できるばかりか無限である」，「自然界にいっさいの制約はない」，「未来は安泰である」という主張であり，後者は，「ヒトがわがもの顔でのさばり続ければ，いずれ大惨事，飢餓，破綻を招く」，「資源は論理的には有限であり，人口が膨れすぎれば，やがて限界に達するか，かなり深刻な副次的作用によって文明は存続できなくなる」，「人類の未来は危うい」という主張となる[28]．著者はどちらにも与しない．「特定の時期や場所など，範囲を限定すればどちら側にも説得力がある」からである．著者はそこで「範囲を広げて長期的に見るとどうだろう」と提案する[29]．

ドフリースは，人類が食料を獲得する方法をより進化させていくプロセスを次のように説明する．最初は飢えをしのぐため最も手っ取り早い方法で食料を入手する（狩猟・採集）．やがて自然に手を加える方法（農耕・牧畜）が編み出される．「だが，どんなイノベーションも，いずれ壁に突き当たる」，「絶体絶命の危機にさらされ，自然のめぐみを活用する新たな方法が登場する」，「より多くの食料がもたらされ，文明は人口増加に対応できるようになる」，「そしてあるとき，さらに大きな壁にぶち当たる」，「このサイクルをくり返すごとに人口が増えて生息域が広がるので，試練はより厳しくなる」，「しかしそのたびに，何千年もの時をかけて，人類はなんとか切り抜けてきた[30]」，以上である．著者の言いたいことは明らかであろう．人類史の過去を振り返ってみると，食にかかわる危機が何度も襲来してきたが，これまでは人類はそれを新たな方法でなんとか乗り越えてきたのである．

同書では，人類史を通観しつつそれらの実例を紹介している．最初は狩猟・採集に基づく食料経済から農耕・牧畜への転換，次に定住生活による食料不足に対する古代文明の対処，さらに近代の人口急増に対する農業上の技術革新，最近の「緑の革命」などによる食糧増産などが説明される．もちろんドフリースは，農薬や化石燃料に頼る農業のあり方などに対して批判的なスタンスで語っており，幼稚で単純な科学技術礼讃とは全く異なったスタンスで叙述をすすめている．単純な楽観論ではない．じっさい歴史を振り返ると，「かつて栄光を極めた文明が終焉を迎えた」例は，イースター島のモアイの石像やマヤ文明の遺跡，アンコール・ワットの寺院遺跡などにみられるように，「人類史の中にごろごろ転がって」おり，「どの文明も高度な技術を背景に着実に人口を増やしたが，社会的な変化と生態学的な変化があいまってすさまじい反動が起こり，それに持ちこたえられず崩壊した[31]」のである．しかし「長期的な視点に立って」眺めると「まったく別の絵が見えてくる」．つまり「人間は旺盛な想像力を絶えず発揮して問題を解決しては，新たな問題を生み出してきた．すなわち「問題はかならず解決できるという楽観論とも，危機を警告する悲観論とも違うものが見えてくる」のである[32]．

では今後はどうなるのか．著者はこう語っている．「人類史上，これほどまでの飽食の時代を迎えたことは一度もなければ，これほどの人口拡大に成功した時代もない．そのいっぽうで，貧富の格差は広がりつづけ，自然界に手を加える規模はますます大がかりになり，糖分と脂肪分の多い食生活で不健康になっている．歴史をふり返れば，たしかに人類は行きすぎの危機から何度となく脱して復活を遂げている．はたして，この先もそうなるだろうか[33]」．この問いに対する答えをドフリースは明確には提示してはいない．ただ同書末尾で，著者は「どんな結果が待っているかは，だれにもわからない．これからも破綻の危機と方向転換はきっと起きるだろう．そのたびに人間は独創的な方法で地球のめぐみをうまく活用するに違いない．これまで積み重ねてきた創意工夫の成果とともに，生きる方法を学びつづけるだろう[34]」と叙述する．すなわち，最終的に著者は楽観論の方に傾いているようにみえるのである．

4 展　　望
――2050年の予測のために――

以上，食の未来についての悲観論と楽観論を紹介してきた．ここからわかるように，人類史というグローバルかつ長期的な視点に立って考えると，どちらの主張にも一理あり，いちがいにどちらかの立場に一方的に与することはできないと思われる．ただここで注目しておきたいのは，悲観論を展開するポール・ロバーツが最後に述べた「究極的には，自分自身の食管理を，自分自身の手に取り戻すこと」という言葉の重要性である．この論文集のテーマは「食生活のソーシャルイノベーション」であり，まさにこの「イノベーション」の中身は，「自分自身の手による食管理」ということではないかと思われるからである．また，楽観論に立場に立つルース・ドフリースの言葉「これまで積み重ねてきた創意工夫の成果によって生きる方法を学ぶ」という言葉も，その文脈で理解すると意味深いものとなる．2050年の日本と世界の食がどうなっているのか，どうなるべきなのか，楽観論・悲観論の両方を見すえつつこれから考えていかねばならない．このことは，新型コロナウィルスの感染拡大という新たな危機に直面しているわれわれ人類にとって最も重要な課題であるといえよう．

注

1）　歴史とは「現在と過去との間の尽きることを知らぬ対話」であるというイギリスの歴史家E・H・カーの有名な言葉がある（カー，E. H.（1962，初版）『歴史とは何か』

清水幾太郎訳，岩波書店〔岩波新書〕p. 40).

2）　筆者の師匠にあたる高名な西洋史家（イギリス近代史）の川北稔先生は，かつて「未来予測のできない歴史学は無意味である」という趣旨の発言をされたことがある．谷川稔・川島昭夫・南直人・金澤周作編（2019）『越境する歴史家たちへ――「近代社会史研究会」（1985-2018）からのオマージュ――』ミネルヴァ書房，pp. 326-329．筆者は，その当時はまだ若くその言葉の真意を理解することができなかったが，今では，歴史学はミクロの視点のみにこだわるのではなく，マクロの視点を持つべきだという師匠の言葉の意味をかみしめることのできる年齢には達している．

3）　石毛直道（監修）（1998-99）『講座食の文化』全7巻，財団法人味の素食の文化センター発行，農山漁村文化協会．

4）　田村眞八郎・井上如（責任編集）（1999）『食のゆくえ』味の素食の文化センター．

5）　同上，第1章「社会の変化と食」，第2章「技術・システムの進展と食」．

6）　同上，p. 47.

7）　ヨーロッパで出生率が改善している国々では婚姻外出生率が高いことが特徴的である．同上，p. 46.

8）　同上，p. 134.

9）　その斎藤論文の内容も，たとえば「生活システム化のカギを握るバーコード」（同上，p. 217）という表現にあるように，情報化という点では今日からみるとはるかに初歩的な段階での叙述である．この20年間に情報技術が驚異的なスピードで成長したことがこのことからも見て取れる．

10）　同上，p. 158.

11）　高田氏の考えでは「遊戯化」と同義である．詳しくは『講座食の文化』第5巻『食の情報化』の高田論文「情報化と食の文化」参照.

12）　田村・井上（責任編集）『食のゆくえ』p. 312.

13）　同上，p. 314.

14）　シュロッサー，E.（2001）『ファストフードが世界を食い尽くす』楡井浩一訳，草思社.

15）　ポーラン，M.（2009）『雑食動物のジレンマ』ラッセル秀子訳，東洋経済新報社.

16）　ネスル，M.（2005）『フード・ポリティクス――肥満社会と食品産業――』三宅真季子・眞理子訳，新曜社.

17）　ロバーツ，P.（2012）『食の終焉――グローバル経済がもたらしたもうひとつの危機――』神保哲生訳，ダイヤモンド社.

18）　同上，pp. 22-23.

19）　同上，pp. 40-41.

20）　同上，p. 490.

21）　しかし日本列島に住むわれわれは，すでに東日本大震災や近年の巨大台風によって，部分的ながらそうした事態を経験してしまっている．

22） ロバーツ，前掲書，p. 499.

23） 同上，p. 503.

24） 生鮮食品はこちらの方がスーパーマーケットよりずっと質がよく，食に対する関心の高い市民はこの市場で買い物をすることが多い．

25） ロバーツ，前掲書，pp. 505-506.

26） 同上，pp. 522，524.

27） ドフリース，R.（2016）『食糧と人類――飢餓を克服した大増産の文明史――』小川敏子訳，日本経済新聞社.

28） 同上，pp. 7-13.

29） 同上，p. 14.

30） 同上，pp. 15-16.

31） 同上，pp. 27-28.

32） 同上，p. 30.

33） 同上，p. 29.

34） 同上，p. 266.

参考文献

カー，E. H.（1962 初版）『歴史とは何か』清水幾太郎訳，岩波書店〔岩波新書〕.

斎藤隆（1999）「ボランタリー・ライフ・ビジネスの登場」石毛直道監修，田村眞八郎責任編集『食のゆくえ』（『講座食の文化』第 7 巻，第 2 章第 4 節）味の素食の文化センター．

シュロッサー，E.（2001）『ファストフードが世界を食い尽くす』楡井浩一訳，草思社.

高田公理（1999a）「情報化と食の文化」石毛直道監修，井上忠司責任編集『食の情報化』（『講座食の文化』第 5 巻，第 4 章第 1 節）味の素食の文化センター．

――――（1999b）「食生活・食文化の変化の背景」石毛直道監修，田村眞八郎責任編集『食のゆくえ』（『講座食の文化』第 7 巻，第 1 章第 7 節）味の素食の文化センター．

――――（1999c）「技術・システムと食のゆくえ」石毛直道監修，田村眞八郎責任編集『食のゆくえ』（『講座食の文化』第 7 巻，第 2 章第 6 節）味の素食の文化センター．

谷川稔・川島昭夫・南直人・金澤周作編（2019）『越境する歴史家たちへ――「近代社会史研究会」（1985-2018）からのオマージュ――』ミネルヴァ書房.

ドフリース，R.（2016）『食糧と人類――飢餓を克服した大増産の文明史――』小川敏子訳，日本経済新聞社.

ネスル，M.（2005）『フード・ポリティクス――肥満社会と食品産業――』三宅真季子・鼠理子訳，新曜社.

疋田正博（1999）「［未来予測］社会的要因から考える」，『食のゆくえ』（『講座食の文化』

第7巻，第1章第1節）石毛直道監修，田村眞八郎責任編集，味の素食の文化センター．

ポーラン，M.（2009）『雑食動物のジレンマ』ラッセル秀子訳，東洋経済新報社．

丸井英二（1999）「少子化・高齢化と食」，『食のゆくえ』（『講座食の文化』第7巻，第1章第2節）石毛直道監修，田村眞八郎責任編集，味の素食の文化センター．

見崎恵子（1999）「女性の意識・役割の変化と食――食の変化を〈ジェンダー〉視点で読む――」石毛直道監修，田村眞八郎責任編集『食のゆくえ』（『講座食の文化』第7巻，第1章第5節）味の素食の文化センター．

吉田集而（1999a）「食と技術と人類史と」石毛直道監修，田村眞八郎責任編集『食のゆくえ』（『講座食の文化』第7巻，第1章第7節）味の素食の文化センター．

――――（1999b）「終章」石毛直道監修，田村眞八郎責任編集『食のゆくえ』（『講座食の文化』第7巻，味の素食の文化センター．

ロバーツ，P.（2012）『食の終焉――グローバル経済がもたらしたもうひとつの危機――』神保哲生訳，ダイヤモンド社．

第10章

食品企業の経営戦略とソーシャルイノベーション

肥塚　浩

はじめに

食品企業が提供する商品およびサービスに対する顧客のニーズは，多岐にわたっている．したがって，食品企業は，商品である食品の栄養，美味しさ，満足といった価値，安全・安心のすべてにわたって提供するために，製造から流通・販売に至るまでのすべてのプロセスを適切に管理し続けることが求められる．例えば，食品の原料は自然界から得られるため，自然環境の保全に責任があり，製造プロセスにおいて環境や労働が適切であることが求められ，地球環境から社会の様々な関係に対応することは，当然のこととなっている．

さて，食品企業が経営戦略を策定する際には，使命やビジョンを踏まえたものである必要がある．ということは，企業を取り巻く環境をどのように認識するかが重要であり，それをビジョンに反映することが大切である．現在の企業経営において，ESG（Environment, Social, Governance）投資，SDGs（Sustainable Development Goals）といった考え方は特に重要であり，これらへの対応あるいは働きかけを行うわけで，社会課題の解決に企業が役割を果たすことが求められている．この点からすると，企業はソーシャルイノベーションの担い手であり，社会課題は経営戦略策定に影響をもたらしている．

本章では，味の素グループ，明治ホールディングス，日清製粉グループの3社を事例として検討し，食品企業が経営戦略において社会課題をどのように位置づけているのか，それをソーシャルイノベーションとしてどのように取り組んでいるのかを分析する．これらの分析から，食品企業の経営戦略の今日的特徴とその実践としてのソーシャルイノベーションの一端を明らかにする．

1　経営戦略におけるソーシャルイノベーション

経営戦略と使命およびビジョンの関係

企業の経営戦略の策定にあたって，企業を取り巻く環境の認識は重要である．現在，Volatility（変動性），Uncertainty（不確実性），Complexity（複雑性），Ambiguity（曖昧性）の4つのキーワードで語ることが増えており，VUCA 時代という言われ方もしている[1]．企業を取り巻く環境の認識はもちろん重要であるが，そもそもの前提として，企業の使命とビジョンをどのように踏まえているかは同様に重要である．

企業の使命とは，企業の設立の目的を創業者あるいは経営者がステークホルダーに向けて明示するものであるが，それは当該企業が社会に対して提供する価値が柱となっていることが多い．また，企業が事業をステークホルダーとともにどのように提供するかを示したりする．

ビジョンは，企業が中長期的になりたい姿，すなわち生み出す価値はどのようなもので，それをどのように提供するのかを明示するものである．中長期的の期間は様々であるが，10年先，20年先といった期間の場合，一定の具体性を持っているが，もっと長期になるとかなり抽象的なものとしてステークホルダーに受け取られることになる．ビジョンは使命の具体化としての位置づけを有しており，使命を中長期的にどのような事業の姿として見せるのかという関係にある．

経営戦略は，自社を取り巻く環境変化に対応しながら，長期的な目標を達成するために，組織内部の資源をどのように活用するのかについての企業活動の基本指針である．また，企業を取り巻く環境と組織内部の資源を適切に認識した上で，経営資源の活用のありように関する方向性を示すものである．企業を取り巻く環境の認識には機会と脅威の視点，組織内部の資源の認識には強みと弱みの視点が重要である．

ビジョンと経営戦略の関係であるが，ビジョンで明示される中長期的ななりたい姿に，中期的な期間で到達するために策定される方向性を示すものが経営戦略である．企業が中長期的に発展・成長を遂げていくには，使命，ビジョン，経営戦略の3つを明快な関係でもって表すことが必要である．また，経営戦略の策定において，使命とビジョンに常に立ち返ることが大切であり，ビジョンの見直しにあたっては使命の実現という視点で行う必要がある[2)].

社会課題の解決と企業の社会的責任

ビジョンや経営戦略を策定するに際し，企業を取り巻く環境をどのように認識するかがたいへん重要である．環境には，まず，顧客または消費者や企業間の競合関係に代表される市場および，製品やサービスの構成要素を提供するサプライヤーとの関係を含む産業がある．次に，市場や産業に直接あるいは間接に関係して規制を行ったり，支援を行ったりする政府や地方政府がある．さらに，社会関係のみならず，企業が活動を行う場である事業所などが使用する空気，水，エネルギー等の自然環境がある．自然環境は，単に存在しているのではなく，地球という限られた中で，人間の活動に影響を与えつつも，逆に影響を受けている．ということは，この自然環境は，社会関係と強く関係している自然環境であり，企業が活動する場であると同時に，企業の活動に大きな影響を与えているとの認識が必要である．

企業は，こうした広範な諸関係との中で，ヒト・モノ・カネといった経営資源のインプットとアウトプットを行っており，自然環境や社会関係がその活動と成果に大きな影響を及ぼしているとの認識が大切である．こうした認識は年々高まっており，例えば，投資の世界においてESG投資が重視されるようになっている．また，国連が2015年9月に採択したSDGsは，2030年に向けた持続可能な開発と行動を17の目標と169のターゲットで示しており，企業にとってコミットすることは重要であるとの認識が急速に広がっている[3)].

企業は，企業活動を通じてその目的を達成する上で，社会課題の解決に資することが求められる時代になっている．言い換えれば，企業活動によって利益を上げることは必要不可欠であるが，それにとどまらず，社会課題の解決をも図ることが企業の社会的責任とされているのである．この認識からビジョンや経営戦略に社会課題の解決を視野に入れ，経営戦略に具体的な達成目標と結びついた取り組みを入れる必要がある．ちなみに，社会課題の解決が経営戦略に明確に位置づいていることをM. E. ポーターはCSVという概念で説明している[4)].

経営戦略の実践とソーシャルイノベーション

経営戦略は企業の長期的目標を達成するための基本指針であり，企業活動は基本指針の具体化として展開される．企業活動は経営戦略の実践であるが，そこで企業を取り巻く環境に企業組織の資源を使用して働きかけ，環境に適応ないし環境を変化させることによって成果を上げることが求められる．環境に適応するにせよ，環境を変化させるにせよ，自社の競争優位を獲得するということは，イノベーションとして理解できる．こうした経営戦略の実践において競争優位を獲得するには，通常，何らかのイノベーションがあるということである．

J. A. シュンペーターのイノベーションの定義を，本稿の趣旨にあうように表現すると，① 商品あるいはサービスを新しくする（新商品開発），② 商品あるいはサービスを生み出すプロセスを新しくする（生産工程の革新），③ 商品あるいはサービスを提供する資源を新しくする（原材料の革新），④ 商品あるいはサービスの提供方法を新しくする（マーケティングの革新），⑤ 商品あるいはサービスの提供する仕組みを新しくする（マネジメントの革新）という5つである[5)]．経営戦略の実践において，上記のいずれかあるいは複数を組み合わせたイノベーションによって，企業を取り巻く環境に適応するかあるいは変化をもたらすことが可能である．

企業が社会課題の解決をもたらすイノベーションはソーシャルイノベーションとして理解することができる．言い換えれば，こうした場合，経営戦略の実践プロセスにおいてソーシャルイノベーションの実践として説明することが適切である．

2　食品企業を取り巻く環境とイノベーション課題

食品企業を取り巻く環境

食品企業は，食品それ自体はもちろん，食品の原材料の段階から顧客に届き，さらには消費した後の廃棄物処理を含む各段階でのプロセスのすべてに関わる安全と環境への負荷が問われている．また，食品を取り扱う企業でのすべての労働もまた，適切であることが求められている．

食品の安全の前に，食の安全について見ておくと，食べられないという飢餓の問題，肥満や痩せすぎや偏食といった食べ方の問題といった危険をどう避けるのかが問われている．食品の安全では，食品およびその包装に関する有害物質がどの程度含まれているのかが問題となる．端的にいうと，絶対安全な食品というものは存在せず，場合によっては毒になりうるのであって，摂取量や吸収量によって，食品が人の健康を害する可能性がある．こうしたリスクを最小限にするため，科学的根拠に基づくリスク管理を行うことが求められており，農林水産省では，危害分析・重要管理点（HACCP）手法や農業工程生産管理（GAP）の導入を広く強く推奨している．また，同省は輸入食品について，その安全性確保のために検査体制を強化している．いずれの食品企業にとっても，こうしたリスクを適切に管理することは必要不可欠となっている[6)]．

食品は基本的に自然環境からその原材料を得ていることから，自然環境の保全は食品企業にとって重要性が極めて高い．この点では，地球環境そのものが食品企業を取り巻く環境であり，地球環境問題を構成する大気・水質・土壌の汚染，温暖化・海面上昇・凍土融解，生物多様性の減退・生態系の破壊などすべての現象が食品の原材料生産に影響を及ぼしている．また，地球環境は，人間の活動によって大きな影響を受けており，自然の修復可能性の限界に直面しつつあることも，食品企業を取り巻く環境として重要である．さらに，原材料生産において，人間の労働が重要な役割を果たしているのだが，農林水産業に従事する，先進国はもとより，新興国や途上国での重労働や子どもによる労働といった問題も見過ごすことができない事態となっている．

食品企業の社会課題とソーシャルイノベーション

イノベーションの5つの方法は，食品の開発，生産プロセス，原材料，販売，これらすべてに関係する管理をどのように推進するのかにすべて対応している．こうしたイノベーションは，対象から分かるように，自然環境および社会関係に強く影響を及ぼすとともに，及ぼされる．

食品企業は，地球環境問題としての気候変動に取り組むCOP，生物多様性確保に取り組む生物多様性条約やカルタヘナ議定書，野生動植物の保護に取り組むワシントン条約やラムサール条約，オゾン層保護に取り組むウィーン条約やモントオール議定書，廃棄物や化学物質の管理に取り組むバーゼル条約やロッテルダム条約などに，明確な態度と行動が求められている．これらは地球環境問題およびそれへの取り組みであるが，地球環境問題が人間の活動によって大きな影響を受けていること，したがって，地球環境問題の解決に人間の活動のありようが大きく影響するという点からも社会課題である[7)]．

食品企業は，自らのイノベーションによって，食品それ自体および食品の原材料から顧客の手に渡り，さらに食品廃棄物の処理までのすべてに渡って，地球環境への負荷を減少ないし無くしていくことが求められている．すなわち，食品企業のイノベーションは，今やソーシャルイノベーションの側面が強くなっている．これは，食品という存在が，単に栄養や美味しさを求められるというだけでなく，そのすべてに渡って，自然環境と社会関係に強く影響されているからである．また，食品の安全性は食品を食べる一個人の問題というだけでなく，社会全体の大きな関心を呼んでいることが影響している．

食品は，個人あるいは家族が家庭で調理を行って食べる内食だけでなく，様々な飲食店で食べる外食，スーパーやコンビニエンスストア等で調理されたものとして購入可能な中食といったように，食べる方法の多様化が進展している．食品は，圧倒的に流通業や小売業の企業，飲食業の企業を通じて，人々に供せられることから，個人的営為ではなく，事業を通じて提供されることから，食品をめぐる社会課題として認識されるに至っている．したがって，食品企業の事業課題は，その多くが社会課題でもあり，その解決のための実践はソーシャルイノベーションとしての性格を強めている．

3　味の素グループに見る経営戦略とソーシャルイノベーション

使命・ビジョン・経営戦略

味の素グループ（以下，味の素と略す）は，1907年に二代鈴木三郎助が合資会社鈴木製薬所を設立したことに始まり，創業112年である．現在（2019年３月期決算）の売上高は１兆1274億円，純利益390億円，連結従業員34504名となっている．事業毎の売上高は，日本食品3751億円，海外食品4925億円，ライフサポート1091億円，ヘルスケア1364億円，その他271億円である．国内売上高は4848億円（43%），海外売上高は6426億円（57%）であり，すでに海外売上高の方が多くなっている．ちなみに，日本食品の内訳は調味料・加工食品，冷凍食品，コーヒー類で，海外食品の内訳は調味料・加工食品，冷凍食品，加工用う

まみ調味料・甘味料である.[8)]

さて，味の素は使命とビジョンを定めるともに，その取組みをASV（Ajinomoto Group Shared Value）と称している．コーポレートメッセージを「Eat Well, Live Well」とし，使命を「私たちは地球的視野にたち，“食”と“健康”，そして，明日のよりよい生活に貢献します」としている．使命に，地球的視野を入れていること，食と健康とよりよい生活に貢献することを明記している．ビジョンでは，先端技術とグローバルでかつ専門性の高い企業になりたい姿として描いている．ASVでは，「創業以来一貫した，事業を通じて社会的価値と経済価値を共創する取り組み」を行っているとしている．さらに，従業員が行動する際の基本的考え方や姿勢として，味の素グループWayを，「新しい価値の創造，開拓者精神，社会への貢献，人を大切にする」としている.[9)]

こうした使命とビジョンなどを掲げた上で，経営戦略として中期経営計画（2017〜2019）を策定している．味の素の戦略課題は次の4つである．第1に味の素グループが解決すべき社会課題と目指す創造価値，第2に事業活動と社会価値・経済価値のつながり，第3に「確かなグローバル・スペシャリティー・カンパニー」に向けたロードマップ，第4に2017-2019中期経営計画で目指す事業の方向性を示している．事業の方向性として，食品分野では，地域ポートフォリオの強化による確実なグローバル成長を実現し，アミノサイエンス分野では，スペシャリティの確立により事業ポートフォリオを強化することを事業の方向性としている．前者では既存地域における現地適合の進化と新地域の外部連携による開拓によって，後者では独自素材を活用した顧客適合でのソリューションサービスの構築・提供によって実現するとしている．いずれにせよ，同社は，第1に社会課題の解決，第2に事業活動と社会価値のつながりを明示しており，同社が社会課題の解決を戦略課題の4つのうちの2つ，しかも第1と第2に据えていることが特徴的である.[10)]

経営戦略における社会課題

味の素の経営戦略における社会課題を具体的に見ていく．解決すべき社会課題として，健康な生活とともに，食資源と地球持続性を挙げている．食資源は食資源の枯渇とフードロス，地球持続性は地球温暖化と水資源の枯渇と廃棄物増加をその内容としており，これらの解決のための4つの価値創造ストーリー

を描いている.[11)]

事業活動と社会価値のつながりは，次のとおりである．まず，事業活動として，① おいしくからだに良い食で，健康づくり，② つながり，多様なライフスタイル，③ 地域・地球との共生，④ 多様な人財による地域との価値共創の４つを事例としている．このうち，地域・地球との共生のために資源を最大活用するバリューチェーンの構築を具体的内容とし，これを地球環境への負荷を低減（調達・生産・消費を通した環境課題の解決）という社会課題の解決につなげるとしている．また，この事業活動は同時に約100億円のコスト削減という経済価値につながるとしており，事業活動が社会価値と経済価値の両方を実現するものとして位置づけられている.[12)]

味の素は，ASVを通じた価値創造能力に実質的な影響を及ぼすマテリアリティを設定しており，それぞれの機会とリスクに対して，SDGsの目標を貢献する取り組みを行っている．具体的には，製品の安全・安心の確保，健康・栄養課題への貢献，生活者のライフスタイルの変化に対する迅速な提案に対して，SDGsの② 飢餓をゼロに，③ すべての人に健康と福祉を，⑰ パートナーシップで目標を達成しようの３つの目標設定を行っている．持続可能な原材料調達，フードロスの低減，気候変動への適応とその緩和，資源循環型社会への貢献，水資源の保全に対して，SDGsの② 飢餓をゼロに，⑥ 安全な水とトイレを世界中に，⑦ エネルギーをみんなに そしてクリーンに，⑫ つくる責任 つかう責任，⑬ 気候変動に具体的な対策を，⑭ 海の豊かさを守ろう，⑮ 陸の豊かさも守ろう，⑰ パートナーシップで目標を達成しようの８つの目標設定を行っている．多様な人財の活躍，ガバナンスの強化，グローバルな競争強化への備えに対して，SDGsの⑤ ジェンダー平等を実現しよう，⑧ 働きがいも経済成長もの２つの目標設定をしている.[13)]

社会課題の解決としてのソーシャルイノベーション

次に，味の素のソーシャルイノベーションとして，食資源と地球持続性という社会課題に対して，① 原材料の持続可能な調達，② 気候変動への対応，③ 資源循環型社会実現への貢献を推進している．①では，100％持続可能なパーム油と紙の調達を2020年度までの目標としている．②では，金融安定理事会による気候関連財務情報開示タスクフォースの提言への賛同署名を2019年に行

表10-1　味の素グループのASVを通じた価値創造能力に実質的な影響を及ぼすマテリアリティと取り組み事例

マテリアリティ項目	主要な取り組み事例	SDGs目標
製品の安全・安心の確保	うまみ味・MSGの価値共有のためのコミュニケーションを強化	2
健康・栄養課題への貢献	当社グループ製品が満たすべき栄養基準の整備	3
生活者のライフスタイルの変化に対する迅速な提案	スマートな調理等，簡便ニーズに対応した製品・サービスの拡充	17
持続可能な原材料調達	重要原材料の特定と責任ある調達（紙，パーム油，かつお等）	2　6
フードロスの低減	デジタルを活用したSCMの高度化・効率化	7　12
気候変動への適用とその緩和	TCFDに対応した情報開示（シナリオ分析等）	13　14
資源循環型社会実現への貢献	容器包装のSR推進（プラスチック廃棄物の削減等）	15　17
水資源の保全	水源の森林整備，排水処理技術の開発	
多様な人財の活躍	ダイバーシティ推進に向けた組織風土改革	5
ガバナンスの強化	コーポレート・ガバナンス体制の強化	8
グローバルな競争激化への備え	バリューチェーン再構築（生産体制再編）	

出典）味の素グループ・ウェブサイト「統合報告書2019」より作成.

い，調味料や食品の主原料や需要が気候変動によってどのように変化するのかのシナリオ分析を実施している．③では，プラスチックを資源として循環できるようにして，2030年までにプラスチック廃棄物ゼロ化を目指した取り組みを行っている．

このように，味の素は，使命とビジョンを踏まえた経営戦略において，社会課題の解決を具体的に取り組んでおり，それはソーシャルイノベーションとしての取り組みであると言える．また，同グループは，経済価値と社会価値の両方を創造することのための戦略的な取り組みをASVとして推進しているが，同グループを構成する各社およびそこで働く一人ひとりが順守すべき考え方と行動のあり方を味の素グループポリシー（AGP）として明示している．AGPは，同グループで働く従業員の行動規範であるとともに，その順守をステークホルダーに約束するものとして位置づけている．同グループは，使命やビジョンの実現に向けて従業員がどのように行動すべきかを明確にしている点で，先進性を有している．

4　明治ホールディングスに見る経営戦略とソーシャルイノベーション

使命・ビジョン・経営戦略

明治ホールディングスは，1916年に明治製菓の前身である東京菓子株式会社が設立されたのが始まりであり，創業103年である．現在（2019年３月期決算）の売上高は１兆2543億円，純利益618億円，連結従業員１万7608名となっている．事業毎の売上高は，食品セグメント１兆566億円，医薬品セグメント1986億円となっている．前者は，発酵デイリー3301億円，加工食品1766億円，菓子1222億円，栄養851億円，海外471億円，その他国内子会社2953億円である[14]．

さて，明治ホールディングスは，グループ理念，経営姿勢，行動指針の３本柱と企業行動憲章を定め，これらをグループ理念体系としている[15]．グループ理念として，使命を「『おいしさ・楽しさ』の世界を拡げ，『健康・安心』への期待に応えてゆくこと」とし，願いとして，「『お客さまの気持ち』に寄り添い，日々の『生活充実』に貢献すること」，「『食と健康』のプロフェッショナルとして，常に一歩先を行く価値を創り続けます」としている[16]．

明治ホールディングスは，企業行動憲章において，顧客，従業員，取引先と株主・投資家という直接のステークホルダーと，地球環境と社会という間接のステークホルダーとの関係において，企業としてどう行動すべかを明示している．この企業行動憲章に則り，各種の方針・宣言・ガイドラインを定めている．方針として，人権，労働安全衛生，調達，環境，税務，腐敗防止と食品栄養ラベリングを定め，宣言として，消費者志向自主と健康経営を定めている[17]．

明治ホールディングスは，2026年ビジョンを定めている．目指すべき企業グループ像を，「明治グループ100年で培った強みに，新たな技術や知見を取り入れて，『食と健康』で一歩先を行く価値を創造し，日本，世界で成長し続ける[18]」としている．そして，具体的数値として，営業利益成長率１桁台半ば以上（年平均），海外売上高比率20％以上，ROE10％以上維持の３つを挙げている．重点方針として，① コア事業での圧倒的優位性の獲得，② 海外市場での成長基盤の確立，③ 健康価値領域での新たな挑戦，④ 社会課題への貢献の４つを挙げている．さらに，事業ビジョンと経営基盤ビジョンとCSRビジョンの３つを定めている．このうち，事業ビジョンは重点方針の①から③で構成され，CSR ビジョンは重点方針の④である[19]．

明治ホールディングスは，使命において，美味しさと楽しさとともに，健康と安全の価値を重視していることを明らかにしている．また，ビジョンにおいて，食と健康で一歩先を行く価値の創造を掲げ，ここで先進性を発揮しながら，将来なりたい姿としているのである．

明治ホールディングスの2020中期経営計画では，基本コンセプトを継続的戦略課題への取り組みと成長に向けた新たな挑戦としている．次に，2020年の具体的数値目標を掲げた上で，重点方針を① コア事業（食品セグメントと医薬品セグメント）での高シェアと高収益の実現，② 海外市場での成長基盤の確立に向けた積極的な事業拡大，③ 健康を軸とした新たな価値領域（健康・予防）での仕掛け（グループの強みとオープンイノベーション），④ 構造改革の継続的な実行と個別事業課題の克服，⑤ 経営基盤の進化と CSR の推進の 5 つとしている[20]．

経営戦略における社会課題

明治ホールディングスの経営戦略における社会課題については，明治グループサステナビリティ2026ビジョンで設定した KPI を着実に達成することで社会課題の解決に貢献していくとしている[21]．そこで，サステナビリティ2026ビジョンを見てみる．

サステナビリティ2026ビジョンでは，「こころとからだの健康に貢献」，「環境との調和」，「豊かな社会づくり」の 3 点から事業を通じた社会課題の解決に積極的に貢献するとなっている．「こころとからだの健康に貢献」では，健康・栄養の社会課題として健康な食生活への貢献と超高齢社会への対応，発展途上国における栄養改善，医薬品の安定供給，感染症対策を挙げ，安全・安心の社会課題として商品における安全・安心の確保を挙げている．「環境との調和」では，脱炭素社会の社会課題として二酸化炭素排出量の削減，循環型社会の社会課題として環境負荷の低減，水資源の社会課題として水資源の確保，生物多様性の社会課題として地域生態系の保護を挙げている．「豊かな社会づくり」では，人材の社会課題として多様性の尊重と人材育成と働きやすい職場づくり，社会の社会課題として人権の尊重，ステークホルダーとの対話，社会貢献活動の推進を挙げている．共通する分野では，持続可能な調達活動の社会課

表10-2　明治ホールディングスの社会課題のマテリアルへの取り組み

CDR 重点テーマ	ドメイン	SDGs 目標	社会課題	取り組み目標
こころとからだの健康に貢献	健康・栄養	2　3　4	健康な食生活の実現	健康志向商品，付加価値型栄養食品
	安全・安心	3　12	製品における安全・安心の確保	GFSI 承認規格の取得を2020年までに国内全工場に拡大
環境との調和	脱炭素社会	7　13	CO2 排出量の削減	国内の CO2 排出量を2030年度までに2013年度比15%以上削減
	循環型社会	12	環境負荷の低減	
	水資源	6　14	水資源の確保	国内の水使用量を2030年度までに2013年度比20%以上削減を目指す
	生物多様性	6　15	地域生態系の保護	
豊かな社会づくり	人　材	5　8　10	多様性の尊重と人材育成	2017年度の2.6%の女性管理職比率を2026年度までに10%以上を目指す
	社　会	8　10　17	人権の尊重	研修等での人権研修受講率100%
共　通	持続可能な調達活動	8　12　15　17	人権・環境に配慮した原材料調達	トレーサブルカカオの拡大
				2023年度までに RESO 認証パーム油への100%代替
				2020年度までに森林認証紙等及び古紙を含む紙原材料使用率100%

出典）明治ホールディングス・ウェブサイト「統合報告書2019」より作成.

題として人権・環境に配慮した原料調達と安定調達の取り組みを挙げている[22].

社会課題の解決としてのソーシャルイノベーション

明治ホールディングスのサステナビリティ2026ビジョンは上記したように，KPI を設定した上で，どのような取り組みを行ったのか，その成果はどのようなものかを毎年明らかにしている．また，それぞれの社会課題の解決が SDGs の17の目標のどれに貢献することになるかも示している．例えば，健康な食生活への貢献という社会課題については，健康な食生活に貢献する商品の創出を目標とし，2018年度実績として健康志向商品を47上市し，付加価値型栄養食品を32上市している．具体的には，乳酸菌やカカオの健康成分を生かした商品の開発，新規健康素材を活用した商品の開発，低糖質・低脂肪・低カロリー等の商品の開発，スポーツ栄養商品・乳幼児栄養商品・メディカル栄養商品の開発，高付加価値の乳幼児用ミルクを通して健全な発育に貢献などによって，これらの成果を上げたわけである．ちなみに，健康・栄養の社会課題は，SDGsの② 飢餓をゼロに，③ すべての人に健康と福祉を，④ 質の高い教育をみんなに貢献すると位置づけている[23)]．

また，人権・環境に配慮した原料調達の取り組みについては，① トレーサブルカカオの拡大，② RSPO（Roundtable on Sustainable Palm Oil：持続可能なパーム油のための円卓会議）認証パーム油への代替と2023年度までに100％，③ 森林認証紙および古紙を含む紙原材料の使用率を2020年度までに100％などを目標とし，2018年度実績として，それぞれ前年比約10％減，約２％代替，55.3％の実績となっている．具体的には，①ではカカオ調達ガイドラインに基づく調達やカカオ生産国における森林を守るための活動，②ではパーム油調達ガイドラインに基づく調達や2016年にRSPOに加入して100％に向けた計画的代替，③では2018年に紙調達ガイドラインを制定してFSC（Forest Stewardship Council：森林管理協議会）の認証紙および古紙利用などの環境に配慮した紙の使用範囲の拡大を推進した．ちなみに，人権・環境に配慮した原料調達の取り組みの社会課題は，SDGsの⑧ 働きがいも経済成長も，⑫ つくる責任つかう責任，⑮ 陸の豊かさも守ろう，⑰ パートナーシップで目標を達成しように貢献すると位置づけている[24)]．

このように，社会課題の解決に資するソーシャルイノベーションを実践している．明治ホールディングスは事業活動を通して社会課題の解決を図るとしているが，まさにこうした活動によって実践しているのである．

5　日清製粉に見る経営戦略とソーシャルイノベーション

使命・ビジョン・経営戦略

日清製粉グループ（以下，日清製粉と略す）は，1900年に正田貞一郎らによって館林製粉株式会社が設立されたことに始まり，創業119年である．現在（2019年３月期決算）の売上高は5653億円，純利益は223億円，連結従業員6760名となっている．事業毎の売上高は，製粉2459億円，食品2588億円，その他606

億円である．なお，2019年10月末の2020年度第２四半期決算報告によると，2020年３月期決算の売上高は7150億円，純利益220億円と予想されており，これは海外製粉企業や国内中食企業の買収効果である[25)]．

さて，日清製粉は，「信を万事の本と為す」と「時代への適合」を社是とし，「健康で豊かな生活づくりに貢献する」ことを企業理念とし，グループ全体の「長期的な企業価値」の極大化を経営の基本方針としている．また，長期ビジョン「NNI “Compass for the Future” 新しいステージに向けて～総合力の発揮とモデルチェンジ」を2018年に制定している．ちなみに，NNI とはニューニッシンイノベーションの略称である[26)]．

さて，この長期ビジョンは，創業以来の価値観＝社是を大切にしながら，10年後，20年後を見据えて，成長戦略を推進し，長期的な価値の極大化を図っている．未来に向けて目指す姿として，① 安全・安心を最優先に多様な製品やサービスをお客様・消費者の皆様に安定的にお届けする，② グループ総合力を結集したイノベーションを通じて社会に新たな価値を提供する，③ 自由な発想とボーダレスな思考に溢れた活気ある企業グループとして，新たなことに挑戦する風土を改めて醸成し，高い収益性と着実な成長性を生み出す原動力としていくを掲げている．そして，これらを通じて，“未来に向かって，「健康」を支え「食のインフラ」を担うグローバル展開企業” として，更なる発展を目指すとしている[27)]．

日清製粉の現在の経営戦略は，2015年に策定した「NNI-120Ⅱ」（バージョンⅡ）である．2012年に策定したNNI-120 に比べて，トップラインの拡大から，ボトムラインを重視した収益基盤の再構築へ大きく舵を切ると述べており，売上高重視から純利益重視に戦略課題を変更している．そのための基本戦略として，コア事業の収益基盤の再構築や買収事業を含めた自立的成長などを掲げている．また，こうした戦略を実践することによって，企業価値の向上を図ると同時に，法令遵守，食品安全，環境保全などの社会的責任を果たすと述べている．このように，売上高重視から純利益重視に戦略重点を変更すること，コア事業強化のためM&A を積極的に行うという内容になっている．M&A については，以前から行ってきたが，2016年に中食企業のジョイアス・フーズを買収，2019年２月にオーストラリア最大の製粉企業アライドピクナルを約459億円で買収，2019年７月に中食企業のトオカツフーズを連結子会社化（2012年に資本業務提携）するなど，中食市場強化とグローバル化のためのM&Aを次々に行っている[28)].

経営戦略における社会課題

日清製粉の経営戦略においては，NNI “Compass for the Future”で掲げた持続的な循環成長に向けた取り組みとして，人口動態，環境と食資源，食と健康，第4次産業革命，グローバル化の5つを社会課題として捉え，事業機会に変えることとしている．人口動態では，世界人口増加・日本人口減少，高齢化，人手不足，都市への人口集中，インバウンド・外国人材の増加を具体的課題としている．環境と食資源では，地球温暖化，廃棄物汚染，食資源の枯渇を具体的課題としている．食と健康では，安全性の意識増大，健康志向，食嗜好の多様化，食の技術革新，異業種参入を具体的課題としている．第4次産業革命では，自動化・AI技術，Eコマース・物流の高度化を具体的課題としている．グローバル化では，国際貿易交渉の進展，新興国市場の拡大，地政学上のリスクを具体的課題としている[29)].

日清製粉は，企業理念に基づくCSRの考え方を整理し，CSRの5つの重要課題を特定し，CSRを経営戦略に統合するとしている．5つのCSR重要課題は，① 安全で健康的な食の提供と責任ある消費者とのコミュニケーション，② 安定的かつ持続可能な原材料の調達の推進，③ 食品廃棄物・容器包装廃棄物への対応，④ 気候変動および水問題への対応，⑤ 健全で働きがいある労働環境の確保である．また，同社は5つのCSR重要課題のそれぞれをSDGsと関連づけており，①は③ すべての人に健康と福祉を，②は⑭ 海の豊かさを守ろうと⑮ 陸の豊かさも守ろう，③は⑫ つくる責任つかう責任，④は⑬ 気候変動に具体的対策をと⑥ 安全な水とトイレを世界中に，⑤は⑧ 働きがいも形成成長もと⑤ ジェンダー平等を実現しようを掲げている[30)].

社会課題の解決としてのソーシャルイノベーション

日清製粉のソーシャルイノベーションとして，例えば，安全で健康的な食の提供と責任ある消費者とのコミュニケーションでは，安全で健康的な食の提供として，高まる健康意識をサポートする製品として「日清から揚げ粉　減塩タイプ」や「わたし思い　野菜を食べる生パスタ　緑のソース」を開発している．

表10-3　日清製粉グループのCSR重点課題と対応するSDGs目標

CSR重要課題	SDGs目標
安全で健康的な食の提供と責任ある消費者コミュニケーション	3
食品安全の確保，適切で誤解を与えない食品表示	
責任あるマーケティングの推進	
消費者の健康的な食事や健康増進に資する製品・技術の開発等	
安定的かつ持続可能な原材料の調達推進	14　15
食品廃棄物，容器包装廃棄物への対応	12
食品廃棄物の排出量削減	
プラスチック製容器包装の再検討	
気候変動及び水問題への対応	13　6
エネルギー効率向上・CO2排出量削減，省エネルギー技術の開発，HFC冷媒の段階的な廃止	
水リスク対応等	
健全で働きがいのある労働環境の確保	8　5
ダイバーシティ推進，適正な労働時間管理，ハラスメントの禁止	
労働安全衛生の確保，児童労働及び強制労働の排除	
腐敗・贈収賄等の防止等	

出典）日清製粉グループ・ウェブサイト「CSRの考え方とマネジメント」より作成．

また，安定的かつ持続可能な原材料の調達の推進では，日本最大の製粉工場である鶴見工場において，大型穀物船の接岸が可能な専用岸壁および大型小麦サイロを有することによって，地震や津波などの自然災害からの事業リスクを最小にする仕組みを構築している[31]．

こうした活動によって，環境保全と社会的責任に関する目標を掲げるとともに，その実績について，毎年，社会環境レポートで報告している．例えば，環境保全では，地球温暖化対策として，2030年度までに，国内で2013年度比CO_2総排出量26％削減し，海外で2013年度比原単位7.8％削減という目標を，資源の有効利用として，国内ではグループ全体でゼロエミッションを維持し，2020年度までに事業場単位でもゼロエミッションの達成を目指すという目標を掲げている[32]．

日清製粉は，「社会課題や技術革新がもたらす非連続な環境変化から，機会と脅威を的確に捉え強みを生かしてリスクを克服し事業機会に変えていくことで，持続的な成長を実現[33]」すると長期ビジョンに明記しており，これをソーシャルイノベーションとしても実践している．さらに，同社は，「企業価値を高める規律としてのガバナンス（G）を強化し，当社グループが構築していく新たなバリューチェーンと，事業の持続可能性に関わる環境（E）・社会（S）への貢献を深く関連させた経営を推進することで，『企業理念の実現』と『企業価値の極大化』をより強く結び付け，各ステークホルダーから積極的に支持され続ける企業グループとして発展していく[34]」としており，ESG 投資の観点からも長期ビジョンを組み立てており，実際の企業活動において，それを実践しているのである．

おわりに

食品企業における経営戦略では，社会課題が重要な戦略課題となっており，その実現のための取り組みはソーシャルイノベーションである．ESG 投資や SDGs の目標への積極的な取り組みは，経営戦略における社会課題の重要性を示している．

本章では，味の素と明治ホールディングスと日本製粉の 3 社の事例を取り上げて検討した．まず，この 3 社は社歴がいずれも100年を超える歴史の長い企業であり，使命・ビジョン・経営戦略を一気通貫に理解するための取り組みをしている典型的な大企業である．そして，表現は様々であるものの，使命やビジョンを企業活動において大切にしていることが共通している．経営戦略それ自身は，国内市場で拡大基調にある中食を重視していること，グローバル化の進展度合いに差はあるもののいずれもグローバル化を重視していることが共通している．そして，経営戦略において，社会課題を明確に位置づけており，そのための解決を図るソーシャルイノベーションと呼ぶに相応しい取り組みを行っている点が共通している．

これらは，社歴が100年を超える中で培われてきたステークホルダーとの長期的な関係の維持といった長期的視点を重視するようになっていること，地域社会を含め幅広くステークホルダーを捉えていること，商品が人々の健康に直接関係していることから環境への関心が高いことが，共通の特徴を生じさせていると考える．また，グローバル化を重視していることから地球環境問題への関心およびその解決のための具体的活動に適切な理解があることも共通の特徴を生むことにつながっていると考えられる．事例として取り上げた3社は，社会課題を経営戦略に明確に位置づけるとともに，ソーシャルイノベーションを一定程度行っている点で，日本の食品ビジネスにおいて優れていると言える．

本章では，これら3社の取り組みが，社会課題の解決にどこまで資することになっているのについての分析を行っているわけではなく，また，その達成水準が国際的に見て適切なものであるかの検証を行っているわけではない．これらは今後の課題である．

注

1）時吉康範／坂本謙太郎＋日本総研未来デザイン・ラボ編（2019）『VUCA 時代を乗り切る　2030経営ビジョンのつくりかた』日本経済新聞出版社．

2）本章での使命，ビジョン，経営戦略の定義は筆者の理解である．

3）SDGs については，外務省ウェブサイト「持続可能な開発のための2030アジェンダ」〈https://www.mofa.go.jp/mofaj/gaiko/oda/sdgs/index.html〉，2019年12月26日閲覧．

4）Porter, M. E., M. R. Kramer（2011）"Creating Shared Value," *Harvard Business Review,*（1-2）（ダイヤモンドハーバードビジネスレビュー編集部訳（2011）「共通価値の戦略」『ダイヤモンドハーバードビジネスレビュー』2011年6月号，ダイヤモンド社）．

5）シュンペーターの定義については，Schumpeter, J. A.（1926）*Theorie der wirtschaftlichen Entwicklung, 2, Aufl.*（塩野谷祐一・中山伊知郎・東畑精一訳（1980）『経済発展の理論』岩波書店）．

6）農林水産省ウェブサイト「平成20年度　食料・農業・農村白書」〈https://www.maff.go.jp/j/wpaper/w_maff/h20/index.html〉，2019年12月28日閲覧．

7）地球環境問題については，外務省ウェブサイト「ODA と地球規模の課題」〈https://www.mofa.go.jp/mofaj/gaiko/tikyuu_kibo.html〉，2019年12月28日閲覧．

8）味の素グループウェブサイト〈https://www.ajinomoto.co.jp/〉，2020年1月3日閲覧．

9）同上．

10）同上．

11）同上．

12）同上．

13）同上．

14）明治ホールディングスウェブサイト〈https://www.meiji.com/〉，2020年1月3日閲覧．

15）同上．

16）同上．

17) 同上.
18) 同上.
19) 同上.
20) 同上.
21) 同上.
22) 同上.
23) 同上.
24) 同上.
25) 日清製粉グループウェブサイト〈https://www.nisshin.com/〉, 2020年1月4日閲覧.
26) 同上.
27) 同上.
28) 同上.
29) 同上.
30) 同上.
31) 同上.
32) 同上.
33) 同上.
34) 同上.

参考文献

Barney, J. B. (2002) *Gaining and Sustaining Competitive Advantage,* Prentice Hall, INC (岡田正大訳 (2003)『企業戦略論【競争優位の構築と持続】(上)(中)(下)』ダイヤモンド社).

Porter, M. E. and M. R. Kramer (2011) "Creating Shared Value" *Harvard Business Review,* 2011 (1-2) (ダイヤモンドハーバードビジネスレビュー編集部訳 (2011)「共通価値の戦略」『ダイヤモンドハーバードビジネスレビュー』2011年6月号, ダイヤモンド社).

Schumpeter, J. A. (1926) *Theorie der wirtschaftlichen Entwicklung, 2, Aufl.* (塩野谷祐一・中山伊知郎・東畑精一訳 (1980)『経済発展の理論』岩波書店).

時吉康範／坂本謙太郎＋日本総研未来デザイン・ラボ編 (2019)『VUCA時代を乗り切る2030経営ビジョンのつくりかた』日本経済新聞出版社.

味の素グループ〈https://www.ajinomoto.co.jp/〉, 2020年1月3日閲覧.

外務省「ODAと地球規模の課題」〈https://www.mofa.go.jp/mofaj/gaiko/tikyuu_kibo.html〉, 2019年12月28日閲覧.

外務省「持続可能な開発のための2030アジェンダ」〈https://www.mofa.go.jp/mofaj/gaiko/oda/sdgs/index.html〉, 2019年12月26日閲覧.

日清製粉グループ〈https://www.nisshin.com/〉，2020年 1 月 4 日閲覧.
農林水産省「平成20年度　食料・農業・農村白書」〈https://www.maff.go.jp/j/wpaper/w_maff/h20/index.html〉，2019年12月28日閲覧.
明治ホールディングス〈https://www.meiji.com/〉，2020年 1 月 3 日閲覧.

第11章

フードサービス業における雇用課題

小沢道紀

はじめに

現代の日本においては，人材不足，特にパートタイマー・アルバイト等の従業員が不足している，と言われている．いわゆるサービス関連職に従事する非正規雇用の従業員不足は大きく，今まで当たり前のように店舗で行われてきたサービス提供に支障をきたすまでに至っている．

例えば，コンビニエンスストアにおいては，人材不足等を考慮して，今まで行われてきた24時間営業を見直す動きがある．また，飲食店においては，都市圏におけるアルバイトの時給の上昇が続いており，店舗運営におけるコスト増の大きな要因となっている上に，アルバイトの穴埋めとして正規社員がカバーするのが常態化している企業もある．

このような人材不足の状況は，いわゆるバブル期にも生じ，人件費の向上と人員不足を招いていたが，その時点と大きく異なる点として，生産年齢人口の減少期にある点が挙げられる．この生産年齢人口の減少が今後持ち直す見込みは現状は立っておらず，今後も日本の総人口の減少とともに，生産年齢人口の減少も生じていく．

このような生産年齢人口の減少の中で，サービスの生産に関わる従業員の確保が喫緊の課題になっている一方で，テクノロジーの導入によって従業員の減員を図って事業運営を行おうという動きもある．

本章では，上記のような現状を踏まえて，国勢調査のデータ[1)]を基に，接続性のある2010年と2015年の産業区分（大産業）の就業の状態を検討することで，今後のフードサービス業における雇用課題について検討する．

1　国勢調査で見るフードサービス業の就業状況

今回の検討では，主に国勢調査のデータを用いる．就業状況については，就業状況基本調査や経済センサス（旧：事業所・企業統計）があるが，就業状況基本調査は標本調査であり，経済センサスは企業側から見た雇用の状況を表しているため，就業に関わる視点は少なくなるが，全数調査である国勢調査のデータを用いることとする．

1　日本の生産年齢人口の将来とその対応

人口の将来推計については，国立社会保障・人口問題研究所において行われている．この国立社会保障・人口問題研究所（2017年）によれば，2015年の国勢調査での1億2709万人を基準として，出生中位・死亡中位の中間の推計において，2040年には1億1092万人まで減少すると見込まれている[2)]．また，最悪のシナリオである出生低位・死亡高位の推計になると，2040年には1億695万人へと減少する．

また15～64歳の間の人口である生産年齢人口であるが，2015年には7728万人（60.8%）であったのに対して，2040年には，出生中位・死亡中位の推計で5978万人（53.9%），出生低位・死亡高位の推計で5875万人（54.9%）へと減少する．この生産年齢人口の比率については，後者の方が高いが，それは幼年人口の減少によって相対的に比率が高くなっているものである．このように，25年間で1700～1800万人程度の生産年齢人口の減少が生じることとなる．

これに対して，実際の就業者を増やすべく，雇用期間延長に関わる動きとして，高年齢者雇用安定法が2013年4月施行で改正され，65歳までの雇用を行う枠組みが設けられた．その後，2019年5月には，70歳までの就業機会を設けるべく，日本経済再生本部に設けられた未来投資会議にて「高齢者雇用促進及び中途採用・経験者採用の促進」というテーマの中で，就業機会の延長が議論された．

上記は生産年齢人口の減少を，高齢者への就業機会を増加させることによって，緩和させようという試みである．その一方で，実質的な就業者数を増加させるべく，女性の就業機会の増加が長期間にわたり取り組まれてきた．いわゆるＭ字カーブの解消を行おうという試みである.

2019年度に発行された男女共同参画白書によれば，生産年齢人口の就業率として，2005年の女性が58.1％（男性80.4％）であったのに対し，2015年には64.6％（男性81.8％）へと大きく伸びている[3)]．この傾向は継続しており，2018年には69.6％（男性83.9％）へとさらに進展した．また，Ｍ字カーブの要因ともなっていた子育て世代にあたる女性の25～44歳の就業率について，別途集計がされているが，2005年の64％から2015年には71.6％となり，2018年には76.5％と，実際の就業者数において，女性の就業者数の増加が大きく寄与している.

ここまでで見てきたように，将来的な生産年齢人口の減少，ひいては就業者数の減少が見込まれる中，高齢者と女性の労働機会を増やすことにより，生産年齢人口の減少を緩和しようとしている．この方針により，正規雇用の就業者数が増加することが見込まれる．その一方で，サービスの生産に関わるパート・アルバイトといった非正規雇用の就業者は，同じ労働者を取り合う状況がより過熱することが見込まれる．そこで，次項においては，このような従業員について，現状を把握することとする.

2　国勢調査に見る産業別就業状況

フードサービス業の分析対象としては，大分類で提供されている宿泊業・飲食業と卸売業・小売業を対象とする．特に，卸売業・小売業には多岐にわたる製品が含まれるが，経済センサス（2016年）から中分類で食品に関わる卸売業・小売業での就業者全体への影響を見たところ，従業者数で35.7％，常用雇用者数で36.2％，正社員以外の雇用者が54.3％を占めている[4)]．この点を踏まえた時に，特に本章の目的である非正規雇用の就業者に与えるインパクトが大きいため，この２つの大分類の産業分類を対象とする.

なお，国勢調査を利用するにあたっては，総務省統計局のホームページに掲載されているデータを用いている．併せて，非正規従業員については，アルバイト・パートの項目及び派遣職員について合算をして掲載した.

総数（表11-1）で見ると，非正規従業員が５年間で若干増加している．また，2015年の数値を見ると，非正規従業員は27.3％とおおよそ４分の１を占める．そのうち，卸売業・小売業および宿泊業・飲食サービス業に着目すると，就業者数全体では20.8％であるが，非正規従業員に占める比率でみると33.3％とお

表11－1　国勢調査から見る就業者数および雇用者，非正規従業員の推移（総数）

総　数	2015年					2010年					2015年増加率	
	総　数	雇用者	雇用者比率	非正規従業員	非正規従業員比率	総　数	雇用者	雇用者比率	非正規従業員	非正規従業員比率	雇用者比率	非正規従業員比率
総数（15歳以上年齢）	58,919,036	46,605,130	79.1%	16,271,759	27.6%	59,611,311	46,286,655	77.6%	15,850,496	26.6%	1.5%	1.0%
A農業，林業	2,067,952	402,641	19.5%	210,742	10.2%	2,204,530	352,794	16.0%	186,345	8.5%	3.5%	1.7%
B漁　業	153,747	47,239	30.7%	13,518	8.8%	176,885	50,699	28.7%	13,595	7.7%	2.1%	1.1%
C鉱業，採石業，砂利採取業	22,281	19,409	87.1%	2,368	10.6%	22,152	18,946	85.5%	2,367	10.7%	1.6%	−0.1%
D建設業	4,341,338	2,864,339	66.0%	419,592	9.7%	4,474,946	2,950,470	65.9%	439,104	9.8%	0.0%	−0.1%
E製造業	9,557,215	8,552,149	89.5%	2,100,853	22.0%	9,626,184	8,503,018	88.3%	2,090,842	21.7%	1.2%	0.3%
F電気・ガス・熱供給・水道業	283,193	278,222	98.2%	26,372	9.3%	284,473	281,392	98.9%	27,030	9.5%	−0.7%	−0.2%
G情報通信業	1,680,205	1,483,768	88.3%	226,545	13.5%	1,626,714	1,448,833	89.1%	242,338	14.9%	−0.8%	−1.4%
H運輸業，郵便業	3,044,741	2,801,881	92.0%	763,899	25.1%	3,219,050	2,963,494	92.1%	827,962	25.7%	0.0%	−0.6%
I卸売業，小売業	9,001,414	7,480,186	83.1%	3,584,769	39.8%	9,804,290	7,948,663	81.1%	3,623,457	37.0%	2.0%	2.9%
J金融業，保険業	1,428,710	1,337,747	93.6%	276,147	19.3%	1,512,975	1,413,639	93.4%	308,045	20.4%	0.2%	−1.0%
K不動産業，物品賃貸業	1,197,560	780,799	65.2%	262,315	21.9%	1,113,768	699,928	62.8%	229,361	20.6%	2.4%	1.3%
L学術研究，専門・技術サービス業	1,919,125	1,292,518	67.3%	275,552	14.4%	1,902,215	1,285,482	67.6%	258,988	13.6%	−0.2%	0.7%
M宿泊業，飲食サービス業	3,249,190	2,569,400	79.1%	1,827,955	56.3%	3,423,208	2,635,828	77.0%	1,853,416	54.1%	2.1%	2.1%
N生活関連サービス業，娯楽業	2,072,228	1,476,872	71.3%	796,831	38.5%	2,198,515	1,575,813	71.7%	832,630	37.9%	−0.4%	0.6%
O教育，学習支援業	2,661,560	2,407,894	90.5%	796,598	29.9%	2,635,120	2,376,113	90.2%	752,717	28.6%	0.3%	1.4%
P医療，福祉	7,023,950	6,544,127	93.2%	2,389,204	34.0%	6,127,782	5,681,683	92.7%	2,044,482	33.4%	0.4%	0.7%
Q複合サービス事業	483,014	472,097	97.7%	145,362	30.1%	376,986	367,493	97.5%	90,418	24.0%	0.3%	6.1%
Rサービス業（他に分類されないもの）	3,543,689	2,896,687	81.7%	1,301,337	36.7%	3,405,092	2,782,840	81.7%	1,183,228	34.7%	0.0%	2.0%
S公務（他に分類されるものを除く）	2,025,988	2,025,979	100.0%	307,007	15.2%	2,016,128	2,015,417	100.0%	322,635	16.0%	0.0%	−0.8%
T分類不能の産業	3,161,936	871,176	27.6%	544,793	17.2%	3,460,298	934,110	27.0%	521,536	15.1%	0.6%	2.2%
I卸売業，小売業およびM宿泊業，飲食サービス業の占める比率	20.8%	21.6%		33.3%		22.2%	22.9%		34.6%		−1.3%	−1.3%

出典）国勢調査（2010，2015）より筆者作成．

よそ3分の1を占めることとなる．特に宿泊業・飲食サービス業では，56.3%が非正規従業員で占められる．また，両者ともに，2010年から2015年にかけて，総数に占める雇用者の割合が増加するとともに，非正規雇用の従業員の割合も増加している．この占める割合の増加は，他産業に比べて，特徴的なものであるといえる．ただし，全体に占める雇用者数は，2010年から2015年にかけて減少傾向にある．

男女別（表11-2，11-3）にみると，2015年の総数で男性の非正規従業員の割合が13.8%であるのに対して，女性が45.3%と大きな差が生じている．産業へ従事する就業者の総数への比率も女性の方が高く，26.1%とおおよそ4分の1が卸売業・小売業および宿泊業・飲食サービス業へ従事している．特に非正規雇用の比率でみれば，女性において，卸売業・小売業で59.9%，宿泊業・飲食サービス業で70.1%となっており，従事する数から見ても，大きな影響を与えている事がわかる．また，男女ともに，全体に占める雇用者数は，2010年から2015年にかけて減少傾向にあるが，非正規従業員の比率が高くなる傾向にある．最後に，食サービス関連ではないが，全体の就業者数が減少する中で女性の就業者数は若干増えているのは，女性の医療・福祉への就業者数の増加が大きく寄与している．

つまり，フードサービスに関わる卸売業・小売業および宿泊業・飲食サービス業においては，従来から言われていたように，非正規雇用従業員に労働を依存する状況となっており，特に女性の非正規労働に大きく依存する状況が続いている．しかし，食サービス関連では就業者数を減少させつつも，非正規従業員の比率を高める状況となっており，女性の労働力化率の上昇に対して，あまり選択されない産業になりつつあると見ることもできる．そこで，次では年代別・男女別の就業状況について，特に卸売業・小売業および宿泊業・飲食サービス業について見ていく．

3　国勢調査に見る年代別，卸売業・小売業および宿泊業・飲食サービス業

年代別に就業状況を見るのは，どの年代が就業者として寄与しているのか，また卸売業・小売業および宿泊業・飲食サービス業の特徴である非正規従業員はどの年代に多いのかを見ていくためである．なお，国勢調査のデータは5歳間隔で提供されているが，本章では10歳間隔にまとめている．

表11-2　国勢調査から見る就業者数および雇用者，非正規従業員の推移（男性）

男性	2015年					2010年					2015年増加率	
	総数	雇用者	雇用者比率	非正規従業員	非正規従業員比率	総数	雇用者	雇用者比率	非正規従業員	非正規従業員比率	雇用者比率	非正規従業員比率
総数（15歳以上年齢）	33,077,703	25,161,767	76.1%	4,576,563	13.8%	34,089,629	25,525,338	74.9%	4,522,931	13.3%	1.2%	0.6%
A農業，林業	1,240,348	234,336	18.9%	88,203	7.1%	1,310,914	204,597	15.6%	77,596	5.9%	3.3%	1.2%
B漁　業	116,284	38,207	32.9%	7,673	6.6%	134,061	41,725	31.1%	7,908	5.9%	1.7%	0.7%
C鉱業，採石業，砂利採取業	18,790	16,480	87.7%	1,666	8.9%	18,705	16,118	86.2%	1,650	8.8%	1.5%	0.0%
D建設業	3,649,562	2,395,812	65.6%	269,291	7.4%	3,797,892	2,501,995	65.9%	297,269	7.8%	−0.2%	−0.4%
E製造業	6,620,497	5,932,057	89.6%	759,383	11.5%	6,645,831	5,879,778	88.5%	745,353	11.2%	1.1%	0.3%
F電気・ガス・熱供給・水道業	242,260	237,958	98.2%	11,641	4.8%	244,678	241,744	98.8%	11,406	4.7%	−0.6%	0.1%
G情報通信業	1,230,784	1,075,324	87.4%	87,817	7.1%	1,179,227	1,035,512	87.8%	89,334	7.6%	−0.4%	−0.4%
H運輸業，郵便業	2,452,308	2,243,658	91.5%	416,552	17.0%	2,617,889	2,396,835	91.6%	464,678	17.8%	−0.1%	−0.8%
I卸売業，小売業	4,288,281	3,339,428	77.9%	759,498	17.7%	4,847,333	3,685,086	76.0%	757,773	15.6%	1.9%	2.1%
J金融業，保険業	639,984	573,754	89.7%	29,539	4.6%	688,064	612,388	89.0%	34,562	5.0%	0.6%	−0.4%
K不動産業，物品賃貸業	723,088	471,885	65.3%	119,251	16.5%	683,187	429,742	62.9%	105,871	15.5%	2.4%	1.0%
L学術研究，専門・技術サービス業	1,262,706	809,739	64.1%	87,679	6.9%	1,283,629	828,141	64.5%	84,905	6.6%	−0.4%	0.3%
M宿泊業，飲食サービス業	1,225,971	884,729	72.2%	408,895	33.4%	1,316,404	931,419	70.8%	423,741	32.2%	1.4%	1.2%
N生活関連サービス業，娯楽業	821,361	555,699	67.7%	199,984	24.3%	889,847	608,713	68.4%	214,436	24.1%	−0.8%	0.2%
O教育，学習支援業	1,149,162	1,063,874	92.6%	224,591	19.5%	1,161,794	1,078,025	92.8%	218,376	18.8%	−0.2%	0.7%
P医療，福祉	1,695,037	1,413,667	83.4%	262,040	15.5%	1,437,331	1,164,509	81.0%	213,712	14.9%	2.4%	0.6%
Q複合サービス事業	291,462	283,859	97.4%	53,529	18.4%	215,772	208,827	96.8%	20,304	9.4%	0.6%	9.0%
Rサービス業（他に分類されないもの）	2,164,347	1,706,421	78.8%	499,908	23.1%	2,133,256	1,687,294	79.1%	457,769	21.5%	−0.3%	1.6%
S公務（他に分類されるものを除く）	1,464,004	1,464,001	100.0%	85,920	5.9%	1,494,096	1,493,473	100.0%	101,460	6.8%	0.0%	−0.9%
T分類不能の産業	1,781,467	420,879	23.6%	203,503	11.4%	1,989,719	479,417	24.1%	194,828	9.8%	−0.5%	1.6%
I卸売業，小売業およびM宿泊業，飲食サービス業の占める比率	16.7%	16.8%		25.5%		18.1%	18.1%		26.1%		−1.3%	−0.6%

出典）国勢調査（2010，2015）より筆者作成．

表11-3　国勢調査から見る就業者数および雇用者，非正規従業員の推移（女性）

女　性	2015年					2010年					2015年増加率	
	総　数	雇用者	雇用者比率	非正規従業員	非正規従業員比率	総　数	雇用者	雇用者比率	非正規従業員	非正規従業員比率	雇用者比率	非正規従業員比率
総数（15歳以上年齢）	25,841,333	21,443,363	83.0%	11,695,196	45.3%	25,521,682	20,761,317	81.3%	11,327,565	44.4%	1.6%	0.9%
A農業，林業	827,604	168,305	20.3%	122,539	14.8%	893,616	148,197	16.6%	108,749	12.2%	3.8%	2.6%
B漁　業	37,463	9,032	24.1%	5,845	15.6%	42,824	8,974	21.0%	5,687	13.3%	3.2%	2.3%
C鉱業，採石業，砂利採取業	3,491	2,929	83.9%	702	20.1%	3,447	2,828	82.0%	717	20.8%	1.9%	−0.7%
D建設業	691,776	468,527	67.7%	150,301	21.7%	677,054	448,475	66.2%	141,835	20.9%	1.5%	0.8%
E製造業	2,936,718	2,620,092	89.2%	1,341,470	45.7%	2,980,353	2,623,240	88.0%	1,345,489	45.1%	1.2%	0.5%
F電気・ガス・熱供給・水道業	40,933	40,264	98.4%	14,731	36.0%	39,795	39,648	99.6%	15,624	39.3%	−1.3%	−3.3%
G情報通信業	449,421	408,444	90.9%	138,728	30.9%	447,487	413,321	92.4%	153,004	34.2%	−1.5%	−3.3%
H運輸業，郵便業	592,433	558,223	94.2%	347,347	58.6%	601,161	566,659	94.3%	363,284	60.4%	0.0%	−1.8%
I卸売業，小売業	4,713,133	4,140,758	87.9%	2,825,271	59.9%	4,956,957	4,263,577	86.0%	2,865,684	57.8%	1.8%	2.1%
J金融業，保険業	788,726	763,993	96.9%	246,608	31.3%	824,911	801,251	97.1%	273,483	33.2%	−0.3%	−1.9%
K不動産業，物品賃貸業	474,472	308,914	65.1%	143,064	30.2%	430,581	270,186	62.7%	123,490	28.7%	2.4%	1.5%
L学術研究，専門・技術サービス業	656,419	482,779	73.5%	187,873	28.6%	618,586	457,341	73.9%	174,083	28.1%	−0.4%	0.5%
M宿泊業，飲食サービス業	2,023,219	1,684,671	83.3%	1,419,060	70.1%	2,106,804	1,704,409	80.9%	1,429,675	67.9%	2.4%	2.3%
N生活関連サービス業，娯楽業	1,250,867	921,173	73.6%	596,847	47.7%	1,308,668	967,100	73.9%	618,194	47.2%	−0.3%	0.5%
O教育，学習支援業	1,512,398	1,344,020	88.9%	572,007	37.8%	1,473,326	1,298,088	88.1%	534,341	36.3%	0.8%	1.6%
P医療，福祉	5,328,913	5,130,460	96.3%	2,127,164	39.9%	4,690,451	4,517,174	96.3%	1,830,770	39.0%	0.0%	0.9%
Q複合サービス事業	191,552	188,238	98.3%	91,833	47.9%	161,214	158,666	98.4%	70,114	43.5%	−0.1%	4.5%
Rサービス業（他に分類されないもの）	1,379,342	1,190,266	86.3%	801,429	58.1%	1,271,836	1,095,546	86.1%	725,459	57.0%	0.2%	1.1%
S公務（他に分類されるものを除く）	561,984	561,978	100.0%	221,087	39.3%	522,032	521,944	100.0%	221,175	42.4%	0.0%	−3.0%
T分類不能の産業	1,380,469	450,297	32.6%	341,290	24.7%	1,470,579	454,693	30.9%	326,708	22.2%	1.7%	2.5%
I卸売業，小売業およびM宿泊業，飲食サービス業の占める比率	26.1%	27.2%		36.3%		27.7%	28.7%		37.9%		−1.6%	−1.6%

出典）国勢調査（2010，2015）より筆者作成．

年代別の卸売業・小売業および宿泊業・飲食サービス業への就業率（年代別就業者数への比率）を見るならば（表11-4），人数は少ないが，15〜19歳が最も高くなり，特に非正規従業員，アルバイトとして，選択される比率が高い．その次に高いのは，20〜29歳となっている．また，40〜49歳にかけて人数が最大の層となるが，その後，減少していく．就業者総数に対する比率としては，30歳を超えた点から20％を切り，ほぼ同じ状態となる．さらに，宿泊業・飲食サービス業においては，70歳以上を除けば，どの年代においても50％以上が非正規従業員によって占められており，年代別の偏りはほとんどない．

男女別にみると，すべての産業を含めた時に，20歳代を除けば，女性の方が就業者数は少ないが，卸売業・小売業および宿泊業・飲食サービス業は，どの世代も女性の方が，就業者数が多くなっている．また，宿泊業・飲食サービス業の女性の就業において，40歳代までは，70％を越える就業者が非正規従業員であり，50歳以上で下がるとはいえ，70歳以上を除けば60％を越える就業者が非正規従業員となっている．このように就業構造として，フードサービス業は，様々な世代の女性非正規従業員に支えられて産業が成立しているといえる．また，女性の非正規従業員に対して卸売業・小売業および宿泊業・飲食サービス業の非正規従業員が占める割合は，一貫して30〜35％であり，全体の就業者数，特に非正規従業員としての勤務の希望者の数によって，実際の就業者数が左右される可能性が高い．男性においては，非正規雇用従業員については，一貫して比率が下がっていくが，60歳以上において，定年との関係かと思われるが，比率が上昇する．卸売業・小売業および宿泊業・飲食サービス業への就業者数の比率は，30歳以上において20％前後であり，ほぼ変わりがない．

このように15〜29歳までの職業が学生である比率が高い年齢層において，非正規従業員の比率は高くはなるが，それ以降の世代においては，全体においても男女別においても，ほぼ同一の傾向を保っている．つまり，卸売業・小売業および宿泊業・飲食サービス業への就業率は30〜59歳ではどの世代でも同じ比率であり，男性の非正規従業員は減少していくが，年代間で大きな差はない．一方で，男性と比べて女性の就業者数が多いが，就業者数全体に占める比率は大きく変わる事がない．

このような点を踏まえて，次では年代別の卸売業・小売業および宿泊業・飲食サービス業への就業者，また人口に対する比率を見ることによって，今後の

表11－4　男女別年代別，卸売業・小売業および宿泊業・飲食サービス業就業状況

		男女計					男　性					女　性				
		総　数	雇用者	雇用者比率	非正規従業員	非正規従業員比率	総　数	雇用者	雇用者比率	非正規従業員	非正規従業員比率	総　数	雇用者	雇用者比率	非正規従業員	非正規従業員比率
15～19歳	総　数	784,923	755,545	96.3%	509,132	64.9%	408,468	390,418	95.6%	230,783	56.5%	376,455	365,127	97.0%	278,349	73.9%
	I 卸売業，小売業	187,614	186,440	99.4%	159,536	85.0%	82,239	81,611	99.2%	71,149	86.5%	105,375	104,829	99.5%	88,387	83.9%
	M宿泊業，飲食サービス業	206,759	205,497	99.4%	193,149	93.4%	84,145	83,527	99.3%	78,472	93.3%	122,614	121,970	99.5%	114,677	93.5%
	I 卸売業，小売業およびM宿泊業，飲食サービス業の占める比率	50.2%	51.9%		69.3%		40.7%	42.3%		64.8%		60.6%	62.1%		73.0%	
20～29歳	総　数	8,100,116	7,425,886	91.7%	2,258,130	27.9%	4,236,433	3,835,611	90.5%	926,782	21.9%	3,863,683	3,590,275	92.9%	1,331,348	34.5%
	I 卸売業，小売業	1,335,301	1,303,853	97.6%	595,319	44.6%	612,737	595,728	97.2%	229,250	37.4%	722,564	708,125	98.0%	366,069	50.7%
	M宿泊業，飲食サービス業	580,687	563,595	97.1%	407,009	70.1%	255,246	245,951	96.4%	165,342	64.8%	325,441	317,644	97.6%	241,667	74.3%
	I 卸売業，小売業およびM宿泊業，飲食サービス業の占める比率	23.7%	25.1%		44.4%		20.5%	21.9%		42.6%		27.1%	28.6%		45.6%	
30～39歳	総　数	11,401,268	9,918,477	87.0%	2,595,947	22.8%	6,482,471	5,522,348	85.2%	571,313	8.8%	4,918,797	4,396,129	89.4%	2,024,634	41.2%
	I 卸売業，小売業	1,701,910	1,576,229	92.6%	570,726	33.5%	848,583	770,704	90.8%	100,930	11.9%	853,327	805,525	94.4%	469,796	55.1%
	M宿泊業，飲食サービス業	521,577	448,048	85.9%	262,211	50.3%	217,442	171,895	79.1%	38,901	17.9%	304,135	276,153	90.8%	223,310	73.4%
	I 卸売業，小売業およびM宿泊業，飲食サービス業の占める比率	19.5%	20.4%		32.1%		16.4%	17.1%		24.5%		23.5%	24.6%		34.2%	
40～49歳	総　数	14,139,078	11,931,438	84.4%	3,623,583	25.6%	7,835,307	6,359,300	81.2%	491,071	6.3%	6,303,771	5,572,138	88.4%	3,132,512	49.7%
	I 卸売業，小売業	2,153,435	1,902,281	88.3%	822,073	38.2%	1,007,157	842,224	83.6%	66,970	6.6%	1,146,278	1,060,057	92.5%	755,103	65.9%
	M宿泊業，飲食サービス業	650,646	523,579	80.5%	346,084	53.2%	229,162	155,280	67.8%	27,617	12.1%	421,484	368,299	87.4%	318,467	75.6%
	I 卸売業，小売業およびM宿泊業，飲食サービス業の占める比率	19.8%	20.3%		32.2%		15.8%	15.7%		19.3%		24.9%	25.6%		34.3%	
50～59歳	総　数	11,824,153	9,533,335	80.6%	3,067,919	25.9%	6,575,621	5,077,321	77.2%	462,474	7.0%	5,248,532	4,456,014	84.9%	2,605,445	49.6%
	I 卸売業，小売業	1,797,228	1,482,939	82.5%	733,075	40.8%	810,984	608,573	75.0%	60,396	7.4%	986,244	874,366	88.7%	672,679	68.2%
	M宿泊業，飲食サービス業	519,591	388,357	74.7%	259,340	49.9%	174,906	110,433	63.1%	25,810	14.8%	344,685	277,924	80.6%	233,530	67.8%
	I 卸売業，小売業およびM宿泊業，飲食サービス業の占める比率	19.6%	19.6%		32.3%		15.0%	14.2%		18.6%		25.4%	25.9%		34.8%	
60～69歳	総　数	9,139,997	5,913,166	64.7%	3,425,732	37.5%	5,425,479	3,338,845	61.5%	1,466,789	27.0%	3,714,518	2,574,321	69.3%	1,958,943	52.7%
	I 卸売業，小売業	1,320,210	871,276	66.0%	599,619	45.4%	640,523	362,859	56.7%	177,836	27.8%	679,687	508,417	74.8%	421,783	62.1%
	M宿泊業，飲食サービス業	577,060	363,907	63.1%	295,959	51.3%	193,310	97,017	50.2%	57,213	29.6%	383,750	266,890	69.5%	238,746	62.2%
	I 卸売業，小売業およびM宿泊業，飲食サービス業の占める比率	20.8%	20.9%		26.1%		15.4%	13.8%		16.0%		28.6%	30.1%		33.7%	
70歳以上	総　数	3,529,501	1,127,283	31.9%	791,316	22.4%	2,113,924	637,924	30.2%	427,351	20.2%	1,415,577	489,359	34.6%	363,965	25.7%
	I 卸売業，小売業	505,716	157,168	31.1%	104,421	20.6%	286,058	77,729	27.2%	52,967	18.5%	219,658	79,439	36.2%	51,454	23.4%
	M宿泊業，飲食サービス業	192,870	76,417	39.6%	64,203	33.3%	71,760	20,626	28.7%	15,540	21.7%	121,110	55,791	46.1%	48,663	40.2%
	I 卸売業，小売業およびM宿泊業，飲食サービス業の占める比率	19.8%	20.7%		21.3%		16.9%	15.4%		16.0%		24.1%	27.6%		27.5%	

出典）　国勢調査（2010，2015）より筆者作成.

就業人口の減少が見込まれる中で，どうなるのかを検討していく．

4　国勢調査に見る人口における卸売業・小売業および宿泊業・飲食サービス業の就業比率

先にみたように，男女間で就業状況に差はありつつも，全体で見た場合，15～29歳までは卸売業・小売業および宿泊業・飲食サービス業への従事者の比率が若干高くなりはするが，それ以降の年代での就業者全体での傾向は同一である．そこで，ここでは，年代別人口と労働力比率を5年ごとの国勢調査で比較すること（表11-5）で，変化を検討したい．

就業者の総数で見ると，2015年と2010年の傾向について，大きな差はない．5年間の変化であるため，結果が限定される可能性はあるが，特に卸売業・小売業の非正規従業員の比率3.3％は同一であり，また宿泊業・飲食サービス業の比率1.7％も同一となっている．これ以前のデータと接続性がないため，10年単位での変化ではないが，近年は似たような比率の就業者である可能性が高い．

年代別にみていくと，15～19歳では変化はないが，20～29歳において，人口に対する労働者比率が下がり，併せて非正規雇用従業員の比率が大きく下がっている．特に非正規雇用従業員の比率5.2％の減少のうち，2.2％が卸売業・小売業および宿泊業・飲食サービス業の減少に影響されている．30～39歳においては，2015年にかけて，労働者の比率は下がっており，それに応じて就業に関わるすべての比率が下がっている．40～49歳においては，ほぼ変わりがない傾向にある．また，50～59歳においては，労働者比率は上昇し，卸売業・小売業において，非正規従業員が減少しつつ，それ以外の雇用者の比率が向上している．60～69歳においては，非正規従業員以外の従業員の比率が特に大きく増加しているが，2013年4月に高年齢者雇用安定法が改正された影響が大きいと考えられる．また70歳以上においても人口比で労働者が増えているが，今後も継続して増加していく可能性が高い．ただし，卸売業・小売業および宿泊業・飲食サービス業においては，ほとんど増えていない．

表11-5　人口に対する年代別労働者数および卸売業・小売業および宿泊業・飲食サービス業の比率（2015年，2010年）

		2015年							2010年						
		人口（15歳以上）	労働者数	労働者比人口	雇用者	雇用者比人口	非正規従業員	非正規従業員比人口	人口（15歳以上）	労働者数	労働者比人口	雇用者	雇用者比人口	非正規従業員	非正規従業員比人口
総数	総数		58,919,036	53.4%	46,605,130	42.3%	16,271,759	14.8%		59,611,311	54.3%	46,286,655	42.2%	15,850,496	14.4%
	I卸売業，小売業	110,277,485	9,001,414	8.2%	7,480,186	6.8%	3,584,769	3.3%	109,754,177	9,804,290	8.9%	7,948,663	7.2%	3,623,457	3.3%
	M宿泊業，飲食サービス業		3,249,190	2.9%	2,569,400	2.3%	1,827,955	1.7%		3,423,208	3.1%	2,635,828	2.4%	1,853,416	1.7%
15～19歳	総数		784,923	12.9%	755,545	12.5%	509,132	8.4%		792,156	13.2%	736,608	12.3%	508,947	8.5%
	I卸売業，小売業	6,063,357	187,614	3.1%	186,440	3.1%	159,536	2.6%	6,008,388	187,941	3.1%	186,699	3.1%	161,666	2.7%
	M宿泊業，飲食サービス業		206,759	3.4%	205,497	3.4%	193,149	3.2%		210,905	3.5%	209,733	3.5%	197,668	3.3%
20～29歳	総数		8,100,116	59.0%	7,425,886	54.1%	2,258,130	16.5%		9,126,739	73.7%	8,341,214	67.4%	2,681,670	21.7%
	I卸売業，小売業	13,720,134	1,335,301	9.7%	1,303,853	9.5%	595,319	4.3%	12,377,739	1,636,897	13.2%	1,598,443	12.9%	710,777	5.7%
	M宿泊業，飲食サービス業		580,687	4.2%	563,595	4.1%	407,009	3.0%		670,181	5.4%	647,465	5.2%	467,687	3.8%
30～39歳	総数		9,919,270	54.7%	8,853,198	48.8%	2,216,904	12.2%		13,131,516	84.1%	11,353,637	72.7%	2,945,944	18.9%
	I卸売業，小売業	18,127,846	1,510,652	8.3%	1,441,003	7.9%	521,138	2.9%	15,607,035	2,121,636	13.6%	1,945,964	12.5%	656,862	4.2%
	M宿泊業，飲食サービス業		444,721	2.5%	406,202	2.2%	234,846	1.3%		615,278	3.9%	517,105	3.3%	298,694	1.9%
40～49歳	総数		11,401,268	68.0%	9,918,477	59.1%	2,595,947	15.5%		12,828,295	69.7%	10,653,445	57.9%	3,218,560	17.5%
	I卸売業，小売業	16,774,981	1,701,910	10.1%	1,576,229	9.4%	570,726	3.4%	18,395,022	2,081,139	11.3%	1,795,357	9.8%	761,376	4.1%
	M宿泊業，飲食サービス業		521,577	3.1%	448,048	2.7%	262,211	1.6%		578,631	3.1%	451,609	2.5%	296,404	1.6%
50～59歳	総数		13,565,931	83.2%	11,599,566	71.1%	3,293,111	20.2%		12,124,711	78.5%	9,353,935	60.6%	3,023,547	19.6%
	I卸売業，小売業	16,308,233	2,045,955	12.5%	1,846,461	11.3%	724,835	4.4%	15,445,542	1,977,742	12.8%	1,547,817	10.0%	763,096	4.9%
	M宿泊業，飲食サービス業		640,817	3.9%	528,790	3.2%	332,243	2.0%		623,204	4.0%	431,713	2.8%	289,250	1.9%
60～69歳	総数		14,139,078	77.5%	11,931,438	65.4%	3,623,583	19.9%		8,646,211	47.8%	5,133,251	28.4%	2,993,629	16.5%
	I卸売業，小売業	18,247,422	2,153,435	11.8%	1,902,281	10.4%	822,073	4.5%	18,098,877	1,338,183	7.4%	767,045	4.2%	504,086	2.8%
	M宿泊業，飲食サービス業		650,646	3.6%	523,579	2.9%	346,084	1.9%		586,953	3.2%	332,654	1.8%	267,242	1.5%
70歳以上	総数		3,529,501	16.8%	1,127,283	5.4%	791,316	3.8%		2,961,683	12.4%	714,565	3.0%	478,199	2.0%
	I卸売業，小売業	21,035,512	505,716	2.4%	157,168	0.7%	104,421	0.5%	23,821,574	460,752	1.9%	107,338	0.5%	65,594	0.3%
	M宿泊業，飲食サービス業		192,870	0.9%	76,417	0.4%	64,203	0.3%		138,056	0.6%	45,549	0.2%	36,471	0.2%

出典）　国勢調査（2010，2015）より筆者作成.

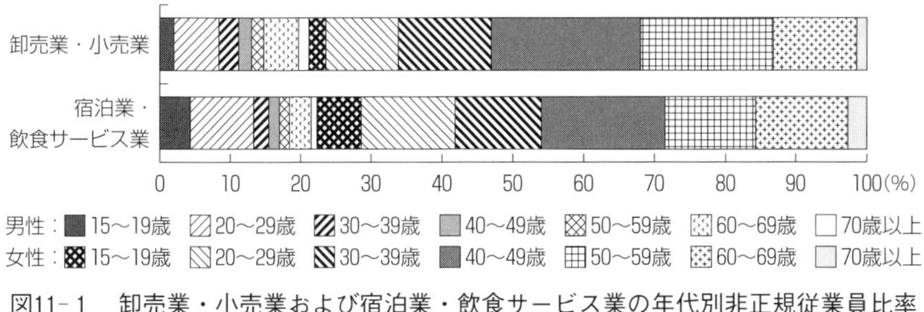

図11-1　卸売業・小売業および宿泊業・飲食サービス業の年代別非正規従業員比率
出典）国勢調査（2010，2015）より筆者作成.

2　フードサービス業における人材課題

ここまでで，国勢調査の結果を基に就業状況の変化を，産業間の状況について見るとともに，年代別・男女別の就業状況，そして，5年間の年代別就業状況の変化について見てきた．この中で，29歳までの就業者と女性の非正規従業員に多くを頼ってきたことが明らかとなった．特に宿泊業・飲食サービス業においては，非正規従業員がサービスシステムの核を担い，業務の運営に大きく関わってきている．

図11-1は年代別の非正規従業員の状況であるが，男性の方が正規従業員の比率が高いこともあるが，非正規従業員においては女性の比率が圧倒的に高くなっている．2015年において，いわゆる第二次ベビーブーマーと呼ばれる1970年から1974年に生まれたものたちが，40代となっており，女性の中でも若年層を除けば，非正規従業員としての比率が最も高い．特に，卸売業・小売業においては，それが顕著であり，この人口重心がそのまま移行すれば，両産業分類共にいわゆる高齢者によるサービス提供が普通になっていく．

また，人口比で検討したように，卸売業・小売業および宿泊業・飲食サービス業にて働く人の比率は20代で大きく減少しているが，それ以外の世代ではほとんど比率は変わっておらず，総人口（15歳以上）に占める割合も同じである．この20代の宿泊業・飲食サービス業の比率の2015年における減少は，2014年に「ワンオペ」という言葉に代表されるような過酷な飲食サービス業の一部企業の労働実態が，メディアに取り上げられた影響も大きいと考えられる．このような一時点での影響を踏まえた上で，今後，長期的な人口比の傾向を検討することは必要となるが，人口が減少していく中で，フードサービス業への就業人口も自然に減少していく可能性が極めて高い．

ただし一方で，中食・外食などの日常の食事のスタイルの変化と進展や観光業への期待などもあり，社会的にみれば，今回取り上げた卸売業・小売業および宿泊業・飲食サービス業の発展への期待も大きい．この発展への期待に応えるためには，オペレーションを担う人材確保はもちろんのこと，マネジメント層の拡充も必要となる．ただし，人口減少の中で，人員数の確保が困難になっていくため，サービスにおけるマンパワーに頼らないイノベーションが求められている．

特に，今まで業界の発展を支えてきたチェーンストア・オペレーションでは，少数の正規従業員と多数の非正規従業員によって人件費コストを抑えるとともに，標準化可能な仕組みが形成されてきた．しかし現在，多数の非正規従業員によってオペレーションが担われてきた組織になればなるほど人員確保とコスト抑制が困難になりつつあり，新たな仕組みの構築が求められている．現在の取り組みとしては，オペレーションの一部にテクノロジーを導入して人の代替として用いるか，価値を向上させるとともに正規従業員の比率を高めていくか，が挙げられる．

また併せて，過去においては，代替可能な標準化された業務を行うために，非正規従業員を数多く採用して教育した上で，サービス提供システムの一部として活用してきた．そこにおいては，誰でも業務が可能な仕組みであったがゆえに，多くを採用するが多くが離職していく構造にもなっていた．人口減少により就業者という限られた集団規模が小さくなっていく中で，このような大量採用・大量離職というかつての常識は当然通用せず，非正規従業員の自己効力感を高めるような専門的技能の向上などの制度を積極的に導入していく必要がある．

おわりに

本章では，フードサービス業における人材の課題を見るために，人口減少下での就業状況について，国勢調査を基に検討してきた．このフードサービス業については，卸売業・小売業および宿泊業・飲食サービス業として，その労働人口や年代別状況，男女別状況などについて詳しく見てきた．

この結果として，しばしば社会的に言われているように，非正規従業員の数が多く，また特に女性の非正規従業員に員数として頼っている点が明らかとなった．その上で，5年間での変化を見た際に，総人口（15歳以上）中の就労者比率が同一であり，このまま移行するとすれば，人口減少による影響を大きく受けていく点が明らかとなった．

しかしながら，本章の検討は，標準産業分類の変更によるデータの接続性の観点から，あくまでも2010年と2015年を比較したものにとどまっている．今後，この傾向の変化を，より長期的に見ていく事によって，より確実なものとして検討できる可能性は高い．また，フードサービス業において，自営に近い経営者が多いという特徴があるが，今回，その点については検討する事ができていない．アントレプレナーシップや起業家の育成が日本社会の課題ともいわれるが，飲食サービス業は多産多死でもある特徴もあり，このような経営者や創業の観点から，今後検討する事も必要となるだろう．

最後に，いずれにしても，日本における人口増加による利用者数増加によって，売上および利益を向上させる収益モデルは限界にきていると考えられ，新たな収益モデルが必要とされている．フードサービス業においては，チェーンストア・オペレーションを前提として，規模の利益を追求する企業の成長が多く生じていたが，現代においては，成長後に安定した売上および利益を得ることができず，短期間で業績悪化を招く企業も多く存在するようになっている．今後においては，このような視点から，多様な組織による多様な成長の形についても検討していく必要があるだろう．

注

1）　総務省（2010）『平成22年　国勢調査』．総務省（2015）『平成27年　国勢調査』．

2）　国立社会保障・人口問題研究所（2017）『日本の将来推計人口—平成29年推計—』．

3）　内閣府（2019）『男女共同参画白書　令和元年版』．

4）　総務省・経済産業省（2016）『平成28年　経済センサス』．

参考文献

国立社会保障・人口問題研究所（2017）『日本の将来推計人口—平成29年推計—』．

内閣府（2019）『男女共同参画白書　令和元年版』.

総務省（2010）『平成22年　国勢調査』.

――――（2015）『平成27年　国勢調査』.

――――・経済産業省（2016）『平成28年　経済センサス』.

第12章

内食・中食・外食の時間配分と支出配分

――社会的規範，夫婦の家事分担，食の未来への含意――

谷垣和則

はじめに

食行動を考える際，内食・中食・外食の消費支出配分と時間配分の分析は，必要不可欠である．近年は外食と内食（家庭内の食事）の中間的な中食（調理済み食品）が伸びてきている．また食材への購買だけでなく，各種調理・厨房機器の購入も必要である．さらに食べるには買物・調理・後片付けなどの時間が必要であり，時間の希少性によって，食への購買が変化する．家事や余暇と労働時間の最適な配分については，これまで多くの研究が行われてきている．しかしながらこれらの研究においては，食を明示的に研究の中心にしておらず，食を含む家事労働が中心になっている[1)]．一方，これまでに内食・中食・外食に関する研究があるものの，ほとんどが実証分析である．これまでの食料支出や家事時間などの分析では，時間と中食それに各種調理・厨房機器購入を同時に明示的に導入し，労働時間の選択も入れた一般的な理論モデル分析はほとんどないといってよい．

そこで，本章は，内食・中食・外食を明示的に組み込んで，食への購買と時間投入を同時に考察できる一般的で汎用性のある経済理論モデルを展開し，その背景のシステムを明らかにする．一般的であることから，明確な結論を導出するのは難しいものの，各種パラメーターをモデルに明示し，さまざまな国，年代，家族の，時間配分と資金配分を，パラメーターによって解釈できるモデルを提示した．また新たな視点として，価値フリーの概念を導入し，様々な行動の背景にある社会的規範を見直すことも考察している．同時に，これまでのデータや実証研究の解釈を，本モデルを用いて行う．さらに，今後の長期的な動向について，少なくとも日本の過去20年間から，変わるものと変わらないものを抜き出し，過去20年間，消費全体に占める食料費の比率が安定していることの，理論的意味を考察した．

本章の目的は，様々な食行動，すなわち食関連の購買と時間配分を，伝統的な経済学の理論を用いて，その構造と要因を分析し，さらにはその将来を予測することである．また，カロリーを供給するだけが食の持つ役割ではないことから，これらを通して，食育の重要性や日々の生活における時間の使い方を再認識することも意図している．

本章の構成は以下である．第1節では，内食・中食・外食・一般消費の支出，余暇・家事・労働の時間データを概観する．第2節では，ベーシックモデルを提示し，基本構造を明らかにする．第3節ではこのベーシックモデルを夫婦に展開し，夫婦間の役割分担の考え方を概観する．第4節では理論モデルの含意について，これまでの実証結果の解釈，価値フリーと社会的規範そして内食・中食・外食の将来について論じる．

1　データによる概説

最初に，日本の一般消費支出とその中の食料関連支出を見てみる．消費支出はGDPのうち約6割弱を占めていて，安定している．総務省統計局家計調査によれば，2000年から2018年の消費支出は名目GDPの減少を反映し，徐々に減少している．食料支出も同様に最近の数年を除いて減少している．これらは**図12-1**に示されている．食料支出は消費支出と関係性が強く，エンゲル係数（食料支出／消費支出の比率）が安定していることから，消費支出そしてGDPに左右される．

エンゲル係数は，経済発展の指標にも使われ，この比率が少ないほど経済は発展していると言われる．昔は生産活動がほとんど食に向けられていたからであるが，農業生産の生産性が上昇し，人々の食べる量以上に農業生産力が向上すると，その余った分の労働力を他に向けることが可能になり，この結果徐々に食料比率が減少している．ではこのエンゲル係数の減少はどこまで進むのであろうか．所得が上昇し，食への相対支出が減少し，エンゲル係数が下がることが考えられるが，一方食への関心から高くてもおいしいものを追求することから，エンゲル係数の上昇もあり得る．

図12-2は日本のエンゲル係数である．1985年までは一貫して減少していた

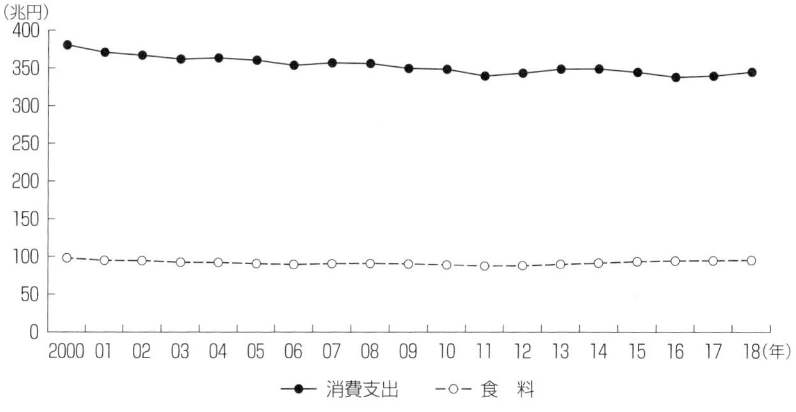

図12-1　消費と食料支出

出典）総務省統計局家計調査（家計収支編）時系列データ（二人以上の世帯）2019年より著者が作成.

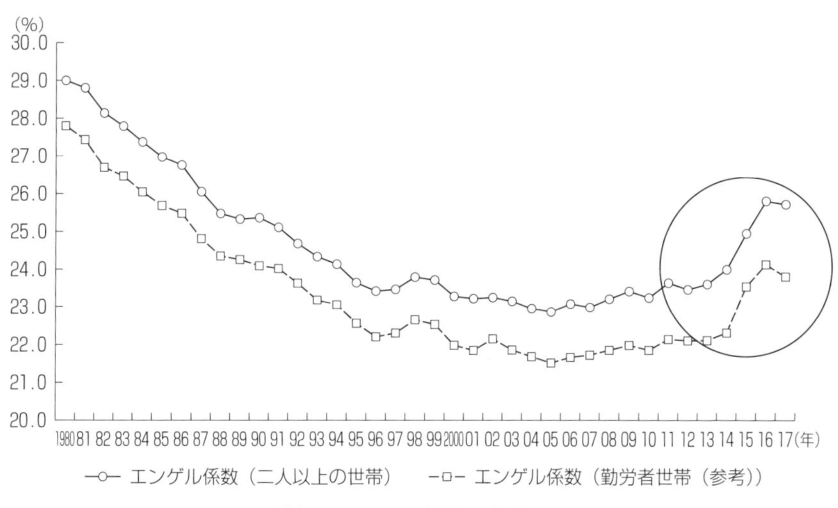

図12-2　近年のエンゲル係数の推移（1980〜2017年）

出典）総務省統計局統計 Today No.129.

のが，それ以後は下げ止まっている．ここ数年は一時的に上昇しているものの，物価変動を除いた実質で見るとそれほど変動はなく，物価要因，つまり食料品価格の一時的な要因であると考えられている．その他の主要な先進国のエンゲル係数については，グルメあるいは食に関心のあるイタリアやフランス，そし

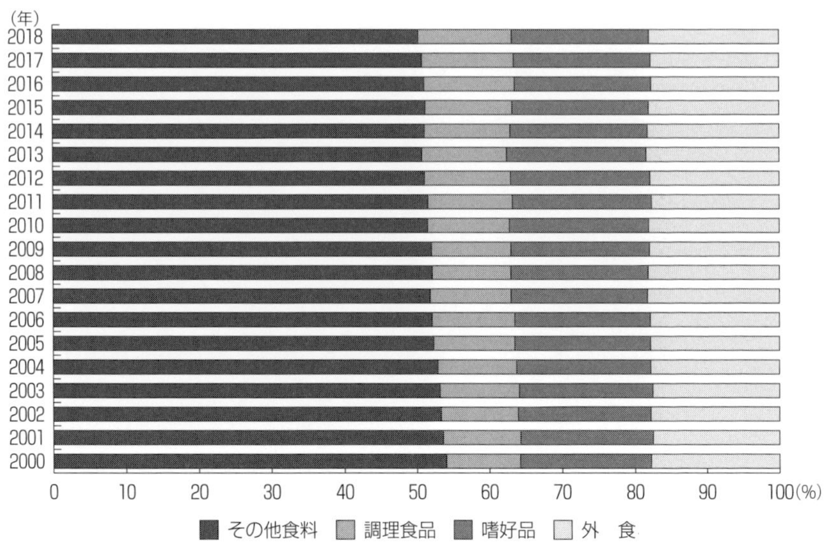

図12- 3　食料支出内訳　その他　調理　嗜好品　外食

出典）総務省統計局家計調査（家計収支編）時系列データ（二人以上の世帯）2019年より著者が作成.

て日本は高く，そうでないアメリカやイギリスは低い．近年の各国の動向は，低下が一段落してむしろ増加している[2)].

次に日本の食料支出内訳の2000年から2018年の推移を図12- 3で見てみよう．近年の約20年間にわたって，外食費，嗜好品のそれぞれの食料支出全体に占める割合はほとんど変化していない，さらに多くを占める（その他食料費＋調理食品）は60％強で同様に変化していない．このうち調理食品（本章では中食）は伸びて，その分その他食料費が下がっている．この20年間だけでも，品目別では，ビールの消費が落ち込み，米とパン類の消費が逆転するなど大きな変動があるものの，この集計された比率が変化していないのは，非常に不思議なことである[3)].

これまでは食への支出配分であったが，ここでは時間配分を見てみよう．図12- 4は男性の年齢別の一日の生活時間配分である．自由時間，家事関連，学業，仕事関連，食事，身の回りの用事，睡眠の推移を示したものである．女性は図12- 5である．男女とも共通するのは，若い時と85歳以上である．この年齢層以外では，仕事の時間は，男性が多く，女性は家事関連時間が多くなって

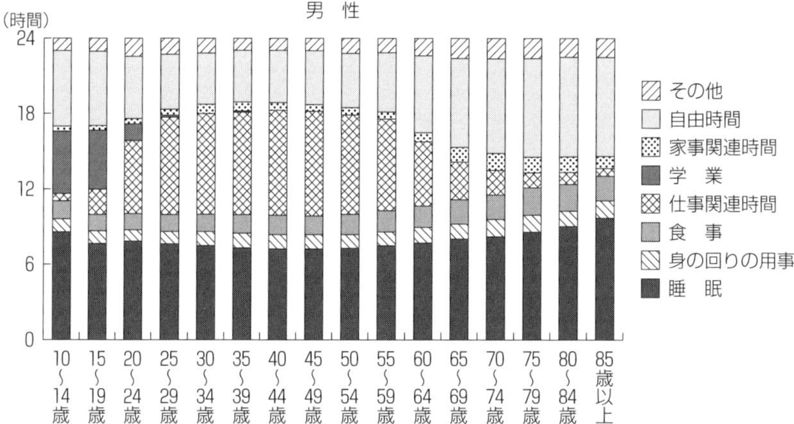

図12-4　1日の生活時間配分（男女，年齢階級別，週全体）――平成18年

出典）平成18年社会生活基本調査結果からわかること（総務省統計局）（図12-5，図12-6も同様）.

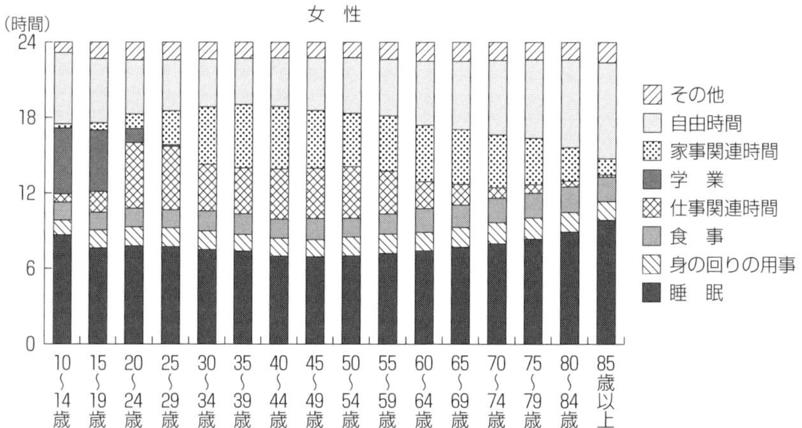

図12-5　1日の生活時間配分（男女，年齢階級別，週全体）――平成18年

注）自由時間……「テレビ・ラジオ・新聞・雑誌」,「休養・くつろぎ」,「学習・研究（学業以外）」,「趣味・娯楽」,「スポーツ」,「ボランティア活動・社会参加活動」の合計.

家事関連時間……「家事」,「介護・看護」,「育児」,「買い物」の合計.

仕事関連時間……「仕事」,「通勤・通学」の合計.

出典）図12-4と同じ.

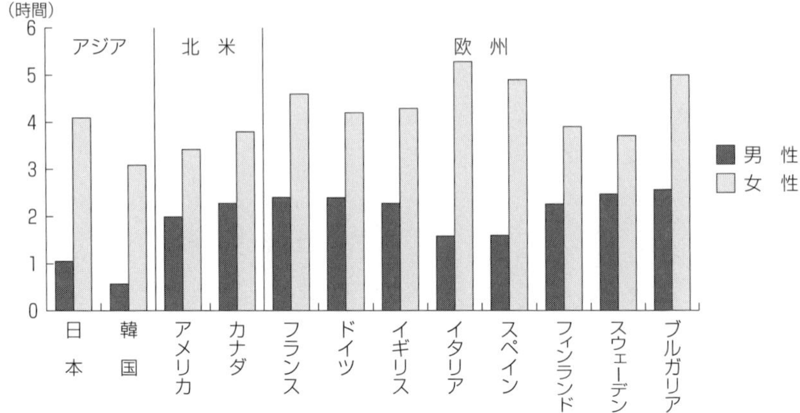

図12- 6　家事関連時間の世界の国々との比較

出典）図12- 4と同じ.

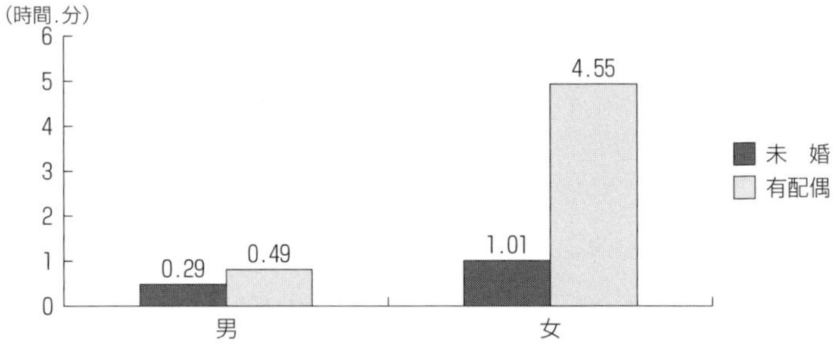

図12- 7　男女，配偶関係別家事関連時間（平成28年）——週全体

出典）平成28年社会生活基本調査.

いる．共稼ぎ夫婦の場合は，異なってくる．同じ調査では，共稼ぎの夫婦において，妻の家事関連時間の夫婦を合わせた家事関連時間に対する比率に関し，女性の家事比率が大きく，わずかではあるものの減少傾向にあるとはいえ，この比率は20年の長期間それほど大きくは変化していない[4]．

図12- 6は同様な調査の国際比較である．日本の女性の家事関連時間は先進国と比べても多いこともないが少ないこともない．これに比べて日本の男性の家事関連時間は，韓国と同様に明らかに低い．これらの要因は，文化的背景も組み込んだモデルで説明できる．図12- 7は独身と既婚者の，家事関連時間

（「家事」，「介護・看護」，「育児」および「買い物」）である．結婚すると，女性の家事関連時間は大幅に増え，男性も増えているものの，増える量はわずかであることが分かる．なお，本モデルでは扱っていないが，子どもがいる家庭では，子どもの数および末子の年齢が小さいほど，妻の労働時間は短くなり，夫も妻も家事時間は長くなることが，日本だけでなく海外でも知られている．

2　基本モデル

本章では，一般的な基本モデルを提示する．1人の家庭を想定し，1人の効用は，家庭内で提供するフードサービス F，それ以外の消費 Y，余暇時間 L，それに労働時間と家事時間からの効用（マイナスもあり），から構成されるとする．

フードサービス F は，食の質・量で主に質を表す指標とし，家庭内調理による食サービス F_H，外食 F_O から構成され，以下の式で表す．

$$F = F_H + F_O$$

美味しければその分，F は量が一定であっても増加する．家庭内調理によるフードサービス F_H は，調理などの家事時間 t_H，中食 X_I，中食以外の食材 X_H，調理・厨房器具 K から，生産されるとする[5]．一方中食は家事時間がほとんど必要のない食材とし，中食以外の食材は，家事時間が必要な食材とする．家庭内調理によるサービス F_H 関数は以下とする[6]．

$$F_H = F_H(\gamma_t t_H,\ \gamma_H X_H,\ \gamma_I X_I,\ \gamma_K K) \qquad (1)$$

ここで，γ_t は家事時間，γ_H は中食以外の食材，γ_I は中食，γ_K は厨房・調理器具に対するパラメーターである．同じ購入した金額に対し，家庭内調理によるサービスへの技術あるいは効率性を示す．この値が大きいほど，同一の時間や購入額に対し，より質の高い食サービスを供給できる．調理技術の向上，食材の金額当たりの質の向上などがそれにあたる．

X_O を外食への支払額，F_O を外食サービスとすると，F_O は以下の式で表す．

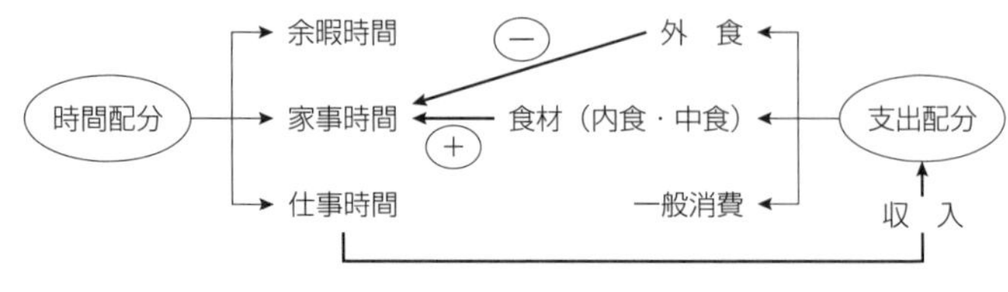

図12-8　時間配分と支出配分の関係の概念図

$$F_O = F_O(\gamma_O X_O) \tag{2}$$

γ_O は外食サービスのパラメーターで，同じような金額を支払ったとしても，そのサービスの質が向上すれば，F_O は増える.[7)]

予算制約式と時間制約式はそれぞれ以下である.

$$wt_w = p_Y Y + p_H X_H + p_1 X_1 + p_O X_O + p_K K$$
$$T = t_w + t_H + t_L$$

ここで，w：賃金率，Y：その他一般消費財，t_w：労働時間，t_L：余暇時間（睡眠時間を含む），T：全体の時間，である．時間制約式から，$t_w = T - t_H - t_L$ とできることから，この予算と時間制約式は以下のように1つにできる.

$$wt_w = w(T - t_H - t_L) = p_Y Y + p_H X_H + p_1 X_1 + p_O X_O + p_K K \tag{3}$$

左辺は労働収入，右辺は食への支出である.

図12-8は，時間配分と資金配分がどのように関わっているかの概念図である．時間配分のうち，仕事時間への配分が収入を決定し，それが支出に影響する．これらは同時決定である．例えば，仕事時間を減らして，家事労働を増やすほうが良いと判断するとき，収入が減り，支出のどれかを減らさざるを得ない．この場合，外食を減らして，食材購入を増やし，食費全体を減らし，家事時間を増やして食サービスのレベルを減らさないように行動をすることは，合理的であるといえる．このような家事時間と外食の負の関係を，代替関係であるといい，食材と家事時間の正の関係を補完関係という．週末になれば手の込んだ料理をするために，食材を買ってきて時間かけて調理するのはこの例である.

効用関数は以下の式で示す．

$$U=U(Y,\ F,\ \beta_L t_L,\ \beta_H t_H,\ \beta_w t_w)$$

ここで，$\partial U/\partial Y>0$，$\partial U/\partial F_H>0$ は通常の関係である．一方，労働時間の増加や家事時間の増加は，効用にプラスになることもあればマイナスなることもある．本章ではこれを，パラメーターの大小と正負の関係で示す．つまり β_L は余暇時間増による効用の増加（あるいは減少）のパラメーター，β_H は同様に家事時間増による効用の増加（あるいは減少）のパラメーター，β_w は労働時間増加による効用の変化に対応するものである．調理が好きであればこのパラメーターは大きくなる．労働による喜びがあるとすれば，それは β_w がプラスとなる．
ここで，$T=t_w+t_H+t_L$ より，上記の効用関数は，

$$U=U(Y,\ F,\ (\beta_L-\beta_w)t_L,\ (\beta_H-\beta_w)t_H) \qquad (4)$$

と表すことができる．以下はこの式を用いる．

個人は(4)の効用を制約条件(3)の下で最大化するとする．すなわち

$$\text{Max }U=U(Y,\ F,\ (\beta_L-\beta_w)t_L,\ (\beta_H-\beta_w)t_H) \qquad (5)$$
$$\text{s.t. }w(T-t_H-t_L)=p_Y Y+p_H X_H+p_I X_I+p_O X_O+p_K K$$

である．内生変数は，t_H，t_L，Y，X_H，X_I，K，X_O，外生変数は，w，p_Y，p_H，p_I，p_O，それにその他のパラメーターである．モデル的には内食・中食・外食への支出と余暇・家事・仕事（労働供給）の時間配分は，賃金と，食料費，外食，資本財の価格，その他のパラメーターに依存することになる．例えば，Monsivais, Aggarwal and Drewnowski は，健康への関心が家事労働を増やすことを実証研究で明らかにしている[8]．本章のモデルでは効用関数における β_H の増加と，(2)式の外食サービス関数のパラメーター γ_O の減少と解釈できる．また長期的な中食（調理食品）の増加は，(1)式のフードサービス関数 F_H の中食パラメーター γ_I の増による質，つまり例えば冷凍食品などの味の向上，中食

の価格 p_1 の相対的な低下が考えられる．そしてこれは，女性労働の増加による時間制約が厳しくなることで，フードサービス関数 $F_H = F_H(\gamma_t t_H,\ \gamma_H X_H,\ \gamma_I X_I,\ \gamma_K K)$ 内での変化，t_H と X_H の減少と X_I の増加が考えられる．

最適な時間配分と各支出や，様々な外生変数が変化するときに，最適な諸条件がどのように変化するかの分析例は，Appendix で示す．この本章のモデルは一般的で網羅的であることから，明確な結論が出ることはないので，ここではこれ以上は分析しない．

3　家族（夫婦）

2人の夫婦を想定する．簡単化のために，子どもはいないとする．家庭内調理によるサービス F_H は，以下となる[9)]．

$$F_H = F(\gamma^F{}_t t^F{}_H,\ \gamma^M{}_t t^M{}_H,\ (\gamma^F{}_H + \gamma^M{}_H) X_H,\ \gamma_I X_I,\ \gamma_K K) \tag{6}$$

(1)の F_H 関数との違いは，γ_t が家事時間に関する男女それぞれのパラメーター，$\gamma^F{}_t$，$\gamma^M{}_t$ となり，γ_H が（$\gamma^F{}_H + \gamma^M{}_H$）になっていることである[10)]．

（一心同体型と夫婦の家事役割分担の考え方）

ここでは，一心同体型の効用関数を紹介し，それを用いて夫婦の家事役割分担の考え方を説明する．なお通常1人よりも2人，3人と家族が増えると，K を共有できることなどから，家事サービスにいわゆる規模の経済が働いて，効率的となる．実際，経済的平等度を測るジニ係数はそのような考え方を係数に導入し，等価可処分所得を用いている[11)]．

制約付きの効用最大化問題は，以下の(7)で示される．

$$\begin{aligned} U = U(&Y^F + Y^M,\ F,\ (\beta^F{}_L - \beta^F{}_w) t^F{}_L,\ (\beta^F{}_H - \beta^F{}_w) t^F{}_H, \\ &(\beta^M{}_L - \beta^M{}_w) t^M{}_L,\ (\beta^M{}_H - \beta^M{}_w) t^M{}_H) \\ \text{s.t. } & w^F(T - t^F{}_H - t^F{}_L) + w^M(T - t^M{}_H - t^M{}_L) \\ &= p_Y(Y^F + Y^M) + p_H X_H + p_1 X_1 + p_O X_O + p_K K \end{aligned} \tag{7}$$

効用関数の一般消費は夫婦として同じであり，配偶者の一方の消費はもう一方の消費と同等と見なす．制約条件は夫婦で共通である．夫婦間の役割分担に関し，比較優位，伝統的な男女，平等をこのモデルで，別のモデルでパワー交渉型の，計4つを紹介する．それぞれにおいて，どのように男女の分担が変化するか考察する．

（比較優位）

比較優位は分業の考え方で，生産性の相対的に高いほうがその仕事を分担するものである．秘書と社長で，社長のほうが，その他雑務も秘書と比べてできても，社長が両方ともするのではなく，社長業に特化するほうが効率的であるのと同様である．例えば，男性の方が，調理ができるとすれば，パラメーターから，$\gamma^{F}{}_{H}<\gamma^{M}{}_{H}$ と解釈できる．一方，賃金が，$w^{F}<w^{M}$ であるとすれば，何が最適であると言えるであろうか．女性が，調理ができて，男性のほうの賃金が高い時は，これは明らかであるものの，この場合であれば，男性の家事時間が女性より長いほうが最適なこともあり得る．仮に女性の家事時間を1時間減らし，男性のそれを1時間増加させ，一方労働時間については，女性の時間を増やし男性を減らすと，内食サービスはその分，美味しくなって効用は増加する．他方収入は減少するので，その分効用は減少する．この場合前者の効果が大きいと，男性が調理（家事）の分担を増やすほうが，全体として効用が増す．

（伝統的な男女の考え方）

これは時間パラメーターにおいて，$\beta^{F}{}_{H}>\beta^{M}{}_{H}$，$\beta^{F}{}_{w}<\beta^{M}{}_{w}$ と解釈できる．つまり女性は家，男性は外で働くべきだという考え方は，このようなパラメーターの大小関係で示すことができる．この価値観であれば，時間配分は，男性の労働時間が多く，女性が少なくなる傾向になる．この場合でも，$w^{F}>w^{M}$ であれば，その分収入は減少するので，必ず男性のほうの労働時間が多くなる訳ではない．

（平等的な考え方）

男女の家事分担は，平等に均等割りにすべきであるということを平等的な考え方とする．伝統的な考え方とは逆である．この場合は，効用関数において，

$\beta^F{}_H=\beta^M{}_H$, $\beta^F{}_w=\beta^M{}_w$ とするか，関数に，$\{1-|t^F{}_H-t^M{}_H|\}$ などの関数を入れればよい．つまり平等で家事時間が同じであるほど，両者の家事時間の差（絶対値$=|t^F{}_H-t^M{}_H|$）は小さくなって，$\{1-|t^F{}_H-t^M{}_H|\}$ が大きくなり，夫婦の効用が増すということになる．この場合でも，男女の賃金差が大きいほど機会費用の差から効率が悪くなるので，分担は同じでなくなる傾向になる．

（効用関数：分離または交渉，パワー型）

ここでは，一体型モデルでは説明しづらいことから，θ を以下のように，夫婦の効用の比重として，夫婦の効用を以下のように定義する．

$$U=(1-\theta)U^M+\theta U^F$$

このとき，男女のそれぞれの効用関数は以下のように表すことができる[12]．

$$U^M=U(Y^M,\ F,\ (\beta^M{}_L-\beta^M{}_w)t^M{}_L,\ (\beta^M{}_H-\beta^M{}_w)t^M{}_H)$$
$$U^F=U(Y^F,\ F,\ (\beta^F{}_L-\beta^F{}_w)t^F{}_L,\ (\beta^F{}_H-\beta^F{}_w)t^F{}_H)$$

θ が減少するにつれて，女性よりも男性の効用がより重視される．このとき $(\beta^M{}_H-\beta^M{}_w)<0$，$(\beta^M{}_L-\beta^M{}_w)<0$ である限り，$t^M{}_H$ と $t^M{}_L$ を減らし，労働時間を増やすことになる．この時女性の効用が減少し男性の効用が増加することがありえるが，夫婦がこのような効用関数を持つ限り，それが生じる．

Gupta and Stratton は，パワー型の家計分担のモデルでアメリカとデンマークの実証研究を行っている[13]．彼らの論文ではパワー関数 θ の定義を，$\theta=\theta(w^F/w^M)$ とし，夫婦の相対賃金に応じて変化する．実証結果では，賃金比率が高いほど，例えば男性の女性に対する相対賃金が高くなるほど，上記の θ が低くなって，女性の家事労働の時間が多くなるという結論になっている．

4　社会的規範，夫婦の家事分担，食の未来への含意

本章では，内生変数間と外生変数の関係に関して，従来の研究の結論を本章のモデルを使って解釈し，次に価値フリー，社会的規範と夫婦の家事分担の問

題，最後に2050年後の食の未来，特に内食・中食・外食を考察する．

1　内生変数間と外生変数の関係

例えば，外生変数の賃金との関係で，賃金が多いほど家事時間増加＝仕事時間減少による収入が減少するという機会費用が増加する．このことは夫婦であれば収入が少ないほうが家事時間を増やすことになり，男女の賃金格差からは一定程度，家事時間の差を説明できる．一方各種外生変数であるパラメーターによる相違，つまり選好や技術によっても家事時間の差は影響される．

モデルの，各内生変数，t_H，t_L，Y，X_H，X_I，K，X_O は，外生変数を介して，相互に代替関係と補完関係が存在する[14]．

Stratton はイギリスのデータを用いて，夫婦におけるそれぞれの機会費用と選好がメイド雇用に及ぼす効果を検証した[15]．この結果，妻よりも夫の選好が家事関連においては優先されること，機会費用は夫婦とも特に週末に影響があって，メイドの雇用と家事関連は，週末では代替的であることを明らかにしている．週末はメイドを雇って余暇の時間を増やすことが考えられる．また夫婦の選好で夫が優位であることは，そのようなメイドの雇用に関連する意思決定は，上記の Gupta and Stratton のパワー型が当てはまることを意味する[16]．この点で，下記の安藤潤とも一致する[17]．

同じく Stratton は家事部門が効率化されることは，生活の質の向上そしてこれらも含む広義の GDP の拡大に繋がることを述べている[18]．さらに個人ではなく家計ベースの課税は，労働参加による限界税率の低減により，女性の労働参加を促し，短時間労働，低賃金の悪循環を断ち切り，男女の賃金，家事労働時間の格差などのジェンダーギャップの解消に繋がると主張している．上述したように家庭内の役割分担が男女の賃金比率と関係がある研究から，この主張は意義がある．

茂野は，過去32年間の長期データを用いて，食料需要の推計を行っている[19]．本章のモデルの前提と一致して，家事労働と食料需要，そして労働供給と消費行動は分離可能ではないことが得られている．家事労働時間と調理食品（中食）は代替関係で，家事時間が減ると調理食品が増加する．その他の食料費とでは補完関係であった．外食とは補完関係で，家事時間が増えると外食が増加する．また厨房などの調理の資本ストックと，穀類，家事労働とは代替的で，調理食品，外食とはプラスの関係になっている．これらは外食を除いてほぼ我々の直感と一致する．

水落正明・永瀬伸子は，社会生活基本調査の平成13年および平成18年の個票データを用いて夫婦の時間配分に関する分析を行っている[20]．ここでは触れていない通勤時間に関し，夫の通勤時間の増加は夫の家事時間に負，妻の家事時間に正の影響をもたらす．一方，妻の通勤時間は妻の家事時間の減少をもたらすが夫の家事時間には影響はなく，夫と妻で非対称的な結果となっている．通勤時間増による時間制約の片方の上昇は，夫婦間で必ずしも合理的に配分しているとはいえなく，上記の分離または交渉型の効用関数型が適合している可能性がある．

馬欣欣は，慶應義塾大学家計パネル調査（KHPS2004～2006）の個票データを用い，夫の労働時間が長く家事時間が短いほど，妻の就業率が低くなることを示した[21]．また共稼ぎの世帯では，夫の労働時間と妻の労働時間は代替関係にある．所得の要因を除いているので，夫の労働時間が長くなって所得が増え，妻の就業率が減少する効果を除いての結果である．このことは，収入一定で夫の時間制約が厳しくなると，妻が労働時間を減らし，家事時間を増やすことを意味する．

安藤潤は，個票データを用い，外食・中食需要関数と夫婦の家事（夕食準備）に関するモデルを推定し，以下を明らかにしている[22]．妻が常勤のときは，夫の所得と外食が，妻の労働時間と中食が正の関係がある．これに対し，妻が非常勤のときは妻の所得と中食，夫と妻の労働時間と外食に正の関係がみられる．中食は妻の行動に左右され，常勤で労働時間が長く所得が高ければ，あるいは非常勤でも所得が高くなれば，中食の需要が高まることになる．近年の中食の伸びは，妻の要因が大きいことになる．

安藤潤は，夫婦間での家事の役割分担に関し，女性は理想の家事労働時間配分よりも多く，夫はその逆であり，効用が大きく低下していることを，つまりジェンダー・ディスプレイが発生していることを示した[23]．ジェンダー・ディスプレイは，男女の伝統的な役割分担という社会的規範に囚われて，男女の平等な役割分担は社会的規範から逸脱することから，そのような行動をとれないことをいう．データに回答者の理想をいれていることが，この研究の特徴である．この結論からは，本章のモデルにおいて最適な効用最大化の行動をしていないともいえる．しかし，次の節にあるように社会的規範を反映したパラメーターで説明するのか，効用関数が分離または交渉型なのか，あるいはその他なのかによって，解釈は分かれ，この点は今後の課題である．

2　価値フリーと社会的規範，家事分担

アカロフの提唱したアイデンティティ経済学[24)]は，社会的規範が経済行動に及ぼす影響について，研究している．本章のモデルでは，各効用関数の各種パラメーターが，社会的規範に影響されたりそれを反映したりすることになる．この議論からは，人々が持っている価値観や行動様式は，個々人のものではなく，その時代や過去の歴史や文化にも規定されることを，再認識することになる．この問題は，何をなすべきか，なにが望ましくてそうではないかといった規範経済学になる．筆者は，価値フリー，すなわち，一度その考え方や行動様式は，唯一絶対的なものではないことを，認識したうえで，それに縛られず，自分自身で決める行動様式を構築する必要性があると考える．そして，そこから真の個々の生活から得られる効用最大化を自分自身で決めることになる．本章のモデルでは，食に関わる内食・中食・外食，特に家庭内家事の男女の役割分担の決め方に関し，パラメーターの決定に，この価値フリーの考え方を導入することになる．

例えば，男性は家事をするものではなくそれは苦痛になるとすれば，効用関数では，男性の家事への効用パラメーター $\beta^{M}{}_{H}$ の値が小さいか，マイナスになる．そして男性の家事時間が増えれば増えるほど，効用が増加する社会規範をモデルに入れればよい．価値フリーに対応する理論はこれまで十分には考えられてこなかったが，この問題は複雑で，ここでは導入的に以下の関数を例示する．需要に関する各種パラメーター β がこれまで外生的に決まっていたのが，内生的に決まるようになる．例えば，この β 関数を以下のように表す．

$$\beta=\beta(\beta_1,\ \beta_2)$$

ここで，β_1：社会的規範，β_2：その属する社会の人々とは異なる経験や知識量，である．β_2 が小さいと，β_1 の社会的規範の力が大きくなって，この人のパラメーターは社会的規範の周辺に留まる．一方，経験と学習が増すにつれて，

社会的規範に流されなくなる．ただし，社会的規範に魅力があれば，たとえ違うものを経験し学習したとしても，存続される．それは言い換えると，伝統とも言える．何代にもわたって数百年も続くのは，そこに根差す深い魅力があるからと解釈できる．

3　2050年の食の未来――内食・中食・外食――

これまでの議論から，今後のエンゲル係数，食関連の支出比率および時間配分比率について考えてみる．本章の分析対象である内食・中食・外食の時間と支出配分は，世界における食料の長期需給条件に影響される．世界的な需給条件は「農水省2050年における世界の食料需給見通し」によれば，食料の需要量は人口増などによって発展途上国を中心に，2010年の1.7倍になる．一方食料の生産量は耕地面積の増加よりも単収の増加すなわち，耕地当たりの生産性の向上によって，2010年の1.7倍になると予測している．この予測からは需給均衡が崩れて，食費関連全体の大幅な価格の上下動は，今後はないことが予想される．このことを前提とすると，価格要因を取り除いて議論ができる．

長期において，様々なことが時代とともに変化するが，一方で変化しないものがあり，それが何かも逆に大切になってくる．1節の図12－2と図12－3から，近年，消費全体と食料費の比率，つまりエンゲル係数が変化せず，食料費の中の，一般食料費＋調理，嗜好品，外食の比率も同様に，変化していないことを示した．物価の動向にかかわらず，支出比率が変化しないのは，効用関数がコブダグラス型であると解釈できる．効用関数 $U=U(Y,\ F,\ (\beta_L-\beta_w)t_L,\ (\beta_H-\beta_w)t_H)$ に対し，このうち時間の効用を除いて，嗜好品を入れたコブダクラス型の効用関数は，

$$U=Y^{0.77}\{(Q_{XH}+Q_{XI})^{0.64}(Q_{XE})^{0.18}(Q_{XO})^{0.18}\}^{0.23}$$

と表すことができる．ここで，Q_{Xi}（$i=H,\ I,\ E,\ O$）は各財の購入量である．なお，Q_{XE} は嗜好品の購入量である．上付きの数値は支出比率である[25)]．時間がどのように効用に関わってくるかを含めて，これらの比率一定の効用関数は，実証の問題でもある．効用関数がこのような形をしていれば，各部門内の競争は，一定のパイの奪い合いを意味する．

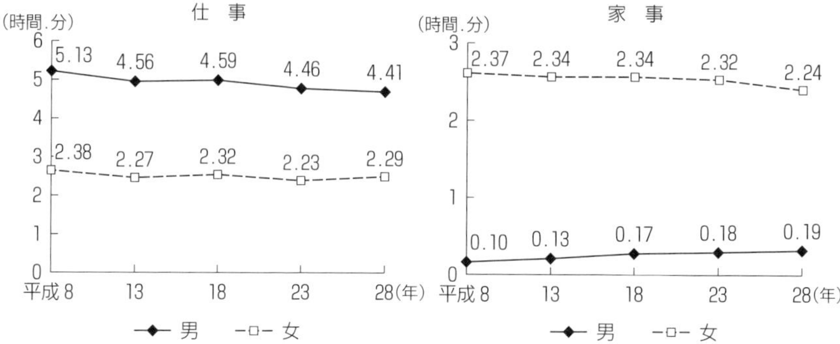

図４－９　男女，仕事と家事の生活時間（平成８～28年）――週全体

出典）平成28年社会生活基本調査.

なお，需要要因では，高齢者比率や共稼ぎ比率も大きな要因となりうるものの，上記の議論から，効用関数がコブダグラス型であれば，価格の変動にかかわらず，各食料支出比率は一定であると考えられる．近年の傾向が今後も続くとすれば，外食および嗜好品の比率は変化がなく，中食が増加しそれ以外の一般的食料品の消費額は減少することになる．

一方時間配分はどうであろうか．**図12－９**は仕事と家事の時間である．労働時間は，男性は減少し，女性は平均では微減程度である．女性は正規労働者の労働時間が男性と同様に減少しているのと，女性の労働参加率が上昇したのが相殺していることが考えられる．家事時間に関し，女性の家事時間は減少傾向にあり，先進諸国でも同様である．**図12－６**にもあるように，他の先進国と比べると日本はジェンダーギャップが大きい．今後も家事あるいは家事関連時間の男女差は縮小傾向になることは間違いないものの，このペースであれば，縮んでもわずかであろう．本章では，ただ単に形式上あるいは表面上，ジェンダーギャップを縮めるべきであると主張するつもりはなく，前述したように，価値フリー的な考え方を推し進め，さらにおわりで述べるように食育を充実し，この問題の背景となる諸要素を，ゼロベースから再構築し，一種歪んだ部分を取り去るべきであるというのが著者の考えである．

おわりに

本章は一般経済理論の提示と展開を軸とし，データやこれまでの実証研究について，理論による解釈を行った．この理論を用いて，通常の経済学では用いない社会的規範からのジェンダー的な要素も組み込んで，分析した．従来の分析では，狭い意味での効率や効用最大化であったが，男女の役割分担に関する価値観をパラメーターの形で導入しそのパラメーターを変えて価値観を変えることで，広義の意味での効率性や効用を，考えることが大切であることを示した．人々の行動には常にその前提に，暗黙の内に行動の指針となる価値観が存在する．しかしながらそれを客観視し，再検討し，見つめなおすことが大切である．長期的な視野に立つと，社会的伝統や文化といった社会の在り方の再構築を考え，日本人にとってあるいは個々の人々にとって，何が大切か，何に重点を置くか，男女の役割などの客観視が大切であろう．

この議論とモデルとの関連は，各種パラメーターの見直しやその生成過程への関与である．価値フリーの考え方は示したが，一方人々の価値観はこれまでの経験や知識に基づく．特に若い時に，調理の楽しさを知り，家事の一定の知識を得ておけば，男性の家事や調理選好パラメーター $\beta^{M}{}_{H}$ や，式(6)における調理技術パラメーター γ_t，γ_H は大きくなって改善し，効率性が増す．家庭教育が果たす役割は大きく，また学校教育においても食育をどのように展開するかは重要である．パラメーターが，知識情報を得た上でのものか，そうでないかの違いが大きいだけでなく，本モデルで言えば，教育による各種パラメーターの改善は，食サービス関数の生涯にわたる改善が見込まれ，教育への時間と資金の投入効果は大きいと考えられる．経済政策を考える上でも，これらの家事サービスの質の改善は，GDP には必ずしも入らないものの，生活の質も含んだ広義の厚生あるいは GDP の向上のためにも重要である．

さて，本章では高齢者分析は扱っていない．高齢者の場合は，諸活動への負荷が加わってくる．つまり買い物や，家事への時間消費に伴って，負荷が大きくなり，その分効用が減る．これは式では，$F_H = F_H(\gamma_t t_H,\ \gamma_H X_H,\ \gamma_I X_I,\ \gamma_K K)$ の γ_H，$U = U(Y,\ F,\ (\beta_L - \beta_w) t_L,\ (\beta_H - \beta_w) t_H)$ の β_L の増加と β_H の減少と解釈できる．またパラメーターにはないが F に関する効用も，減少する可能性がある．また家事労働の時間の増加と労働収入のトレードオフは，年金収入の比率が増加するにつれて，解消する．

労働市場やマクロ経済への影響も扱っていない．男女の平等意識の高まりは，労働市場にどのような影響をもたらすのであろうか．このような動きは，生産性の低いほうの労働時間が下がることを意味しないことから，生産性の低下や収入，そしてGDPの低下につながる．ただし効用水準の低下になるかと言えばそうでもない．

このような問題を含め，まだまだ不明な点や分析すべき対象は多く存在しているといえる．今後の展開としては，インタビューやデータなどを通じた実証研究を行い，例えばエンゲル係数が変動しないのはどの要因か，効用関数の具体的な形状や，本当にコブダグラス型なのか否か，家事サービス関数 F_H の特定化，効用最大化行動はどこまで正しいかなどである．また夫婦間の役割分担について，食をキーワードに展開できる．

Appendix

制約条件付きの効用最大化の式(5)，および，$F_H=F_H(t_H, \gamma_H X_H, \gamma_I X_I, \gamma_K K)$，$F_O=\alpha_O F_O(X_O)$，$F=F_H+F_O$ より，t_H，t_L，Y，X_H，X_I，K，X_O の最適な各条件は以下となる．(λはラグランジュ乗数)

$$(\partial U/\partial F)(\partial F/\partial X_i)=\lambda p_i \qquad (i=H, I, O) \qquad \text{A-1}$$
$$(\partial U/\partial F)(\partial F/\partial K)=\lambda K \qquad \text{A-2}$$
$$\partial U/\partial Y=\lambda p_Y \qquad \text{A-3}$$
$$(\beta_H-\beta_w)(\partial U/\partial t_H)+(\partial U/\partial F)(\partial F/\partial t_H)=\lambda w \qquad \text{A-4}$$
$$(\beta_L-\beta_w)(\partial U/\partial t_L)=\lambda w \qquad \text{A-5}$$

A-1 は，内食・中食・外食関の消費支出，A-2 は調理・厨房器具，A-3 は一般財の消費の最適条件である．A-4 の右辺は，家事労働増加によるそれに伴う賃金減少効果，左辺の第1項は，家事時間消費による効用の増減，第2項は家事時間増により，フードサービス増加による効用増の効果である．A-5 の右辺は余暇時間増加に伴う仕事時間減少による賃金減少，左辺は，余暇増加による効用の増加（減少）効果である．労働意欲がある人は，β_w が大きくなることから，$(\beta_L - \beta_w)$ は小さくなる．この結果，余暇時間を減らして，$\partial U/\partial t_L$ を大きくすることになる．一方，資産があるとか他の稼ぎ手がいて，かつ労働意欲がない人は，$(\beta_L - \beta_w)$ が大きくなるので，余暇時間を増加させて $\partial U/\partial t_L$ を小さくする．

ところで，家事時間の短縮を目的とする調理器具の購入はどのように解釈できるのであろうか．K の購入によって同じ時間でも F が増加し，F の過剰供給が発生し，これを減少させるには，家事時間の短縮となる[26]．同じつまり時間当たりの，家庭内フードサービスが増えて，時間生産性が伸びることを意味する．この結果，t_H は減少する．

式では，$(\beta_H - \beta_w)(\partial U/\partial t_H) + (\partial U/\partial F)(\partial F/\partial t_H) = \lambda w$ の，$(\partial U/\partial F)(\partial F/\partial t_H)$ から K と t_H に関する主要な式のみを抜き出すと以下となる．

$$[(\partial U/\partial F)(\partial(\partial F/\partial t_H)/\partial t_H) + (\partial(\partial U/\partial F)/\partial F)(\partial F/\partial t_H)(\partial F/\partial t_H)]\ dt_H + [(\partial U/\partial F)(\partial(\partial F/\partial t_H)/\partial K) + (\partial(\partial U/\partial F)/\partial F)(\partial F/\partial K)(\partial F/\partial t_H)]dK = 0$$

$[(\partial U/\partial F)(\partial(\partial F/\partial t_H)/\partial t_H) + (\partial(\partial U/\partial F)/\partial F)(\partial F/\partial t_H)(\partial F/\partial t_H)] < 0$，と上記の $(\partial(\partial F/\partial t_H)/\partial K)$ はそれほど大きくなく，$[(\partial U/\partial F)(\partial(\partial F/\partial t_H)/\partial K) + (\partial(\partial U/\partial F)/\partial F)(\partial F/\partial K)(\partial F/\partial t_H)] < 0$ とすれば，$dt_H/dK < 0$ となる．つまり一定の条件の下では，厨房などの設備と家事時間との関係は，代替関係にあると言える．茂野（2004）の実証結果と一致するが，このような直感と一致する結論は，一般的なモデルではいくつかの条件が必要であることになる．

なお，最近の中食の伸びも同様に展開できるが，ここでは煩雑な式の展開になるので省略する．

注

1）家事や余暇と労働時間の最適な配分の研究については，Becker がパイオニアである（Becker, G. S.（1965）“A Theory of the Allocation of Time,” *Economic Journal* 75, pp. 493–517. Becker, G. S.（1985）“Human Capital, Effort, and the Sexual Division of Labor,” *Journal of Labor Economics* 3(1), s33–s58）．

2）主要国のエンゲル係数の推移は，例えば，OECD Stat など．

3）同様に変化しない事例として，住本雅洋・草苅仁「内食と中食・外食との代替関係からみた生鮮野菜の需要分析」では，野菜の摂取量が栄養ベースでは同じであるが，食料費における野菜の購入量は減少している（住本雅洋・草苅仁（2008）「内食と中食・外食との代替関係からみた生鮮野菜の需要分析」日本農業経済学会論文集，pp. 150-155）．野菜は食料費の減少分を調理や外食から摂取して補っていると考えられる．

4）平成28年社会生活基本調査，後述の本章図12-９．

5）より正確には，K は以下の式で表される．

$$K_t = I_t - \delta K_{t-1}.$$

ここで，K_t は t 期の調理資本ストック（各種厨房機器，食器などの減耗を考慮した価値の合計），K_{t-1} は一期前，δ は減価（減耗）率，I_t は t 期の新規の調理器具への購入である．t 期が今年とすれば，（t－1）期は昨年となる．しかしここでは必要以上に煩雑になるので，これらの式は使わない．

6）嗜好品を入れるのがより正確であるものの，入れても論文の展開に変化はなく，複雑になるだけであることから，式には入れない．

7）例えば，回転寿しは，昔の質はそれほど高くはなかったものの年々同じ100円に対し質が向上してきている．これはパラメーター γ_0 の上昇となる．

8）Monsivais, P., A. Aggarwal and A. Drewnowski（2014）“Time Spent on Home Food Preparation and Indicators of Healthy Eating,” *American Journal of Preventive Medicine,* 47(6), pp. 796-802.

9）Manser and Brown は結婚決定と家庭内における役割分担を絡めた研究を行っている（Manser, M. and M. Brown（1980）“Marriage and Household Decision-Making: A Bargaining Analysis,” *International Economic Review,* 21(1), pp. 31-44）．なお家事サービスの生産までは考えていない．

10）$(\gamma^F_H + \gamma^M_H)$ は，もう少し正確な関数形にすべきであるものの，必要以上に複雑になるので，夫婦で合わせたものとしている．

11）等価可処分所得＝世帯所得/$\sqrt{\text{世帯人員}}$ として，１人当たりの可処分所得を人数の平方根で割っていて，人数が増えるほど同じ１人当たりの所得でも，実質的な所得は増す．

12）制約条件は，(7)と同じである．

13）Gupta, N. and L. Stratton（2010）“Examining the Impact of Alternative Power Measures on Individual time use in American and Danish Couple Households,” *Review of Economic Households,* 8, pp. 325-343.

14）代替関係は片方を増やすと一方は減るという関係で，補完関係は同時に増加か減少の関係である．

15）Stratton, L. S.（2012）“The Role of Preferences and Opportunity Costs in Determining the Time Allocated to Housework," *American Economic Review: Papers & Proceedings,* 102(3), pp. 606-611.

16) Gupta and Stratton (2010) op. cit.

17) 安藤潤 (2013b)「共稼ぎ夫婦の家事分担に関するジェンダー・ディスプレイ――家事性サインアプローチからの実証分析――」『新潟国際情報大学情報文化学部紀要』16, pp. 21-32.

18) Stratton, L. S. (2015) "The Determinants of Housework Time," *IZA World of Labor* Institute of Labor Economics (IZA), pp. 133-133.

19) 茂野隆一 (2004)「食料消費における家事の外部化：需要体系による接近」*The Japan Society of Household Economics,* 19, pp. 147-158.

20) 水落正明・永瀬伸子 (2009)「妻の就業と夫婦の時間配分に関する分析」『総務省統計研究所リサーチペーパー』18, pp. 1-26.

21) 馬欣欣 (2006)「世帯の生活時間と生活格差に関するパネルデータの分析：夫の労働時間が妻の就業および家計時間配分に与える影響」『慶応義塾大学 KUMQRP DISCUSSION PAPER SERIES』DP2006-026, pp. 1-29.

22) 安藤潤 (2013a)「共稼ぎ夫婦の外食・中食利用と家事労働削減：JGSS-2006 を用いた実証分析を中心に」『新潟国際情報大学情報文化学部紀要』16, pp. 33-51.

23) 安藤潤 (2013b)「共稼ぎ夫婦の家事分担に関するジェンダー・ディスプレイ：家事性サインアプローチからの実証分析」『新潟国際情報大学情報文化学部紀要』16, pp. 21-32.

24) アカロフ, J. A., E. G. レイチェル (2011)『アイデンティティ経済学』山形浩生・守岡桜訳, 東洋経済. 安藤潤 (2017)『アイデンティティ経済学と共稼ぎ夫婦の家事労働行動』文眞堂.

25) コブダクラス型の関数は, このように, 例えば, $Z=W^aX^bY^c$ であるとすれば, $a+b+c=1$ である関数である.

26) 例えば自動食器洗い機の導入は, その分洗う時間を減らし, 同じ t_H を維持しようとすれば, 他の調理に時間を使って F の増加が可能になるが, それは F の過剰供給となるので, t_H を減らすと考える.

参考文献

Becker, G. S. (1965) "A Theory of the Allocation of Time," *Economic Journal,* 75, pp. 493-517.

——— (1985) "Human Capital, Effort, and the Sexual Division of Labor," *Journal of Labor Economics,* 3(1), s33-s58.

Gupta, N. and L. Stratton (2010) "Examining the Impact of Alternative Power Measures on Individual time use in American and Danish Couple Households," *Re-*

view of Economic Households, 8, pp. 325-343.

Manser, M. and M. Brown (1980) "Marriage and Household Decision-Making: A Bargaining Analysis," *International Economic Review,* 21(1), pp. 31-44.

Monsivais, P., A. Aggarwal and A. Drewnowski (2014) "Time Spent on Home Food Preparation and Indicators of Healthy Eating," *American Journal of Preventive Medicine,* 47(6), pp. 796-802.

Stratton, L. S. (2012) "The Role of Preferences and Opportunity Costs in Determining the Time Allocated to Housework," *American Economic Review: Papers & Proceedings,* 102(3), pp. 606-611.

——— (2015) "The Determinants of Housework Time," *IZA World of Labor Institute of Labor Economics (IZA)*, pp. 133-133.

アカロフ, J. A., E. G. レイチェル (2011)『アイデンティティ経済学』山形浩生・守岡桜訳, 東洋経済新報社.

安藤潤 (2013a)「共稼ぎ夫婦の外食・中食利用と家事労働削減：JGSS-2006を用いた実証分析を中心に」『新潟国際情報大学情報文化学部紀要』16, pp. 33-51.

——— (2013b)「共稼ぎ夫婦の家事分担に関するジェンダー・ディスプレイ：家事性サインアプローチからの実証分析」『新潟国際情報大学情報文化学部紀要』16, pp. 21-32.

——— (2017)『アイデンティティ経済学と共稼ぎ夫婦の家事労働行動』文眞堂.

駒場千佳子・武見ゆかり・中西明美・松田康子・高橋敦子 (2012)「女子学生の調理をする力の形成要因に関するフォーカスグループインタビューを用いた検討」『日本調理科学会雑誌』45(5), pp. 359-367.

茂野隆一 (2004)「食料消費における家事の外部化：需要体系による接近」*The Japan Society of Household Economics,* 19, pp. 147-158.

住本雅洋・草苅仁 (2008)「内食と中食・外食との代替関係からみた生鮮野菜の需要分析」日本農業経済学会論文集, pp. 150-155.

馬欣欣 (2006)「世帯の生活時間と生活格差に関するパネルデータの分析——夫の労働時間が妻の就業および家計時間配分に与える影響——」『慶応義塾大学KUMQRP DISCUSSION PAPER SERIES』DP2006-026, pp. 1-29.

水落正明・永瀬伸子 (2009)「妻の就業と夫婦の時間配分に関する分析」『総務省統計研究所リサーチペーパー』18, pp. 1-26.

総務省統計局社会生活基本調査結果〈https://www.stat.go.jp/data/shakai/2011/wakaru/index.html〉.

農林水産省（令和元年）2050年における世界の食料需給見通し（世界の超長期食料需給予測システムによる予測結果）〈https://www.maff.go.jp/j/zyukyu/jki/j_zyukyu_mitosi/attach/pdf/index-12.pdf〉.

第13章

食を巡るソーシャル・イノベーションとライフ・イノベーション
――食文化革命と地域社会の持続可能性と公共性再生――

宮内拓智

1　食の未来を巡る創造的破壊と解体的再構築
――問題意識と課題設定――

1.1．食を巡る問題と錯誤とビジョン――「ジャングル」を超えて――

快楽・栄養価（Food Value）・家族

食について語ることは楽しいが，食について論じることは難しい．食に関する言説には，いくつかのバイアスが見受けられる．

第1に，いわゆるグルメ志向で，味覚あるいは美味・不味について問う快楽主義的なバイアスである．今日，食の多くが市場で取り扱う商品である以上，この傾向は不可分であり，人々の欲望に支配される市場至上主義的価値観と親和的である[1)]．第2に，いわゆる健康志向で，しかも，そのほとんどが，栄養成分・栄養素あるいは栄養価の機能・効果に興味関心を集中させている栄養学的バイアスである[2)]．端的に言うと，このバイアスは，人間・生命を，一種の「化学的機械（Chemical Machine）」として捉える人間観・生命観であり，人間・生命を，代替可能で，動員可能な資源として捉える国家主義的な価値観を背景に有している．第3に，食に体現される家族主義的な価値について語る家族主義的バイアスであり，国家主義的な価値観とも親和的である反面，市場至上主義的な価値観とは相反する側面を有し，むしろ伝統回帰・過去回帰を志向している[3)]．このことは，食が，家族あるいは人間関係また社会を映す「鏡」であり，写像であることを意味している．また，食は，帰属集団における記憶媒体としての機能を果たしているとともに，通常の《市民》が，日常生活を安心して営み得る様な社会的行動の規範たりうる意識をも反映している．

だが，食を巡る問題には，各時代の時代性があると同時に，普遍性が見受けられる[4)]．シンクレアの『ジャングル』(1906年）から，シュローサーの映画『ファストフード・ネーション』(2006年）に至るまで，「食の安心・安全」を脅かす企業のモラル・ハザード（道徳欠如・倫理欠如）の問題や食ビジネスにおける移民労働者の搾取・収奪，食を巡る社会的不平等，食に対するアクセスの問題は古くからある普遍的な問題であり，その他，時代相に応じて，外部の供給力への「過剰依存」や「食料空白地（Food Desert：フード・デザート）」，フード・マイレージ（食品輸送距離），フード・ロス（食品損耗）やマス・メディアを通じた情報過剰など多様な相貌を示しながらも，社会的な問題として告発・問題提起されて続けている．

《食のフォーディズム・ライフ》の起源と帰結

「胃袋を掴むこと」は，権力や支配の問題そのものであり，食料支配と政治経済上の支配は密接不可分な社会関係として政治経済学的視点からのアプローチが必要とされる．また，食を巡る問題は，資本主義認識とも深く関連している．先ほど触れた，シンクレア『ジャングル』以後の歴史は，ミート・パッカーからファストフードまでが描かれた資本主義的合理化・効率化の歴史でもあり，その到達点として「マクドナルド化現象（合理化の極致）」が指摘される[5)]．

しかし，ここでは，資本主義的蓄積様式の観点から，大量生産体制・大量消費社会への照応を考えて，《食のフォーディズム・ライフ》様式＝大量生産・大量消費社会照応型の食生活様式として捉える．そもそも，アルコール醸造業をはじめとする食品加工業こそは，大量生産体制・大量消費社会の原点であり，軌範でもある[6)]．牛肉の食肉解体・精肉工場を見たフォードが，T 型車のオートメーション工場を作り出し，後に，100万台（1930年代），400万台（1950年代）のフォードソン・トラクターを生み出すこととなる．トラクターは，農業生産・食料生産の機械化・合理化を進めるとともに，土地の内部の物質循環の弱体化をもたらした．大量の肥料，とりわけ化学肥料を購入し，投入しなければならなくなった．

さらに，資本主義社会は，食の利便性・合理性・効率性を極度に向上させる圧力を生み出し，食品加工技術を発展させ，利便性の高い加工食品や調理食品の消費を増加させるとともに，食の供給形態および消費者の食品選択の多様化を進める．また，マス・メディアを通じて，絶えず新しい食の情報が伝播され，消費市場が刺激される．結果，各世代特有のライフ・スタイルと地域別のライフ・スタイルの相違が拡大している．また，栄養素摂取状態も格差が大きく，経済格差を強く反映している．食を巡る世代間格差・地域間格差・経済格差・健康格差も先進国共通の現象でもある．

しかも，「食の合理化・効率化」は一種のパラドックスを生み出し，健康志向や自然志向・有機志向へ社会的関心を高めている．また，食生活の問題と健康・寿命の格差と貧困の問題は，相互に結び付いており，国民の生存権と生命価値にとって，重要な問題を提起している．また，「食料の正義（Food Justice)」や「食料の政治運動主義（Food Activism)」が提唱され，権利論アプローチが重要な意味を獲得するようになった[7)]．国連の場でも，「家族農業の10年と小農の権利宣言」が採択され，食料主権が国際的に提唱されるようになった[8)]．その一方で，農水省・食品メジャー等においては，一種の「錯誤」がみられ，人工肉生産や野菜工場，フード３Ｄプリンター開発などの「外挿法」の未来，あるいは農地中間管理機構などの成長至上主義的かつ短期基準の成果主義的な「内捜法」の未来を展望している．

システム選択と社会生態学

本章では，支配・被支配関係を対象とする政治経済学的視点と権利論的アプローチを融合させ，方法論的前提としつつも，自己責任論的な言説や運動論的言説からの脱却を図り，制度論的・政策論的な枠組みを設定する．食を巡るモラル・ハザード（道徳欠如・倫理欠如）および逆選択行動には，少なくとも供給側と需要側の間に，情報の非対称性や優越的地位の問題が存在しており，制度設計・枠組設定の問題として捉え直す必要がある．

また，資本主義経済認識との関わりから，① 定常経済論アプローチ（ゼロ成長経済論アプローチ）と② 農業生態学的アプローチ（定常開放物質循環システム）と③ 社会生態学アプローチとの融合を図り，政策選択あるいは，体制選択の問題として捉える．これは，社会全体のシステムを変革する全体論的で，システム理論的なアプローチである．

少なくとも，理論上の最終形態は，次の様な選択肢となる．完全機械化経済・無人経済下のベーシック・インカム制度が提供するコモディティ・フーズとフードスタンプが生み出す「フライ・ブレッドとコモディティ・ボディ」的世界か[9]，あるいは地域文化資源としての食を媒介とした地域社会のオープン・イノベーションが生み出す多様な文化的豊饒性から構成される「食の価値の銀河系（The Food Inner Value Galaxy）」の世界か[10]，いずれかを選択しなければならない．言い換えれば，欲求を抑圧する福祉経済＝計画経済か，自由で機能する企業家社会か，いずれを選択するのか．本章は，理念論的性格・規範論的性格を有しており，《自由で機能する企業家社会像》を理論的前提・範列としてのビジョンとしたい．

1．2．地域社会再生と食文化創造――《食のフォーディズム・ライフの超克》――

食を巡る諸問題の深部に，産業社会・工業社会の諸原理を照応した「食のフォーディズム・ライフ」様式があるならば，問題の超克は，「食のフォーディズム・ライフ」様式の超克にあり，新しい知識社会の，あるいはポスト資本主義社会の諸原理に照応する生活の総体構造内の諸相の刷新が求められる．いわば《食の文化革命》である（以下，食文化革命とする）．資本主義社会のイデオロギーは，物象化の機序を基礎として，日常生活の場等で，日々再生産されるが，見かけ上とは異なり，予定調和的ではない．なぜなら，こうした意識が資本主義的秩序内に納まっている保障がないからである．人間は，労働，生活，消費，統治などの諸活動を担う主体の総体として把握することができるとともに，社会あるいは地域における生存・人格・生活・発達の保障基盤が社会的に求められる．すなわち，地域社会を捉える視点および主体形成の視点を組み込んだ《食文化革命》あるいは《食文化創造》として課題設定する必要と考える．ここでは，「食文化（Food way）」を，食を巡る問題をトータルに捉える概念として取り扱う[11]．

端的に言えば，《連帯と協同》を生み出す食文化の創造こそ，《食文化革命》である．食を社会全体の中に位置づけ，トータルに考察し，産業社会に替わる新しい知識社会モデルを，食を起点に構築していく発想であり，社会変革への道筋を示すものである．

市場至上主義における自己解体かつ破滅的な生存競争を克服し，人間諸能力の一面的な発達，生存競争への適応に限定された発達の傾向を，人間の全面的発達と人権擁護に適応した傾向へと転換する必要がある．地域再生が魅力ある主題でありつづけるのは，それが人間の生存競争と孤立・孤独ではなく，連帯と協同に対する共感によって支えられている．言い換えるならば，地域社会再生を担うのは，人間の《連帯と協同》であり，これを支える媒介物としての食がある．なぜなら，人間は，親子や仲間とともに食事をすることを，生物学的に特徴づけられている[12]．

さらに，社会変革を考える場合，継承と革新の問題，あるいは創造的破壊か，解体的再構築か，先に述べた政策選択・制度選択あるいはシステム選択の問題が重要となる．何を継承して，何を刷新させるべきか，未来への多様な可能性を検討していくうえでも，この問題は重要である．

そこで，本章は，食を通じた持続可能な地域づくりの問題を考察するために，戦後日本の消費社会の変質過程と関連づけながら，地域社会における生活世界の周辺化・周縁化を検討すると同時に，オープン・イノベーションの社会的な条件として位置づけ，地域文化資源として再構築された食を媒介としたソーシャル・イノベーション（社会変革）およびライフ・イノベーション（生活・生の刷新）の意義と可能性を捉え，社会生態学的視点に立つ，システム選択論の立場から，ビジョンを提起したい．

2　地域社会の衰退と再生
――人口減少時代の地域社会と戦後日本の消費社会の変質――

2.1.「日本型食生活」と「日本型企業社会」と「日本人の消滅可能性」

「日本型企業社会」の写像としての「日本型食生活」

戦後日本の食の問題を考える場合，栄養学的バランスが十全な「日本型食生活」の問題があげられる[13]．この「日本型食生活」は，「日本型企業社会」における性的役割・性的分業の固着化・固定化した生活様式を前提としている．すなわち，女性は専業主婦として家事労働に専念し，男性は，「企業戦士・産業戦士」として経済活動に動員され，拡大を続ける日本の経済成長を支えている食生活であり，「経済大国・日本」が喧伝され，「ジャパン・アズ・ナンバーワン」と呼ばれた1980年頃に出現した必然性がある．

しかし，1980年代以降，進行してきた《家族の変化》は，単身世帯を増加させ，1990年代後半から深刻化した《雇用の変化》は，「日本的経営」あるいは「日本的雇用慣行」を変え，職場から生活保障が受けられない非正規雇用を増大させた[14]．日本の社会保障は，「カイシャ（職域）」と「ムラ（地域社会）」という基礎的な単位となる帰属集団を基盤に組み立てられており，これら生活基盤の不安定化は，人口減少問題に直結している．同時に，「日本型企業社会」の破綻に照応する「日本型食生活」の破綻は，理想像の破綻でもある．食生活の変化は，生活様式そのもの変化であり，社会変動の影響を大きく受ける．だが，人口減少や「食の未来」にも，地域差が存在し，地域社会の適応力が問われることとなる．

ここでは，地域社会の適応力の問題を，社会変動の影響を受けての地域社会の衰退・貧困化の問題として捉えると同時に，オープン・イノベーションの条件として積極面としても把握する．人口減少は，社会保障および財政破綻の危機をもたらすとともに，地方の経済社会にも壊滅的な影響を与える．しかも，人口減少は全国一律に進むわけではない．社会変動への地域社会の適応力の差異は，一種の放散適応を生み出すこととなる．例えば，今日，人口が増加している地域として，知識社会的な東京都と産業社会的な愛知県と農業社会的な沖縄県があげられ，それぞれ適応力の特殊化の範例とみることができる．地域社会において，何を継承し，何を革新するのか，継承と革新の問題は重要であり，創造的破壊か，解体的再構築か，政策選択・制度選択・システム選択の焦点となる．

人口減少時代の地域社会と静止状態

人口は，人間を算術の対象である数字として取り扱う発想の産物であり，国家が国民の状態を把握する手段であり，人口の増加が国家や地域社会の発展の指標として認識される．日本の人口は，2008年をピークに減少し，約1億2800万人から，2050年の約9700万人，2100年の約4960万人と下がり，全国896の自治体が「消滅可能都市」とされる[15]．今や，日本人も，「滅びゆく民族（Varnishing Race）」のカテゴリーに属するようになった．

この全国的な人口減少のプロセスは，大きく3つの段階を経て進んできた[16]．最初は，1960～1970年代前半までの，高度経済成長期で，地方圏から大都市圏へと，大量に人口が移動した．次は，1980～1990年初期のバブル経済期を含む時期である．この時期，東京圏ではサービス業・金融業を中心に著しく成功を遂げる一方で，地方圏に立地する重化学工業は円高不況によって地域間格差が拡大した結果，東京圏への人口流入が進んだ．第3の時期は，2000年代以降で，これまでの大都市圏の「雇用吸収力の増加」に由来するものとは異なり，公共事業の減少，消費低迷等による地域社会の「雇用吸収力」や「経済力」だけでなく，先に述べた「日本型企業社会」の破綻に由来する生活基盤の不安定化による人口減少であり，人間および社会の再生産基盤に大きな損傷が生じた．

今日の人口減少時代の到来には，戦後日本の社会変動とそれに伴う地域間移動が深くかかわっている．多くの地域社会において適応力が損なわれたのは，首都圏一極集中によって生み出される人的資源をはじめとする資源流出が進む一方で，中央依存体質の促進要因ともなる「均衡ある国土形成」政策の展開によるものである．一種の環境過剰適応でもある「順応主義の図式」であるとともに，社会変動による社会の高流動性は，地域間競争・都市間競争を意識した「市場化された地域」における「サバイバルの図式」ともなり，地域社会の適応力は2つ図式制約される．不安定で流動化した環境下において，地域社会は，環境に対する知覚の錯誤が生じるとともに，長期的な面でも，適応力の欠如あるいは衰退が生じる．

また，担い手の面でも，制約を抱えることとなる[17)]．日本では，人口増加と就業者の増加率はほぼ等しいが，それ以上に雇用者が増加している．農林自営業者やその他の自営業者から，雇用労働者が供給されてきた．1970年代以降，自営業者と家族授業員が減少していく中で，90年代初頭のバブル経済崩壊後，地域社会は雇用喪失と事業機会喪失に直面した．1990年代半ばには，地方への人口回帰も見られたが，都市部への人口移動が定常化した．自営業を中心とした地域コミュニティの安定性そのものが変質し，外部への人口移動が定常化してきた．2015年の国勢調査によれば，総人口のうち出生時から現在の居住地に住む者が全体の13.8％，出生地とは異なるが20年以上現住所に住み続けている者31.4％で，三大都市圏を除くと，27.8％である．また，国土交通省の2015年国民意識査によれば，全国の「定住者」と「Uターン者」の合計は総人口の36.1％，約4590万人と推計され，これらは地元から離れない生き方をする人々で，その職業は，農業，自営業，地方公務員，建設業，地場産業などであり，その地方にある職業となる「地元型」の生き方が根強く存在している．

次に，定常経済（ゼロ成長経済）の存立可能性について概観する[18)]．今後，求められる政策展開は，拡大成長路線（成長マニア）でやってきた成功体験から決別し，戦略的に縮小し，静止状態に軟着陸することである．全体システムの境界を超えて，部分システムが成長することは不可能であり，全体システムの機能を破壊しないためにも，静止状態の経済（定常経済）というあり方に，地域社会を適合しなければならない．定常経済とは，物的富（人工物）のストックが不変であるとともに，人間のストック（人口）が不変であり，両者を合した総ストック（人工物と人口）が不変である経済状態のことである．いわば資本と人口の静止状態である．両者の静止状態は，必ずしも，人間の進歩の静止状態を意味しないし，今後も，文化・社会・精神文化等々の社会的進歩の余地は残されている．

資源におけるフローとストックの関係を見る限り，物的ストックの耐久性および人間の寿命は長く，両ストックを維持するための不可避の費用を賄い，ストックの水準を維持する条件の下で，フローは最小化される．また，定常経済においては，資源・エネルギーの絶対的希少性と欲望の「絶対値」を考え方が基礎にある．その際，必要となる制度の柱は，①資源・エネルギー消費量の制限あるいは割り当てであり，②社会的には，分配の不平等を制限・是正する制度であり，③生命の基礎的な再生産能力が機能し，道徳的に進歩していく制度である．これらは，個人の自由の犠牲を最小限にとどめながら，必要な社会的統制を加えることを原則としている[19]．

2.2．日本における消費社会の変質と生活様式の貧困化

消費社会の平等化作用と《フォーディズム・サイクル》

戦後日本の生活様式は，消費者社会によって特徴づけられる[20]．戦後日本社会は，1970年代後半から，「一億総中流」の社会として自己認識され，日本人の多くが「中流意識」を有しており，大部分の人々は，カラーテレビやエアコン，自家用車などの耐久消費財を基礎に，豊かさの程度に違いがあるものの，類似したライフ・スタイルを営んできた．無論，貧困の問題がなくなったわけではないし，格差の問題も，1980年代以降，所得・資産の格差拡大が継続している．しかし，2000年代になって，改めて格差や貧困の問題が注目され，再発見・再々発見された．戦後日本の社会は，「日本型企業社会」であるとともに，大量生産・大量消費体制を前提とする「豊かな社会」あるいは消費社会でもある．ここでは，戦後日本の消費社会を，大きく2つの段階で捉える．第1局面とし

て，消費社会の平等化作用を，第2局面として，消費社会の格差社会化を検討する．いわば，消費社会の変質は，「豊かな社会」の成立と崩壊の過程でもある．

戦後日本社会の第1局面は，消費社会の平等化作用に注目する．消費社会は，大量生産・大量消費体制を前提としており，この体制を維持するためには，少なくとも，高い賃金・所得による有効需要・市場の創出とそれを可能にする労働生産性向上が必要となる．こうした経済循環を，資本の蓄積様式の観点から，《フォーディズム・サイクル》と名付け，「豊かさの循環」とその拡大普及の過程として捉える[21]．「1日5ドルの高賃金」のフォードの経営とその「日本版」である松下の「水道哲学」などがその典型である．図式的に見れば，「労働生産性向上」⇒「賃金・所得上昇」⇒「有効需要・市場創出」⇒「投資誘発・資産形成」⇒「労働生産性向上」というサイクルである．

マクロ経済的に見ても，日本の消費社会の平等化作用がうかがい知れる．この時期，1人当たりの国民所得は，国際水準から見ても，1960年378ドル，1970年1598ドル，1975年2440ドルと上昇し続けた．1960年代当初，政府の所得倍増計画によれば，適正な成長率は年率6.8%であったが，実際は，年平均10%を超えるものであった．ハロッドによれば，現実の経済成長率が適正な経済成長率を超えると，需要が供給能力を上回り，好景気が持続する[22]．この時期は，家庭用電化製品普及・耐久消費財普及の時代であり，スーパーマーケットなどの新小売業態誕生の時代であり，マスコミ・マスセールスの時代でもある．企業は，マス・マーケティングあるいは依存効果によって，消費者の需要・欲望が生み出される「豊かな社会」が日本にも成立していた．しかも，この時期の日本では，経済成長が所得格差を伴わなかった．所得再分配調査によれば，不平等の程度を表すジニ係数も，1962年で0.3906，1971年0.3538，1981年0.3481と社会の経済的平等化の実現を示していた[23]．

消費社会の格差社会化と《逆フォーディズム・サイクル》

第2局面は，消費社会の格差社会化である．1980年前後より，日本社会の格差が拡大し始め，以来，一貫して進んできた．例えば，当初所得のジニ係数（2010年で約0.55）や産業別賃金（1985年の約0.2から2010年の約0.3）の拡大は著しい[24]．とくに，1990年代から2000年代までの間，新自由主義による規制緩和とグローバリズム，さらには「IT 革命」によって，《フオーディズム・サイクル》が逆機能化し「豊かさの縮小循環」を生み出し，中間層・中流層の衰退をもたらした.《フォーディズム・サイクル》が，「豊かさの拡大再生産」と中間層・中流層の成長をもたらしたのに対して，逆の作用を働かしているため《逆フオーディズム・サイクル》とする.[25] このサイクルは，「資産減価・投資減退」⇒「資本生産性・労働生産性低下」⇒「賃金・所得低下」⇒「需要・市場縮小」⇒「資産減価・投資減退」と「負の循環」であり，デフレ・スパイラルとも重複している．価格競争力と低賃金と地域市場独占化を循環させるアメリカ小売業のウォルマート社の雇用のあり方が理念型の１つである.

こうして《逆フォーディズム・サイクル》の結果，戦後日本の「豊かな社会」の崩壊をともないつつ，平等な消費社会は変質・変容した.[26] 日本の貧困率は上昇し，1985年に12.0%だったものが，2012年には16.1%に達し，貧困層は，1400万人から2050万人へと増加した．貧困率の上昇は，非正規労働者の増加によるところが大きい．また，1990年代以降の規制緩和とグローバル競争の下，自営業者や自営農民が急速に減少した側面も看過してはならない．1990年代のWTO と WWW，すなわちグローバリゼーションおよび情報ネットワーク化の進展は，日本型企業社会および日本の地域社会に大きな衝撃を与えた.[27]

日本社会における階級構造も，格差社会あるいは階級社会としての相貌を明らかにしてきた．1965年には，労働者階級が全体の44.7%を占め，自営業者や自営農民などの旧中間階級の比率35.3%を超え，主要な階級となった．この時，資本家階級は7.1%，経営管理者などの新中間階級は12.8%であった．以来，資本主義社会としての階級構造が整えられ，1980年の水準で，資本家階級8.2%，新中間階級16.2%，労働者階級50.9%，旧中間階級20.8%，1995年の水準で，資本家9.7%，新中間層19.2%，労働者55.7%，旧中間層15.4%，2010年には，資本家階級7.9%，新中間階級19.8%，労働者階級60.9%，旧中間階級11.5%と，日本の階級構造は，発達した資本主義社会としての特徴を示すようになった.

発達した階級構造を有する資本主義社会は，規制緩和を求める新自由主義の潮流と親和的で，所得再分配政策にも消極的である．すでに，1993年の総理府広報室「公的年金に関する世論調査」によれば，３分の１程度の人しか年金だけで生活できないと認識しており，政府の生活保障機能の衰弱が現れだしてきている.[28] また，格差拡大に関する各研究によれば，1990年代以降，社会全体の所得に占めるシェアが上昇した階層は，上位10％層であり，2012年度の所得上位５％層から上位10％層では，年収750万円から580万円に当たり，約600万円の年収という大企業正社員クラスの人々と，それ以外の人々の格差が開いている.[29]

結果，日本社会における標準的な生活の理念型（生活型）に大きな変化がみられるようになった．日本社会における標準的なライフコースを想定すると，次の３つの理念型が想定される.[30] まず，はじめに，大企業や官庁に雇われ「正社員・終身雇用」の人生をすごす「大企業型・大組織型」生活型である．次に，地域・地元から離れない生き方で，農業，自営業，建築業，地場産業，地方公務員などを営む「地元型・自営型」生活型である．最後に，長期雇用されないし，地域に「足場」のない「境界型・周辺型・周縁型」生活型である．比率の変化で見るならば，「地元型・自営型」の縮小とともに「境界型・周辺型・周縁型」の拡大として捉えられる．戦後日本の消費社会の格差社会化・階級社会化は，労働者階級の「アンダークラス化」という側面だけでなく，同時に，地域社会の貧困化でもある．地域社会もまた，境界化・周辺化・周縁化・浮遊化・棄民化のプロセスにさらされることとなる．

地域社会における「負の拡大再生産」――最後の砦：「生命」と「文化」――

地方と中央の間にある，雇用格差，所得格差，経済格差，教育格差，情報格差は互いに密接に関連している．情報格差は，雇用機会の格差を生み出し，経済格差となる．経済格差は，次世代の教育格差となり，新たな情報格差となる.[31] また，家族や社会の要因が加わり，健康面での格差も拡大する．「悪魔のサイクル」として駆動する「負の拡大再生産」が成立する．地域住民の低賃金・低所得が，需要・市場縮小を生み出し，社会全体の低生産性と低福祉に直結する．とくに，労働生産性と資本生産性と知識生産性の，いずれもが低い水準に「とどまる．地域社会においても，情報技術の発展とグローバリズムの影響は浸透し，格差拡大にも作用する．

拡大する社会的格差の中でも，健康と寿命とまでに広がる格差は，社会的にも放置することはできない．「日本型企業社会の崩壊」の写像である「日本型食生活の崩壊」は，「崩食の時代」をもたらし，劣化した食生活は，健康面での諸問題の要因となる．食生活は，社会的な格差を反映し，健康と寿命の格差も顕になる．

「健康寿命の延伸」と「健康格差の縮小」を目標する厚生労働省「健康日本21（第二次）」では，「健康格差」解消によって，10年間に５兆円の社会保障費が削減できるとしている[32]．トータルな社会的コストを考えた場合でも，対策が必要となる．また，権利論アプローチから見ても重要である．日本国憲法第25条は，「すべて国民は，健康で文化的な最低限度の生活を営む権利を有する」と生存権を定めており，世界保健機構（WHO）「健康」定義によれば，「健康」とは，肉体的・精神的・社会的・精神文化的に良い状態であり，人間的諸価値や生命価値を重視する「健康格差」，「生命格差」を生み出す社会経済的背景を認識し，政策的対応が求められる．

今日，地域社会の雇用構造・産業構造においても，地域住民に対して，一種のサービスを提供する産業が大きな比率を占めている．この種のサービス産業は，住民生活と密接に関連しており，その質，価格，種類の多さなどは，地域社会の快適性を左右する重要な要因である．地域社会におけるサービス業の発展を妨げる要因は，地域経済の脆弱性だけでなく，地域社会における文化的・心理的・環境的な基盤の弱さでもある．個人の教育水準や知識水準が上昇するほど，多様で，より高品質なサービスを求めるようになる．地域社会において，文化・芸術・知識のインキュベータ（孵卵器）としての機能を果たし，文化的共鳴や知識・理解・意識の拡大，快適さ等を表現し，地域社会の「豊かさ」あるいは価値を体現する仕組みづくりが重要となる．地域社会における食文化創造の取り組みは，その一環であるといえよう．

だが，食文化創造の担い手の面でも，多くの困難がある．例えば，食料生産・農業生産を担う農民層は，2010年度で，総数で181.3万人，総就業者の比率で3.2％と，社会的存在としてマイノリティとなっている[33]．日本資本主義社会の発展，とりわけ，高度経済成長期が始まるとともに，農民層は激減していく．1950年には，実数で1603.6万人，比率で45.2％を占めていたものが，1965年には110.9万人，22.9％までに減少した．減少は，その後も続き，1980年で10.0％，1990年6.3％，2000年4.4％と，今日の水準に至っている．耕作放棄地の面積も，1985年を１として，都府県平均3.1，東北地域では6.8と拡大している．食料生産・農業生産を担う，新たな担い手となる多様な人材を受け入れる体制や環境だけでなく，社会と生活を刷新する新機軸が地域社会に求められる．食文化の創造を媒介としたソーシャル・イノベーションとライフ・イノベーションの必要性がここにある．

3　食文化創造の条件

——周辺化・周縁化される生活世界とオープン・イノベーション——

3.1．生活世界の周辺化・周縁化と「ラスト・フロンティア」としての食

生活世界の周辺化・周縁化と「消滅可能都市」

変化する環境への適応力を失った地域社会は人口減少を続け，順次，人間と人工物のストック化が進んだ静止状態へと着地する．また，戦後日本の「豊かな社会」＝消費社会が崩壊し，格差社会化・階級社会化が進めば，地域社会の貧困化も進行する．地域の階層性と社会階級の階層性が結びついた結果，地域社会における生活世界には，① 中心部と② 半周辺部と③ 周辺＝周縁の３つのヒエラルキーが生じる[34)]．

第１の中心部の生活世界は，経済・政治・文化など社会の中心であり，ビジネスが成立する都市地域での生活世界である．この地域では，国内全土および世界各地からビジネスを吸引する求心力の維持が課題となる．また，第２の半周辺部の生活世界は，中心部の近接部にあって，増大化する高齢者層と衰弱する社会機能・経済機能への対応が課題となる．第３の周辺＝周縁の生活世界は，経済・政治・文化などの社会の中心から著しく離れた地域での生活世界である．住民の不安定化・流動化・浮遊化・棄民化も進みつつある地域であり，「消滅可能地域（Varnishing Communities）」である．境界化・周辺化・周縁化が進んだ生活世界のある地域の相貌は多様であるが，最悪の場合，経済状態の悪化と人々の健康問題，食生活の変質に伴う疾病の増大，自殺，犯罪などに象徴される精神的荒廃など多くの社会問題を抱えることとなる．

生活世界の周辺化・周縁化は，地域社会の破綻の「ドミノ倒し効果」を有しており，下位の地域社会の破綻は，最終的に，上位の地域社会の破綻につながる．投資機会に乏しく，投資誘因が鈍い地域社会を，破綻から脱却させるためには，社会経済開発が重要な課題であり，また，地域社会の持続可能性を保障するものでなくてはならない．

その際，外部環境との相互作用と地域社会内部の諸資源の編成作用とを統合するアプローチを探る必要がある[35]．未利用機会を発見し，地域社会内部の未利用資源の潜在的可能性を発揮させるには，目的あるいは手段が自明のものとして与えられていない状況の下で，求めるべき目的がなんであるか，利用可能な手段は何なのかを，知覚・認定する行為が必要不可欠である．言い換えれば，単に与えられた枠組のなかで最適なゲームを演じるのではなく，枠組み自体をどのように設定するのかを決める行為である．

地域住民が生活上抱えているリスクや不安を低め，社会課題の解決を担うことを，地域コミュニティに期待し，地域住民自らの手で解決していくセルフ・マネジメントが重要となる[36]．セルフ・マネジメントは，生活原理でもあり，自助主義が社会的アトミズムに陥らないように，常に相互扶助主義を発見・再評価し，その発展に寄与していかなければならない．自助主義の背景には社会の相互扶助への信頼があり，経済システムは，社会システムを前提としている．経済システムも，人間および人間集団間に取り結ばれる諸関係の機能様式であるならば，システィマティクなエゴイストたる「経済人」の完全な属性は，システムの破綻や崩壊を招きかねない．しばしば，経済人仮説は裏切られ，エーモーショナルな「集団的自己確証」が表現さる場面や「集団的自己統制」が社会変革の原理として歴史の動因となる場合もある[37]．

「アウトサイド・イン」と「ラスト・フロンティア」

マーケティングの世界では，商品の独自性を前提にした「プロダクト・アウト」のアプローチから，顧客ニーズを前提とした「マーケット・イン」のアプローチへ，さらには市場の背後にある「社会」という存在に着目した「アウトサイド・イン（外から内へ）」のアプローチへの転換が議論されている[38]．「アウトサイド・イン（外から内へ）」とは，社会課題起点の発想，すなわち，社会が抱える様々な問題・課題を解決することを通じて，新規事業開発に役立てる発想であり，これからの未来を形作る新しいビジネス・モデルの創出につながる可能性が潜んでいる．

したがって，「周辺・周縁からの兆戦」の１つとしては，埋もれていた地域社会の文化に根差した「伝統文化資源」を活用したビジネス・モデル戦略があげられる．これは，「文化関連ビジネス」の一種であり，ステレオタイプ化された文化や「創造された伝統」に基づく文化など，その戦略展開も多様である．

さらに，食あるいは食文化を資源とした戦略展開も本源的・本質的なニーズを提起する．そもそも，食ないし食生活は，経済活動の起点であり，人間および社会の再生産過程に必要不可欠な領域である．本質的に，人間の生活あるいは経済生活とは，相互作用を繰り返す，人間と自然との間の物質代謝である．人間の生活は，人間と外的自然環境との相互作用の中で存在しており，生産過程では人間の労働を投入し生産物が生み出され，消費過程では，消費財が人間によって消費され，人間の多様な側面のいずれかが生み出される．人間が自然と相互作用する中心的な媒介環の1つが，食料であり，人間と自然の間の物質代謝の重要な結節点となる．広い意味で，人間の経済活動は，自然の活動の一部・一環として存在しており，人間の経済活動領域と自然環境条件とのフィードバック連関が，持続可能性ということで，今日，重要視されている．地球的視点に基づけば，いかなるものも無限の貯蔵所をもたない人間・人類が，物質形態の連続的・持続的な再生産能力をもつ循環的な生態システムの中に，自己の生存領域を見いださなければならないという「宇宙船・地球号（The Spaceship Earth）」という惑星的思考の淵源でもある[39]．

事業機会としての食の領域に着目すれば，グローバル・ローカル・ユニバーサルと多元的で重層的なアクセスが交錯し，未利用機会と未利用資源と未利用能力が新たに結合されることを待機する「ラスト・フロンティア（最後の未開地）」としての食という環境イメージが浮かびあがる[40]．

この場合，環境イメージは，行為者の「心に映ったイメージ」にほかならず，事前に発見できるような客観的事実ではない．現実の世界は不確実性に満ちた世界である．環境イメージの形成の仕方次第で，言い換えれば洞察力によって，活動の成否が大きく違ってくる．生活世界の周辺化・周縁化は，地域社会の不確実性・流動性を高め，脅威となる反面，新しい機会あるいは未だ利用され尽していない機会が存在する場を察知し，従来，知られずに眠っていた資源・手段を発見することを可能にする．情報技術の発展とグローバリゼーションの進展は，グローバルでユニバーサルな水路を開き，新しい事業機会と新しい資源，新しい能力，新しい結合の発見を促進する．言い換えれば．周辺化・周縁化された生活世界は，社会の流動性を高め，資源調達の機会を拡張させ，新しい事業機会と，新しい資源の，新しい結合としてのイノベーションを生み出す土壌となる．

ここは，解体する旧価値体系（旧均衡）と形成しつつある新価値体系との間の境界領域であり，経済循環の旧均衡と新均衡の境界領域でもある．イノベーションの源泉を，外部の機会に求める機会主義の立場と，組織内部に求める内発主義の立場があるが，イノベーションとは，新しい知識による，世界の捉え直しあるいは世界の再構成に他ならない[41]．だから，未利用機会と未利用資源と未利用能力の境界面にこそ，未知性と偶有性が立ち現れて，イノベーションの可能領域を意識化・自覚化させる契機となる．とくに，異質な要素の結合は，異化作用と自己言及性を内包し，イノベーションの創発性を担保する．また，イノベーションの淵源には，認識における「置換の原理」と「圧縮の原理」の相克，あるいは「類似性・範列の言語原理」と「近接性・連辞の世界原理」の相克が，認識や知覚を刷新させ，世界の再構成としての「深部の力」を生み出す源泉となる．

3.2．オープン・イノベーションと地域の食文化創造

オープン・イノベーションと「共有価値創造」

地域食文化資源ビジネスは，社会課題起点の事業創出であると同時に，イノベーションによる「顧客の創造」のプロセスでもある．このイノベーションは，既存の組織の枠組や手法では対応できない社会課題に対して，異なる組織とパートナーシップを組み，新たな社会的価値や事業を創出させる開かれた試みである．このオープン・イノベーションとしての特質を捉えるためには，事業の成長と社会的課題への取り組みを両立させ，社会価値と経済価値を創造する「共有価値創造（CSV: Creating Shared Value）」アプローチが有効である[42]．

重要となるのがパートナーシップの評価であり，その基軸は，短期的な業績評価ではなく，中長期的な社会経済的な変化に関するものである．とくに，パートナーシップのもつ特性が十全に発揮され，パートナーシップに基づく活動が積み重ねられることで，これまでの組織の活動では達成できなかった社会的な価値，あるいは社会的経済的変化がもたらされることが重要である．具体的な評価尺度としては，効率性，創発性，持続性の3点があげられる[43]．

まず，①効率性の視点では，これまで単独の組織が提供してきたサービスが，関連する組織の連携・協力によって，どれだけコストや資源が有効活用で

きるのかとい視点である．次に，② 創発性の視点は，パートナーシップを結ぶことで，単独の組織では提供できなかったような斬新で質の高い便益が生み出されることを重視する．潜在的ニーズの掘り起こしや地域資源の有効活用などが，創発性発揮の事例である．最後に，③ 持続性の視点は，パートナーシップに基づく取組の結果，次の活動の担い手が育成されることを重視する．

ここでは意識や関係性がパートナーシップの取組を一時的なものに終わらせず，大きな変化を生み出す基盤となる．さらに，創発性が高く，自己学習能力・自己組織能力を獲得したパートナーシップは，自己増殖型ネットワークとして，オープン・イノベーションを支える基盤となる．次に，地域社会において，パートナーシップを通じて，共有価値を生むオープン・イノベーションの要件について述べる[44)]．

第1に，関係者が，対話する場をつくることである．パートナーシップを通じて，関係者が社会課題を共有し，その解決に至るプロセスや目標を共有する場を設けることで，当事者意識を高める機会を作ることである．地域に権限を委譲し，地域で共創に取り組むための大事な一歩である．

第2に，既存の地域資源を活用することである．地域に存在する資源や人間関係を活用し，新たな取り組みに多様な人間を巻き込んでいくことがあげられる．地域社会で相互関係や信頼関係を築くには多くの時間が必要となる．新たな組織をゼロから立ち上げるよりも，新しい目標に向かっての合意形成の場・機会を設けて，既存の地域資源や関係性を活用することで，地域の組織や活動を活性化していくことが有効である．

第3に，持続可能な仕組みをつくることである．社会的価値を創造する取り組みが持続可能なものとなるように，組織開発や人材育成，ネットワークづくりを行うことがあげられる．社会課題に関して共通認識が形成され，取り組みが始まったとしても，その取り組みを持続可能なものにするためには，活動・取り組みを支えるパートナーシップやネットワークを意図的・意識的に形成し，マネジメントしていかなければならない．

第4に，活動・取り組みのプラットフォームを築くことである．パートナーシップに基づくそれぞれの取り組みが結びつき，相乗効果を発揮できるように，活動のプラットフォームづくりがあげられる．プラットフォーム形成のメリットは，共通の目的を持つ諸組織や住民が，それぞれの資源や情報，ネットワークを持ちより，協力して活動を進めることによって，単独では困難な，新しい取り組みがなされることになる．

地域の食文化創造と「食の内在価値」

食ビジネスにおいては，地域発想の事業展開や地域戦略重視を促す側面がある．食の分野では，地産地消という顧客ニーズ・消費者ニーズが高いからである．地元で採れる食品が，おいしい，健康に良い，環境にやさしいということは多くの消費者に認知され，訴求点ともなっている．しかも，地域との関係性の構築・深化および地域課題への取り組みの点で，企業の先進的な事例も少なくない．

しかし，企業の場合，社会課題を解決することを通じて，顧客や社会から共感と評価を獲得し，ブランド価値や企業価値全体を高めることが主眼となる．地域食文化ビジネスの場合，社会課題起点型の事業として，未利用機会と未利用資源と未利用能力を結び付けなければならない．

我々を取り巻く生活世界としての環境は多様な相貌を有しており，自然環境や文化環境，人間環境，社会環境など多元的重層的なものである．あえて，大別すれば，「目に見える資源」として機能する系列と，「目に見えない資源」として機能する系列に区分される[45]．「目に見える資源」としての地域資源・食資源と「目に見えない資源」である文化資源・知識資源とが結び付くことで，大きなソフト・パワーを発揮する．このソフト・パワーは，社会の紐帯を強化する《物語》として機能する．これは，文化的な求心力であり，魅力を生み出す美学的磁場である．また，快適性の磁場として，人々を者秋的に安定させると同時に，将来の目標やビジョンを提起し，目標・ビジョンに対して共感するチームをつくりだす「協奏効果」を有している．この「協奏効果」を高めていくためには，顧客との関係をはじめとする多種多様な関係者との関係性をマネジメントしていく必要がある[46]．

事業展開に際して，統合マーケティング・コミュニケーションの観点から，顧客間関係のマネジメントを進めるため，次の3つの段階に，顧客・消費者の行動類型が想定される[47]．事業や取り組み・活動の存在に気付いている《認知》の段階で，顧客の評価の水準としては低い段階であり，次第に評価が高まってくると，次の受動的な経験を経ている《体験》の段階に至る．最後が，主体的な行動が伴う《共創》の段階で，高い評価とともに活動・取り組みへの参与・参画が進み，高い銘柄忠誠が表現される．

これらの顧客の行動類型は，統合マーケティング・コミュニケーション深まりとともに，高次の段階へと移行する．その際，《物語》は，生活者の《認知》や《体験》，《共創》を生み出す大きな力となる．とくに，リアルな《物語》の構築や世界観の巧みな設定などは，《認知》，《体験》，《共創》を生み出し，顧客関係管理の上で重要な仕組みとなる．

一般に，事業には多くの利害関係者がかかわっている．1つは，顧客・消費者・市場であり，組織・従業員・内部のものである．また，社会や地域，生活者である．これら3つの関係性を深め，活性化させることが，共有価値創造にとって重要である．

社会課題の達成や事業の成長には，多くの困難な課題があり，いずれも単独での成功は難しい．それゆえ，広汎な関係を深めていくことが重要である．いわば，関係性の循環であり，固有性と協同性と公共性のステップを回り，関係者の意識拡張と行動化を促進し，パートナーシップの醸成に寄与する[48)]．この場合，固有性とは，「自分の事」のステップであり，「本来の自分に気付く」等の状態を意味する．協同性は「みんなの事」で，「周囲の人間に理解してもらう」，「みんなで一緒に進める」などの状態である．公共性とは，「世の中の事」で，「世の中の関心事に重ねる」など，「世の中の関心事」から出発し，自分や自分たちだけの関心を，広く世の中の関心事とすることである．

パートナーシップを機能させ，食の地域文化資源化への取り組みによって実現されるべき社会価値は，「健康」や「環境」，「伝統」，「地域社会」などをキーワードとする多様な文化価値と人間の全面発達を保障する「健幸価値（Well-Bing Value）」であり，さらに，これを社会的に保障するための人権的・憲法的価値である[49)]．また，逆に，これらの諸価値を，食の地域資源化への取り組みを通じて，内在させる「食の内在価値（Food Inner Value）」の創造が，食文化創造の主題・核心となる[50)]．食は，人間の発達に，必要不可欠なものであり，それは物質的な意味にとどまらない．社会的・精神文化的な面でも重要であり，「文化的・イデオロギー的生存」にとっても必要不可欠である．人間は，多面的な人間関係を有しており，勤労者，市民，生活者など多重な存在として把握される．この生活者の多面性が，人間の中に潜在的に形成されている諸能力の顕在化をもたらすならば，生活者としての人間発達を意味している．食は，物質的生活と精神生活とを媒介して，生活者としての人間の全面発達に寄与している．

4　《食のフォーディズム・ライフの超克》と食を通じた持続可能な地域づくり

4.1．食の生産・流通・消費のパラダイム・シフトと新価値体系

今日，「工業化された農業」モデルあるいは市場万能主義的な「農業の工業モデル」の弊害から，食の生産・流通・消費のすべて段階を守り，環境と生活を守るための基本的権利として捉え直そうとする潮流は強まってきている．言い換えれば，環境と健康を守るため，農業と食を変革しようとするパラダイム・シフトは徐々に広がりつつある．環境保護運動の起点としてのレイチェル・カーソン『沈黙の春』（1962年）と，消費者運動の起点としてのラルフ・ネーダー『どんなスピードでも自動車は危険だ』（1965年）とが交錯する地点に，食の争点が浮かびあがる[51]．また，合理化と効率化，スピードと画一化，経済価値等の追求といった既成の価値観に代わる，新しい価値体系に基づいたライフ・スタイルの創出への志向は資本主義社会内部における生命に対する脅威を克服することと重なる．

地域支援型農業（CSA: Community Supported Agriculture）・近隣型農業（アグリフッド Agri-Hood）・都市農業など，食の安全性や農業の将来性などを保障するため食料供給システムを刷新し，農業を再構築する様々な取り組みが進めつつある[52]．とりわけ，自然農法や有機農法の実践で必要不可欠な仕組みは，産消提携あるいは「テイケイ（Teikai）」である[53]．これは，日本に起源を持ち，世界に広まったシステムで，持続可能な食と農の実現において重要な役割を果たしていると認識されている．産消提携は，生産者と消費者との間に「顔の見える関係」を構築し，相互の信頼関係に基づく参加型認証システム（PGS: Participatory Guarantee System）であり，これは，社会的分業の止揚の一種とも言える[54]．

関係構築に際して，食と農に関わる民間企業の責任と役割は大きい．特に，食品流通・食品関連産業が，どのような経営方針，経営理念をもって，食と農のシステム全体を持続可能なものに導くことができるのか，その力量が問われ

る．また，すべての消費者・市民は，どのように生産された食料・農産物を選択するのかという日々の生活実践を通じて，持続可能性の実現に参画する．社会全体あるいは地域社会の持続可能性を考えることは，社会の総合的な費用負担を考える事であり，効率から公益への価値観の転換でもある．

市場至上主義的な「農業の工業化」志向型の近代農業は，大量生産・大量消費型の工業モデル＝《食のフォーディズム・ライフ》のモデルでもあり，短期的な利益追求による，画一化・商品化された農産物・食料によって，食の安全性や農業の持続可能性を大きく損なう．我々は，生活のあらゆる領域を市場原理・競争原理にゆだねているわけではない．医療や教育などの分野は，基本的な生活の権利を保障する観点から位置付けられている．少なくても，市場万能主義・市場至上主義への反省を踏まえて，経済的合理性と公共性との調和を図る必要があるし，民間企業でも，顧客を満足させるだけでなく，企業内部で働く授業員の満足や社会貢献・地域貢献を同時に実現する取り組みが不可欠である．これは，社会の各構成員がそれぞれに生存領域と社会的機能を獲得し，社会全体としての有機的・統一的調和を得る社会生態学（ドラッカー理論）的アプローチである[55]．

食料生産を担う農業において，大規模化・工業化・近代化の動きに対抗して，食料の持続可能性を多元的・重層的に実現する必要がある．その際，多元的で重層的な主体である「小農業・家族農業の見直し」が進められ，「小農と農村で働く人びとの権利に関する国連宣言（2018年）」に結実し，適正な生産規模と適正な技術，適正な経営規模と適正な市場規模，適正品質と適正価格が追及されている[56]．また，国連の「持続可能な開発目標（SDGs: Sustainable Development Goals）」との関係において，小農業・家族農業は，「世界を変えるための17の目標」を実現する主要な活動主体と位置付けられ，とりわけ，環境的持続可能性，食料保障・食料主権保障，貧困削減の実現に貢献できる[57]．このSDGsへの取り組みにおいて，経済的指標に偏った価値観の歪みから脱却し，地域社会のコミュニティにおける持続可能性とともに，共同性と自己承認性の回復がなされ，新しい価値体系に基づくオルタナティブな社会モデルを提起する．

現在の巨大資本が一元的に食料を支配する構造は，社会の富がそこに吸い上げられてしまうだけでなく，巨大な利益を得る側と搾取・収奪される側との不公平を助長している．格差社会を生み出す資本主義の効率優先・収益優先の価値観に代わって，効率や私益よりも公益に回帰する流れが今後も強くなるであろう．食から社会を変革する試みは，社会のトータルなコストとその公平な負担という論点だけでなく，競争的市場万能主義の限界を人々に再認識さえる契機を含んでいるし，公共性の再生は，格差解消削減につながる．

食を巡る社会選択は，食から社会を変革するための主体形成を意味し，《食のフォーディズム・ライフの脱却》という，新しい価値体系への転換による食の生産・流通・消費のパラダイム・シフトを引き起こした．また，効率を優先し，企業が私的利益を追求することで，深刻化した格差社会に代わって，効率よりも安全が保障された生活，私企業の利益よりも，地域社会が利益を公平に享受する社会を実現するためには，外部からの支配・統制を受けにくい，適正規模の経済圏を住民自らがつくりだし，それを，社会全体あるいは地域コミュニティ内外で，公平に負担していく仕組みづくりなどの持続可能な地域づくりへの取組が必要になる．

4.2．食を通じた持続可能な地域づくりと根拠地づくり

地域社会の持続可能性と「人間の潜在的学習能力」

地域社会における持続可能性を考える場合，重要となるのが，国連で採択され，国際的な「公約」であるとともに，実現目的でもある「SDGs」の理念であり，次の「5つのP」に集約される[58]．その内容は，第1に，人々が主役となり尊厳を持って暮らせる社会（民衆：People），第2に，責任ある消費と生産が行われ持続可能な地球環境・自然環境を支える社会（惑星：Planet），第3に，豊かで充実した生活をすべての人々へと広げられる社会（繁栄：Prosperity），第4に，平和で戦争や暴力がない社会（平和：Peace），第5に，政府や民間セクター，市民社会，国際機関などの多様な関係者が協力・協同・協働して課題解決を進める社会（協力：Partnership）である．いわば，「緑豊かで美しい，民衆の惑星での繁栄と平和を実現するための協力」でる．

また，国連食糧農業機関（FAO: Food and Agriculture Organization of the United Nations）では，農業生態学概念を推奨し，農業と食の持続可能性のために，①多様性，②知の共同創造と分かち合い，③相乗効果，④効率性，⑤レジリエンス（強靭さ），⑥リサイクル，⑦人間と社会的価値，⑧文化と食の伝統，⑨責任あるガバナンス（組織内統治），⑩循環経済・連帯経済の十大原則を打ち

出している.[59]

経済社会のあり方を,「全体（Whole)」の持続を目的として把握する見方は,経済社会のあり方の価値基準として,「政治」だけでなく,「生命」,「自然」,「美」なども加えられる多元的・重層的な性格となった. 全体的・共同体的な経済活動観は,利己心の発動を原動力とする商業社会的＝資本主義社会的な経済活動との対比において,時代相にかかわらず,人間の生存にとっての意味・価値のある論点を提示している.

ノーベル経済首学者のアマルティ・センは,人間の潜在的学習能力の発達を焦点とした,新しい経済学を提唱した.[60] センは,経済生活の状況を論じる際に,財・サービスの保有量やその効用を用いること,言い換えれば「財・サービスが主役である」ことは不適切であり,代わりに,「人間を主役」にし,人間が財・サービスを用いて,人間がどのような状態や行動をとることができるかを問うべきであると主張する. また,個々人が自らの生活を改善し得る能力・資質を,「ケイパビリティ（Capabilities：人間の潜在的学習能力)」概念として提唱し,人間の生き方の自由を重視する新しいアプローチを構築した. 潜在的学習能力アプローチにおいては,自己利益の追求や富裕の向上のために自由に生きるだけでなく,自分が考える社会的利益の獲得や価値の実現のために,直接,私的利益に結び付かない行動をとる自由にまで議論を拡張させることができる.

この潜在的学習能力が剥奪されているか,あるいは十分に生かされていない状態が,《貧困》であり,潜在的学習能力アプローチから見れば,《貧困》は,数量的・相対的なものにとどまらない,所得や財・サービスの保有量では測れない多様な相貌を有するものである. 例えば,「十分な食料を摂る」ことができないという,基礎的な機会・環境を剥奪された状態は,食料の入手条件,調理や食事のあり方,衛生環境,ジェンダーや貧富などの社会的格差などによって決まる.

人間が実際に達成し得る価値ある活動や生活状況に即して,人間の生き方の質を判断することは不可避であり,福祉を人間の存在の善き生の指標とし,人間の生存と生活を保障する「人間の安全保障」を提唱し,公共政策を通じた「善き生（Well-Bing)」の実現可能性を志向している.

持続可能な地域社会と「健幸価値」――地域経済と地方政府の好循環――

人口減少と経済規模の縮小は，地域社会にとって開発圧力の減退を意味し，地域住民の生活環境・生活条件の快適性や人間の「健幸価値（Well-being Value)」の向上につながる持続可能な地域社会（Sustainable Community）の実現への可能性を広げる．公共政策の究極の目的は，市民の福祉水準の向上である．そのため，地方政府は，財政支出によって地域経済を強化するとともに，地域経済から税収をあげるという，地域経済と地方政府財政は好循環を作り出す必要がある．また，財政支出は，地域社会を環境適応させ，知識社会・知識経済へと移行させるための，「拡張された共有財産（Extend Community Property)」に対する投資でなければならない[61]．「拡張された共通財産」への投資は，私的資本の経済的成功を支援・促進させることで，地域経済と地方政府財政の好循環を支えるとともに，地域社会の共通財産として蓄積される．

「拡張された共通財産」には，大きく3つの要素から構成されており，それらは，「人間資本（Human Capital)」と，「社会間接資本（Social Overhead Capital)」，「自然環境資本（Natural Environment Capital)」であり，それぞれ地域社会における社会領域，経済領域，自然領域に対応している[62]．また，資本と表現している理由は，投資・資源投入によって，なんらかの価値が自己増殖していくためである．

今日の知識社会・知識経済下において，人間の知的活動のあり方が重要であり，そのための教育・訓練への投資が必要となり，その対象となる自己増殖する知識資源が「知識資本（Knowledge Capital)」である[63]．また，人間同士の信頼に基礎をおいた互恵性のある人間関係や社会関係を，「社会関係資本（Social Capital)」と呼ぶ[64]．

「社会間接資本」とは公共諸施設のことであり，これには港湾・鉄道・道路・工業団地などの「生産関連社会間接資本」と，学校・公園・上下水道・住宅などの「生活関連社会間接資本」がある．「自然資本」とは，一般に，「自然環境」と呼ばれる大気，水，土壌，森林などを意味する[65]．なかでも，知識経済下の地域社会において持続可能性を発現するためには，「自然資本」，「知識資本」，「社会関係資本」が，より大きな役割を果たし，とりわけ，地域住民自治の力量・水準を高めるためにも，社会関係資本への投資が最重要である．

持続可能性の要件としては，自然的持続可能性だけでなく，経済的合理性やそれらの支える社会的共同性があげられる．言わば，自然領域と経済領域と社会領域が相互に作用し，協奏効果を上げることが必要不可欠である．上述の「拡張された資本」概念との関連で言えば，自然領域が「自然資本」に対応し，経済領域には「社会間接資本（生産関連・生活関連を含む）」が，社会領域には，「人間資本（「知識資本」と「社会関係資本」を含む）がそれぞれ対応する形となる．さらに，社会的共同性を生成させるためには，関係性の視点だけでなく，求心力となる自己同一性あるいは自己確認性・自己認証性・自己承認性という自己言及性の視点が必要となるとともに，「共有価値創造（Shared Value Creation）」による実績・経験の蓄積が重要となる．

創造され，蓄積された共有価値は，資源へと転化され，地域社会に還元される．「地域資源（Capable Community's Material）」として多様な相貌を有している[66]．地域資源としての「食（食料資源：Food）」は，再定義・再構築され，地域伝統文化資源となる．「食（食料資源：Food）」は，地域の「自然資源（Natural Resource）」を「経済資源（Economic Resource）」に転換させたものであるとともに，伝統として創造された「文化資源（Cultural Power）」となり，自己同一性の核となり，地域社会の社会的共同性の磁場を形成する．同時に，経済的合理性と社会的紐帯とを結び付け，伝統と革新を結合させ，生活様式の刷新と各人の潜在的学習能力を開花させ，能力・才能の共同資産化を推し進める「健幸資源（Well-Bing Wealth）」の相貌とともに，将来の文化的発展のために継承される「伝統資源（Heritage）」となる．これら地域の諸資源を統合し，地域社会の再生のまちづくりに向けて機能させる場＝根拠地を想定すると，次のような機能と形成課題が提起される．

根拠地の機能とマネジメント課題

根拠地は，大きく次のように性格づけられる．第1に，根拠地は，地域の人々のニーズに応え，地域の人々が支える事業システムであり，地域の人々によってマネジメントされる．第2に，地域における多世代が交流するプラットフォームとして機能する社会システムである．各種の社会調査によれば，日本における社会的孤立度は高く，地域社会における関係性および《互恵・互酬性の原理》のあり方が，地域課題であると同時に，国民的課題である[67]．結果，根拠地としての機能には，次の3つの機能に集約できる[68]．

第１に，ソリューション機能（解決：総合生活課題解決機能）であり，根拠地は，買物の場として食課題解決機能・ミール・ソリューション機能だけではなく，生活全般の諸課題を解決する総合的なサービスを提供するトータル・ソリューションの場として機能することが必要である．そこでは，専門家による相談と支援と同時に，住民同士の交流を通じて，生活の場での多種多様なニーズの把握を可能にする．

第２に，ソーシャル機能（会合：交流機能）であり，集団活動を強制されないあり方を選択できる自由な場であるとともに，地域住民一人ひとりに地位と役割を提供することが重要である．言い換えれば，存在承認と役割創造である．これらが，地域社会における社会関係・人間関係の基盤である．存在承認とは，「ここに居てもかまわない」という他者への承認であり，役割創造は，「ここに居てもらわないと困る」という他人への期待である．人間は，他者に存在を承認されて安心し，役割を期待されて，活力を得る．交流の進展は，新しい関係性の質を獲得する．共同では，同じ基盤で力を合わせる共同から，共に意思と力を合わせる協同へ，さらに，協働において，協力して働くパートナーシップを獲得する．

第３に，セレンディピティ機能（解題：革新促進機能）である．偶発性に富んだものごとを追求することをセレンディピティ（Serendipity）というが，偶然の察知による予期せぬ発見を通じ，多様性と創造性を発揮することである．ここでは，住民同士が，一人ひとりの声・思い等に共感・共有し，そこからの協働行為が地域社会に必要な活動を生み出してゆくプロセスを意味する．目に見える課題や想像できるニーズだけに対応しているだけでは，可能性は狭まっていく．実際に，課題・ニーズとして自覚され，声としてあげられることは多くない．根拠地を足場に，丁寧に．地域に中で活動する中で，潜在的な課題・ニーズについて探索し，意識化し，積極的に取り上げ，事業としての顕在化に取り組んでいくことが求められる．ドラッカーによれば，予期せぬ出来事は，重要なイノベーション機会でもある．

また，地域という生活の場において分かち合う関係性が求められる中で，多様な関係者が参加し，自らが主体として成長する地域社会づくりの実践である．地域社会と食との関係で言えば，食を媒介に地域コミュニティのアイデンティティを形作り，求心力を得た地域コミュニティが食を通じて地域住民の豊かな食生活をつくりだす地域社会の協働基盤に基づく共同資産としての食を目指す実践でもある．地域の人々の潜在能力を開花させ，その能力・才能を共同資産化していくためにも自覚していく必要がある．

地域社会における公共性の回復は，食の公共性の回復と共鳴していると同時に，持続可能性を獲得する．持続可能性は，共同・協同・協働の力によって実現され，生態系の安定だけでなく，社会の分裂・分断に対しても効力を発揮し，社会に安定・調和をもたらす．

以上，「３つのＳの機能」を持った根拠地建設を進める上で，次の３つのマネジメント課題をあげる[69)]．第１に，エリア・マネジメントの課題で，とくに根拠地の地域配置の課題である．各地域・圏域ごとに必要な根拠地の機能は，地域特性や地方自治体の施策などによって多様に異なってくる．したがって，地域配置は，当該地域住民の生活ニーズに基づいて．自発的・内発的に生み出していくことが望ましい．地域の環境変化に伴い，地域住民のニーズも絶えず変化する．この変化に柔軟に対応していくためにも，地域住民の参加が不可欠である．したがって，根拠地は，一定の活動を生み出せる地域住民の共通基盤をもった日常生活圏域，通常，小学校区域に設置されることが望ましい．また，地域代表性をもつ組織に，広く住民が参加した地区計画策定の場で，将来の望ましい地域の姿などを含めて協議されることが望ましい．

その他に，具体的な施設づくりとしては，食料供給施設（外食・中食・内食等），生活インフラ施設（買い物），交流・集会施設，生活支援施設・子育て支援施設，余暇・休養施設，教育・学習施設，ビジネス支援（ノマドワーク等）施設，備荒施設・防災施設などがあげられる．

第２に，マネジメントのマネジメント，すなわち，マネジメント組織の組織化の課題である．先に述べたように，根拠地は事業システムであると同時に，社会システムでもある．経済合理性と社会的公共性のバランスは難しい課題である．根拠地の継続性・持続性を担保していくためには，財源や協力者の確保，関係者との連携などマネジメント組織の組織化が重要となる．とくに，地縁型組織とアソシエーション型組織の２つの特性を生かせるメンバー構成が重要である．組織のマネジメントやリーダーシップのあり方は，組織づくりと人づくりにも大きく影響する．

いずれにせよ，重要な点は，根拠地が，地域の共通財産として，地域社会全体に認知されている点にある．また，地域づくりへの期待を高める民主的なマネジメントとして，男女の比率や障害者，少数者などに配慮する必要がある．

第3に，多様な利害関係者に対するステークホルダー・マネジメントの課題であり，とくに，行政の関与のあり方とNPO等による支援の必要性である．根拠地は，原則として自発的・自治的なものであり，その自発性・自治性を損なわない行政の関与のあり方を慎重に考える必要がある．また，行政の直接的支援だけでなく，NPOなどの多様な組織による支援が必要となる．

おわりに
――2050年の「食の未来図」と「自己完結型生活圏の多角生活経営体」――

2050年，世界の人口は，98億人に達し，地球環境の生態学的限界に到達しつつある．世界の飢餓人口は，ここ3年連続で増加し，8億人を超え，さらに中国・インドなどの新興国では経済成長に伴って肉類の消費量が増え，飼料となる穀類の増産が必要となる．また，経済発展に伴う，人口の都市集中が加速し，世界の人口のほとんどが都市に集中する．地球の都市人口が農村人口を凌駕する．結果，地方に住む農民・農家と農地が減少し，水・燃料などの農業に必要な資源の確保も困難となる．国連人間居住計画報告書『スラムの挑戦』(2003年）において，都市は成長と繁栄の拠点でなくなると同時に，職業機会の供給装置でもなくなり，「過剰人口の廃棄場」となり，都市の貧困の物理的・空間的な表現としてのスラムの拡大も進行する[70]．

農業分野・食料生産分野においてもテクニカル・イノベーションは活発で，食料生産の科学技術化・生命工学化などの，より高度の工業化が進めば，増大する需要に対応するだけでなく，食料や農業をめぐる状況は根本的に変革される．創造的破壊の世界であり，勃興する新しい世界と衰退する古い世界との対比が，社会の大きな断絶を表現している．化学プラントが，肉と肉体を作り出し，人工合成食料を人々が消費する．そこでは，大量生産された画一的な食生活によって健康が脅かされるだけでなく，自然環境，伝統文化，地域コミュニティの絆，社会での安定した暮らし，生物の遺伝子と生命の尊厳等々，地球人類がこれまで継承してきたすべてのものが破壊され，解体される最悪のシナリオが実現される「解体的破壊の世界」ではないだろうか．我々は，《ユートピア》が決定的に実現することを．どう避けるのかという問題に直面している．

我々，人類は，少なくとも，継承されるべき伝統が再生されている世界あるいは延命されている世界を選択するべきではないだろうか．それは，継承すべきものを継承し，革新すべきものを革新する解体的構築の世界である．さらに，一歩，進んだ，創造的再構築の世界かもしれない．社会の持続可能性と親和性を有しているのは，解体的再構築であり，伝統と革新あるいは継承と刷新を通じての持続性と安定性を発揮することができる．大量生産・大量消費照応型食生活様式に対抗していくためには，生活圏の自己完結化と，それを支える行政を含む多角経済経営体の確立が必要となる．自己完結型生活圏の確立は，地域社会の持続可能性の向上につながり，持続可能性の維持には，なんらかの革新が求められる．同時に，社会的な諸資源を蓄積し，共有化することによって，地域社会の共同性と自己確証性が担保される．また，その生活様式も，自己完結性を求めるため，多様な経済活動あるいは生活資料供給源を求める多角生活経営体としての相貌を有する．

食の問題を，原理的に考えれば，社会の革新と生の刷新への希求に帰着することとなる．食の問題は，人間と社会の再生産過程と深くかかわっているからである．創造的破壊を選択するのか，解体的再構築を選択するのか，社会の持続可能性の観点から見れば，伝統と革新の調和を図る道＝解体的再構築の方向が望ましいと考える．

ここでは，食という視点から，《地域の再生》を考察することを通じて，社会認識像の新しい可能性を拡張し，地域再生の食マネジメント構想を提起する．《地域の再生》という主題の含意は，社会全体から失われつつある共同性と人間性と公共性を，《地域に住む人間としての立場》に立って，《再生》させる試みと深く結び付いている．経営・労働・生活・地域の統合による地域生活者の形成という課題を，食という視点でとらえるならば，食ビジネス（経営・労働）を対象とするビジネス・マネジメント，食生活を対象とするライフ・マネジメント，食の安全保障を支える公共政策を取り扱うパブリック・マネジメントの３つの領域が設定される．とりわけ，食のパブリック・マネジメントは，地域社会における公共性の再生と社会的格差の解消を主題としていかなければならないであろう．

また，《地域の再生》の課題と新しい生活様式の創出は深く結び付いており，生活世界の周辺化・周縁化は，オープン・イノベーションの機会を拡大させ，とりわけ，食を媒介にして，新しい社会的可能性が可視化する．すなわち，地域社会の持続可能性を実現する取り組みであり，その中核となる《社会的存在》としてアントレプレナーシップ（企業家精神）であり，経営能力・生活能力・統治能力・自己革新能力など多様な能力を有する自立・自律した地域生活者の形成である．いずれも，地域社会における共感・学習・認識の深化が求められる．

食を巡る議論は，「公的領域はどうあるべきか」という議論に通じている．食物を作り，提供し，片付けるという，食について回る様々なプロセスは，個人の力だけではできず，公的領域を経由しなければならない．食に関する関心が高まれば，地域社会あるいは日本社会全体の公共性の再生という流れを活発化する可能性を有している．

端緒は，健康管理であったとしても，食育や議論が広がっていけば，食にまつわる忘れられた記憶の数々に出会うかもしれないし，現代社会に対する認識が深まっていくかもしれない．日本社会から失われる人間性と社会性を回復することは，社会的な分断・分裂を克服し，生活困窮者を絶え間なく生み続けるメカニズムを廃絶する道の第一歩となる．生命あるいは人間の生産と再生産こそ，社会であり，歴史であり，食の存在なしでは存在・成立しえない．最後に，食に関する箴言を述べて，むすびにかえたい．

「「喰うことは人類最大の問題」であり，「人間，唯，口腹のみ」」とは，けだし名言である．

注

1）感覚を総動員して，「食を楽しむ文化」に関しては，サヴァラン，B.（1967）『美味礼賛』関根秀雄・戸部松実訳，岩波書店やローリー，A.（2000）『美食の歴史』池上俊一監修，創元社，2000年を参照されたい．

2）栄養学的知識の影響力の拡大については，厚生労働省（2014）『日本人の食事摂取基準（2015年版）』や石川寛子・江原絢子編著（2002）『近現代の食文化』弘学出版や藤沢良知（2005）『食育の時代』第一出版，中原澄男編（2005）『栄養教育・指導論』建帛社を参照．

3）食文化における家族主義の影響については，原克（2009）『アップルパイ神話の時代』岩波書店やオザースキー，J.（2003）『アメリカの食文化』伊藤茂訳青土社を参照．

4） 食を巡る問題の社会科学性に関しては，ネルス，M.（2005）『フード・ポリティクス』三宅真季子・鈴木眞理子訳，新曜社，2005年やフォックス，R. W.，T. J. J. リアーズ（1985）『消費の文化』小池和子訳，勁草書房などを参照.

5） こうした認識に関しては，リッツア，J.（1999）『マクドナルド化する社会』正岡寛治，早稲田大学出版やシュローサー，E.（2001）『ファストフードが世界を食いつくす』楡井浩一訳，草思社，オザースキー，J.（2010）『ハンバーガーの世紀』市川恵理訳，河合出書房新社などがあげられる.

6） この点に関しては，クライツァー，G.（2003）『デブの帝国』竹迫仁子訳，バジリコ，2003年を参照.

7） 食糧の生産と消費を結ぶ研究会編（2009）『食料危機とアメリカ農業の選択』家の光協会やベラスコ，W. J.（1993）『ナチュラルとヘルシー』加藤信一郎訳，新宿書房などを参照.

8） 小規模・家族農業ネットワーク・ジャパン編（2019）『国連「家族農業の10年」と「小農の権利宣言」』農文協ブックレットを参照.

9） こうした未来イメージに関しては，NHKスペシャル取材班（2017）『健康格差』講談社〔講談社現代新書〕やハクスリー，A.（2014）『すばらしい新世界』黒原敏行訳，光文社〔光文社古典新訳文庫〕，ザミャーチン，E.（2019）『われら』松下隆志訳，光文社〔光文社古典新訳文庫〕，オーウェル，J.（2009）『1984』高橋和久訳，早川書房，さらに，アメリカ経済の最底辺に暮らし不健康な食生活を送る先住民に関しては，鎌田尊（2009）『ネイティブアメリカン』岩波書店〔岩波新書〕を参照.

10） こうした未来イメージは，ドラッカー，P. F.（1997）『企業家精神とイノベーション』上田惇生訳，ダイヤモンド社を基本的な社会像とし，食文化・食生活に関しては，東理夫（2015）『アメリカは食べる』作品社，松本紘宇（2011）『ニューヨーク　変わりゆく街の食文化』明石書店などを参照した.

11） この点に関して，鈴木透（2019）『食の実験場アメリカ』中央公論新社〔中公新書〕や加藤信一郎（2003）『ヘルシーフードの神話』廣済堂などを参照.

12） 三船恒裕（2016）「ヒトの協力の謎を巡って」生協総合研究所編『生活協同組合研究』480や本川達雄（2011）『生物学的文明論』新潮社〔新潮新書〕，下條信輔（1996）『サブリミナル・マインド』中央公論新社〔中公新書〕などを参照.

13） 例えば，高橋正郎監修（2000）『食生活の変化とフードシステム』農林統計会や日本フードスペシャリスト協会編（2008）『食品の消費と流通』建帛社などがあげられる.

14） 仁田道夫・久本憲夫編著（2008）『日本的雇用システム』ナカニシヤ出版や野村正實（2007）『日本的雇用慣行』ミネルヴァ書房，濱口桂一郎（2018）「日本型雇用システムの根本問題」生協総合研究所編『生活協同組合研究』514などを参照.

15） 増田寛也編著（2014）『地方消滅』中央公論新社〔中公新書〕や田村秀（2018）『地方都市の持続可能性』筑摩書房〔ちくま新書〕を参照.

16)　この点に関しては，厚生労働省（2015）『平成27年度版・厚生労働白書』や国土交通省（2008）『平成20年度版・国土交通白書』を参照．また，歴史的な視点で，総合的に位置づけるにあたって，鬼頭宏（2000）『人口から読む日本の歴史』講談社〔講談社学術文庫〕や吉川洋（2016）『人口と日本経済』中央公論新社〔中公新書〕を参照．

17)　地域社会の担い手の動向に関しては，小熊英二（2019）『日本社会のしくみ』講談社〔講談社現代新書〕や小池和男（2005）『仕事の経済学』東洋経済新報社，氏原正次郎（1966）『日本労働問題研究』東京大学出版会などを参照．

18)　この点に関しては，デイリー，H. E.（1975）「静止状態の性質と必要性」神里公訳『セミナー経済学教室10：経済体制』玉野井芳郎編著，日本評論社やシューマッハー，E. F.（2018）『スモールイズビューティフル再論』酒井懋訳，講談社〔講談社学術文庫〕，メドウズ，D. H.（1972）『成長の限界』大来佐武朗監訳，ダイヤモンド社などを参照．

19)　デイリー，H. E.（1975）「定常経済論と経済体制」神里公訳『セミナー経済学教室10：経済体制』玉野井芳郎編著，日本評論社，pp. 197-202.

20)　日本の消費社会の実相に関しては，松原隆一郎（2000）『消費資本主義のゆくえ』筑摩書房や富永健一（1990）『日本の近代化と社会変動』講談社〔講談社学術文庫〕，坂野潤治・宮地正人・高村直助・安田治・渡辺治編（1994）『戦後改革と現代社会の形成』岩波書店，さらに，流通ビジネスとの関連から，佐藤肇（1971）『流通産業革命』有斐閣などを参照．

21)　フォーディズム・ライフに代表されるアメリカ型生活様式の先進性と所得水準の上昇の効果に関しては，ガルブレイス，J. K.（1985）『ゆたかな社会』鈴木哲太郎訳，岩波書店，伊東光晴（2016）『ガルブレイス』岩波書店〔岩波新書〕，中村達也（2012）『ガルブレイスを読む』岩波書店〔岩波現代文庫〕などがあげられる．

22)　イギリスのR. F. ハロッドが提唱した理論で，1960年代においては国際的な政策の基礎理論として国際的に普及した．ケインズ主義的政策展開の下，好景気は完全雇用に近い状態を生み出し，賃上げを生産性上昇率の範囲内にとどめようと政府は誘導し，インフレーションと公私部門間のアンバランスが生じる．

23)　この点に関しては，石川経夫編著（1994）『日本の所得と富の分配』東京大学出版会や熊沢誠（1993）『日本の労働者像』筑摩書房〔ちくま学芸文庫〕，橘木俊詔・八木匡（2009）『教育と格差』日本評論社などを参照．

24)　熊沢誠（1998）『日本的経営の明暗』筑摩書房〔ちくま学芸文庫〕や小池和男（2000）『日本産業社会の「神話」』日本経済新聞社，小沢雅子（1985）『新「階層消費」の時代』日本経済新聞社などを参照．

25)　伊藤誠（2013）『日本経済はなぜ衰退したのか』平凡社や後藤道夫（2004）『岐路に立つ日本』吉川弘文館を参照．

26)　消費社会の崩壊後の日本社会の貧困の実態については，労働問題研究委員会編

(2012)『データーブック2012』いずみ橋書房新社や橋本健二（2018)『新・日本の階級社会』講談社〔講談社現代新書〕，橘木俊詔（1998)『日本の経済格差』岩波書店〔岩波新書〕などが詳しい．

27）地域社会への打撃と変化に関しては，神野直彦（2002)『地域再生の経済学』中央公論新社や本間義人（2007)『地域再生の条件』岩波書店，久繁哲之介（2010)『地域再生の罠』筑摩書房，松谷明彦（2009)『人口流動の地方再生学』日本経済新聞社，矢作弘（2014)『縮小都市の条件』岩波書店などを参照．

28）年金問題に関しては，厚生労働省（2018)『平成29年度・厚生年金保険・国民年金事業の概要』や駒村康平（2014)『日本の年金』岩波書店〔岩波新書〕，広井良典（1999)『日本の社会保障』岩波書店〔岩波新書〕，伊多波良雄（2016)「幸福感分析を用いた年金格差の実態」生協総合研究所『生活協同組合研究』489などを参照．

29）厚生労働省（2012)『平成24年度版・厚生労働白書』や神林龍（2017)『正規の世界・非正規の世界』慶応義塾大学出版，橘木俊詔（2015)『日本人と経済』東洋経済新報社などを参照．

30）生活の理念型につては，野村正實（1999)『雇用不安』岩波書店や村上奏亮・公文俊平・佐藤誠三郎（1979)『文明としてのイエ社会』中央公論社，玄田有史（2004)『ジョブ・クリエーション』日本経済新聞社，エスピン－アンデルセン，G.（2000)『ポスト工業経済の社会的基盤』渡辺雅夫・渡辺恵子訳，桜井書店などを参照．

31）地域格差に関しては，橘木俊詔・浦川邦夫（2012)『日本の地域間格差』日本評論社や吉田良生・廣嶋清志（2011)『人口減少時代の地域政策』原書房などを参照．

32）厚生労働省「健康日本21（第二次)」ホームページ〈http://www.mhlw.go.jp/stf/seisakunitsuite/bunya/kenkou|-iryou/kenkou/kenkounippon21.html〉，2019年10月12日取得．

33）この点については，生源寺眞一（2008)『農業再建　真価問われる日本農業』岩波書店や窪田新之助（2019)「AI・ロボットが変える日本農業の未来」生協総合研究所編『生活協同組合研究』521などを参照．

34）生活世界概念で，地域社会・地域経済のヒエラルキーを捉え直すことで，主体の認知的自由度と行動的可能性を得られるようになる．この点に関しては，シュルツ，A.，ルックマン，T.（2015)『生活世界の構造』那須壽訳，筑摩書房〔ちくま学芸文庫〕や澤泉重一・片井修（2007)『セレンディピティの探求』角川学芸出版を参照．

35）環境に対して適合していく対外的な機能と内部資源を効率的に編成していく対内機能を統合し，不確実性対処能力を高めていく企業家的行動の原理に関しては，ペンローズ，E.（2010)『企業成長の理論』日高千景訳，ダイヤモンド社やカーズナー，I. M.（2001)『企業家と市場とはなにか』西岡幹雄・谷村智輝訳，日本経済評論社などが詳しい．

36）川喜多喬（1975)「経済体制と自主管理」玉野井芳郎編著『セミナー経済学教室10：

経済体制』日本評論社，pp. 172-179.

37)　公文俊平・長尾史郎（1975）「社会システムに関する諸定義」玉野井芳郎編著『セミナー経済学教室10：経済体制』日本評論社，pp. 82-87.

38)　この点に関して，OECD 編（2011）『社会的企業の主流化』連合総合生活開発研究所訳，明石書店やコトラー，P.，リー，N.（2007）『社会的責任のマーケティング』恩藏直人監訳，東洋経済新報社，Porter, M. E. and M. R. Kramer（2006），"Strategy & Society: the link between competitive advantage and corporate social responsibility," *Harvard Business Review,* pp. 1-13. や Brugmann, J. and C. K. Prahalad（2007）"Cocreating Business's New Social Compact," *Harvard businessReview.* などを参照.

39)　「宇宙船・地球号」の思想については，ボールディング，K. E.（1970）『経済学を超えて』公文俊平訳，竹内書店を参照.

40)　多様な機会を提供する「ラスト・フロンティア」領域の特質に関しては，ジェイコブス，J.（2012）『発展する地域，衰退する地域』中村達也訳，筑摩書房〔ちくま学術文庫〕やチェスブロウ，H.（2012）『オープン・サービス・イノベーション』博報堂大学 HCOI ラボ訳，阪急コミュニケーションズ，フロリダ，R.（2010）『クリエイティブ都市経済論』小長谷一之訳，日本評論社などを参照.

41)　「世界の再構築」につながるよう，つねにより上位の「隠された実在」を志向し，自らの知を刷新し続ける人間の営為については，ヴィゴツキー，L.（2001）『思考と言語』柴田義松訳，新読書社，2001年やポランニー，M.（2003）『暗黙知の次元』高橋勇夫訳，筑摩書房〔ちくま学芸文庫〕などを参照.

42)　Porter. M. E and M. R. Kramer（2011）"Creating Shared Value: How to reinvent capitalism and unleash a wave of innovation and growth," *Harvard Business Review,* pp. 2-17.

43)　金子郁容（2002）『コミュニティ・ソリューション』岩波書店や玉村雅俊・横田浩一・上木原弘修・池本修悟編（2014）『ソーシャル・インパクト』産学社などを参照.

44)　野中郁次郎・廣瀬文乃・平田透（2014）『実践ソーシャル・イノベーション』千倉書房やソロモン，L. M.（2007）『NPO と公共サービス』江上哲監訳，ミネルヴァ書房，宮内拓智（2009）「ソーシャル・マーケティングのイデオロギー的性格と NPO マネジメントの理論的射程」『京都創成大学紀要』9(1)などを参照.

45)　社会における諸資源のアンバランスとそれを是正するための投資のバランスに関しては，ガルブレイス，J. K.（1985）『ゆたかな社会』鈴木哲之介訳，岩波書店，ガルブレイス，J. K.（1985）『経済学と公共目的』久我豊雄訳，講談社〔講談社文庫〕を参照.

46)　関係性管理に関しては，宮内拓智（2004）「高度情報ネットワーク社会のマーケティング・パラダイム」『関西大学商学論集』49(3)，(4)や宮内拓智（2004）「マーケティング方法論再考」日本流通学会編『流通』(17)を参照.

47)　統合的マーケティング・コミュニケーションに関しては，シュルツ，D.，H. シュルツ著（2005）『ドン・シュルツの統合マーケティング』博報堂タッチポイント・プロジェクト訳，ダイヤモンド社に詳しい．

48） 関係性の変容については，宮内拓智（1999）「マーケティングにおける関係性の変容と高度大衆消費的状況」『立命館経営学』378(5)や宮内拓智（2011）「マーケティングにおけるモダニティの変容」『成美大学紀要』1(1)を参照．

49）「健幸康価値（Well-Bing Value）」に関しては，ペイン，T.（2011）『人間の権利』西川正身訳，岩波書店〔岩波文庫〕やラスキ，H. J.（1982）『近代国家における自由』飯坂良明訳，岩波書店〔岩波文庫〕，フロム，E.（1990）『マルクスの人間観』樺俊雄訳，第三文明社などを参照．

50）「食の内在価値（Food Inner Value）」の淵源としての生命価値については，バルト，K.（2009）『キリスト教倫理学Ⅲ』村上伸訳，新教出版〔新教新書〕や山折哲雄・森岡正博（2012）『救いとは何か』筑摩書房〔筑摩選書〕，石飛道子（2005）『ブッダ論理学 五つの難問』講談社〔講談社選書〕を参照．

51） 消費者運動や環境運動によってビジネスの正統性が疑われ，社会的受容基盤を失う危険性に関しては，レビット，T.（1975）『現代組織とラディカリズム』佐藤慶幸訳，ダイヤモンド社〔ダイヤモンド現代選書〕やドラッカー，P. F.（2008）『マネジメント 務め，責任，実践 Ⅱ』有賀祐子訳，日経BP社〔日経BPクラシックス〕などを参照．

52） グロー，T., S. マックファディン（1996）『バイオダイナミック農業の創造』兵庫県有機農業研究会訳，新泉社やフィッツモーリス，C. J., ガロー，B. J.（2018）『現代アメリカの有機農業とその将来』村田武・レイモンドA. ジュソームJr. 監訳，筑摩書房を参照．

53） 提携に関しては，宮崎達郎（2019）「生協産直の交流・コミュニケーションを改めて考える」生協総合研究所編『生活協同組合研究』521や食農資源経済学会編（2015）『新たな食農連携と持続的資源利用』筑波書房，甲斐諭編著（2011）『食品流通のフロンティア』農林統計出版などを参照．

54） 流通における社会的分業の止揚と再編成については，宮内拓智（2013）「日本型流通の変容と卸売市場流通システム適応過程」『成美大学紀要』4(1)や宮内拓智（2012）「卸売業のSCM戦略と流通システム・イノベーション」『成美大学紀要』2(1)を参照．

55） 社会生態学的視点については，ドラッカー，P. F.（1994）『すでに起こった未来』上田惇生・他訳，ダイヤモンド社が詳しい．

56） この点に関しては，国連「家族農業の10年」キャンペーン・ウェブサイトが詳しい（〈www.familyfarmingcampaingn.org/en/iyff10/campaign.〉，2019年10月12日取得）．

57） この点に関してはしては，United Nation（2015）“Transforming our World: The 2030 Agenda for UstainableDevelopment, A/RES/70/1, Resolution adapted by the Geberal Assembly”や国連経済社会局（2010年）『国連ミレニアム開発目標報告2010』国際連合広報センターを参照．

58)　この点については，蟹江憲史編（2017）『持続可能な開発目標とは何か』ミネルヴァ書房を参照.

59)　この点の関しては，世界農業機関（FAO）〈http://www.fao.or/about/meetings/second-international-agroecology-symposium/en/〉，2019年10月12日取得のウェブサイトが詳しい.

60)　セン，A.（2006）『人間の安全保障』東郷えりか訳，集英社〔集英社新書〕やセン，A.（1999）『不平等の再検討』池本幸生・野上裕生・佐藤仁訳，岩波書店，セン，A.（1988）『福祉の経済学』鈴木興太郎訳，岩波書店などを参照されたい.

61)　共有財産に関しては，池上惇（1987）『人間発達史観』青木書店や池上惇（1983）『民主主義日本の憲章』大月書店，宇沢弘文（1977）『近代経済学の再検討』岩波書店〔岩波新書〕，宇沢弘文（2000）『社会的共通資本』岩波書店〔岩波新書〕，宮本憲一（1980）『都市経済論』筑摩書房，シュムペーター，J. A.（2011）『租税国家の危機』木村元一・小谷義次訳，岩波書店〔岩波文庫〕などを参照.

62)　社会間接資本に関しては，宇沢弘文（2000）『社会的共通資本』岩波書店〔岩波新書〕，宮本憲一（1967）『社会資本論』有斐閣，池上惇（1979）『地方財政論』同文館，池上惇（1980）『現代国家論』青木書店を参照.

63)　知識資本に関しては，フォン クロー，G.・野中郁次郎・一條和生共著（2001）『ナレッジ・イネーブリング』東洋経済新報社やフラー，S.（2009）『ナレッジ・マネジメントの思想』永田晃也・遠藤温・篠崎香織・綾部広則訳，新曜社などを参照.

64)　社会関係資本に関しては，パットナム，R.（2006）『孤独なボウリング』柴内康文訳，柏書房やパットナム，R.（2001）『哲学する民主主義』河田潤一訳，NTT 出版などを参照.

65)　自然資本に関しては，カップ，K. W.（1975）『環境破壊と社会的費用』柴田徳衛・鈴木正俊訳，岩波書店や都留重人（1972）『公害の政治経済学』岩波書店，宇沢弘文（1989）『自動車の社会的費用』岩波書店，宮本憲一（1974）『環境経済学』岩波書店，藻谷浩介・NHK 広島取材班（2010）『里山資本主義』角川書店〔角川 one テーマ21〕などを参照.

66)　地域資源の展開領域に関しては，宮内拓智（2018）「地域社会と知識労働者と公共サービス機関」ドラッカー学会編『文明とマネジメント』14，pp. 239-254.

67)　日本の社会的孤立に関しては，宮本みち子（2015）「単身化社会のゆくえと親密圏の再構築」『生活協同組合研究』479や近本聡子（2017）「『おひとりさま』を友人や地縁で楽しく過ごせるか」生協総合研究所編『生活協同組合研究』494などを参照．また，食ビジネスを通じた地域振興の実態に関しては，関川靖・山田ゆかり・吉田洋（2014）「地域振興におけるフードビジネスの役割」日本消費経済学会編『消費経済研究』(3)（通巻第35号），pp. 35-45.

68)　必要となる社会的機能の設定に関しては，石田光規（2018）「都市近郊における地域社会の分断と再生」生協総合研究所編『生活協同組合研究』511や前田展弘（2018）「地域の機能・資源を統合するまちづくり」生活総合研究所編『生活協同組合研究』504などを参照.

69) マネジメント課題の考察に関しては，辻正一・小方泰（2018）「2050年研究会「集いの館」構想モデル計画について」生協総合研究所編『生活協同組合研究』504や若林靖永・樋口恵子編（2015）『2050年　超高齢社会のコミュニティ構想』岩波書店などを参照.

70) 国連報告書を整理し，都市貧困のグローバル化については，ディヴィス，M.（2011）『スラムの惑星』酒井隆史監訳，明石書店が詳しい.

参考文献

Brugmann. J. and C. K. Prahalad (2007) *"Cocreating Business's New Social Compact,"* Harvard Business Review, February.

Porter. M. E. and M. R. Kramer (2006) *"Strategy & Society: the link between competitive advantage and corporate social responsibility,"* Harvard Business Review, December.（恩藏直人監訳（2007）『社会的責任のマーケティング』東洋経済新報社）

Porter. M. E. and M. R. Kramer (2011) *"Creating Shared Value: How to reinvent capitalism and unleash a wave of innovation and growth,"* Harvard Business Review, Jan-Feb.

United Nation (2015) *"Transforming our World: The 2030 Agenda for ustainableDevelopment,"* A/RES/70/1, Resolution adapted by the Geberal Assembly.

アナスタシア，M.（2017）『戦争が作った現代の食卓』田沢恭子訳，白揚社.

池上惇（1979）『地方財政論』同文館.

――――（1980）『現代国家論』青木書店.

――――（1983）『民主主義日本の憲章』大月書店.

――――（1987）『人間発展史観』青木書店.

石川寛子・江原絢子編著（2002）『近現代の食文化』弘学出版.

石川経夫編著（1994）『日本の所得と富の分配』東大出版会.

石田光規（2018）「都市近郊における地域社会の分断と再生」生協総合研究所編『生活協同組合研究』511.

石飛道子（2005）『ブッダ論理学　五つの難問』講談社〔講談社選書〕.

伊多波良雄（2016）「幸福感を用いた年金格差の実態」生協総合研究所『生活協同組合研究』489.

伊藤誠（2013）『日本経済はなぜ衰退したのか』平凡社.

伊東光晴（2016）『ガルブレイス』岩波書店〔岩波新書〕.

ヴィゴツキー，L.（2001）『思考と言語』柴田義松訳，新読書社.

氏原正次郎（1966）『日本労働問題研究』東京大学出版会.
宇沢弘文（1989）『自動車の社会的費用』岩波書店.
――――（1977）『近代経済学の再検討』岩波書店〔岩波新書〕.
――――（2000）『社会的共通資本』岩波書店〔岩波新書〕.
エスピン－アンデルセン，G.（2000）『ポスト工業経済の社会的基盤』渡辺雅夫・渡辺恵子訳，桜井書店.
NHK スペシャル取材班（2017）『健康格差』講談社〔講談社現代新書〕.
オーウェル，J.（2009）『1984』高橋和久訳，早川書房.
小熊英二（2019）『日本社会のしくみ』講談社〔講談社現代新書〕.
オザースキー，J.（2003）『アメリカの食文化』伊藤茂訳，青土社.
――――（2010）『ハンバーガーの世紀』市川恵理訳，河合出書房新社.
小沢雅子（1985）『新「階層消費」の時代』日本経済新聞社.
甲斐諭編著（2011）『食品流通のフロンティア』農林統計出版.
カーズナー，I. M.（2001）『企業家と市場とはなにか』西岡幹雄・谷村智輝訳，日本経済評論社.
カップ，K. W.（1975）『環境破壊と社会的費用』柴田徳衛・鈴木正俊訳，岩波書店.
加藤信一郎（2003）『ヘルシーフードの神話』廣済堂.
蟹江憲史編（2017）『持続可能な開発目標とは何か』ミネルヴァ書房.
金子郁容（2002）『コミュニティ・ソリューション』.
鎌田尊（2009）『ネイティブアメリカン』岩波書店〔岩波新書〕.
ガルブレイス，J. K.（1985）（鈴木哲之介訳）『ゆたかな社会』岩波書店.
――――（1985）『経済学と公共目的』久我豊雄訳，講談社〔講談社文庫〕.
川喜多喬（1975）「経済体制と自主管理」玉野井芳郎編著『セミナー経済学教室10：経済体制』日本評論社.
神林龍（2017）『正規の世界・非正規の世界』慶応技術大学出版.
神野直彦（2002）『地域再生の経済学』中央公論新社〔中公新書〕.
鬼頭宏（2000）『人口から読む日本の歴史』講談社〔講談社学術文庫〕.
窪田新之助（2019）「AI・ロボットが変える日本農業の未来」生協総合研究所編『生活協同組合研究』521.
熊沢誠（1993）『日本の労働者像』筑摩書房〔ちくま学芸文庫〕.
――――（1998）『日本的経営の明暗』筑摩書房〔ちくま学芸文庫〕.
公文俊平・長尾史郎（1975）「社会システムに関する諸定義」玉野井芳郎編著『セミナー経済学教室10：経済体制』日本経済評論社.
クライツァー，G.（2003）『デブの帝国』竹迫仁子訳，バジリコ.
グロー，T., S. マックファディン（1996）『バイオダイナミック農業の創造』兵庫県有機農業研究会訳，新泉社.

玄田有史（2004）『ジョブ・クリエーション』日本経済新聞社.
小池和男（2000）『日本産業社会の「神話」』日本経済新聞社.
————（2005）『仕事の経済学』東洋経済新報社.
後藤道夫（2004）『岐路に立つ日本』吉川弘文館.
駒村康平（2014）『日本の年金』岩波書店〔岩波新書〕.
サヴァラン，B.（1967）『美味礼賛』関根秀雄・戸部松実訳，岩波書店.
佐藤肇（1971）『流通産業革命』有斐閣.
澤泉重一・片井修（2007）『セレンディピティの探求』.
ザミャーチン，E.（2019）『われら』松下隆志訳，光文社〔光文社古典新訳文庫〕.
ジェイコブス，J.（2012）『発展する地域，衰退する地域』中村達也訳，筑摩書房〔ちくま学術文庫〕.
シューマッハー，E. F.（2018）『スモールイズビューティフル再論』酒井懋訳，講談社〔講談社学術文庫〕.
シュルツ，A.，T. ルックマン（2015）『生活世界の構造』那須壽訳，筑摩書房〔ちくま学芸文庫〕.
シュルツ，D.，H. シュルツ著（2005）『ドン・シュルツの統合マーケティング』博報堂タッチポイント・プロジェクト訳，ダイヤモンド社.
シュローサー，E.（2001）『ファストフードが世界を食い尽くす』楡井浩一訳，草思社.
シュンペーター，J. A.（2011）『租税国家の危機』木村元一・小谷義次訳，岩波文庫.
小規模・家族農業ネットワーク・ジャパン編（2019）『国連「家族農業の10年」と「小農の権利宣言」』農山漁村文化協会〔農文協ブックレット〕.
食糧の生産と消費を結ぶ研究会編（2009）『食料危機とアメリカ農業の選択』家の光社.
食農資源経済学会編（2015）『新たな食農連携と持続的資源利用』筑波書房.
生源寺眞一（2008）『農業再建　真価問われる日本農業』岩波書店.
下條信輔（1996）『サブリミナル・マインド』中央公論新社〔中公新書〕.
鈴木透（2019）『食の実験場アメリカ』中央公論新社〔中公新書〕.
関川靖・山田ゆかり・吉田洋（2014）「地域振興におけるフードビジネスの役割」日本消費経済学会編『消費経済研究』⑶（通巻第35号）.
セン，A.（1988）『福祉の経済学』鈴木興太郎訳，岩波書店.
————（2006）『人間の安全保障』東郷えりか訳，集英社〔集英社新書〕.
————（1999）『不平等の再検討』池本幸生・野上裕生・佐藤仁訳，岩波書店.
ソロモン，L. M.（2014）『NPO と公共サービス』江上哲監訳，ミネルヴァ書房.
高橋正郎監修（2000）『食生活の変化とフードシステム』農林統計会.
橘木俊詔（1998）『日本の経済格差』岩波書店〔岩波新書〕.
————（2015）『日本人と経済』東洋経済新報社.
————・八木匡（2009）『教育と格差』日本評論社.

――――・浦川邦夫（2012）『日本の地域間格差』日本評論社.
玉村雅俊・横田浩一・上木原弘修・池本修吾編（2014）『ソーシャル・インパクト』産学社.
田村秀（2014）『地方都市の持続可能性』筑摩書房〔ちくま新書〕.
近本聡子（2017）「『おひとりさま』を友人や地縁で楽しく過ごせるか」生協総合研究所編『生活協同組合研究』494.
チェスブロウ，H.（2012）『オープン・サービス・イノベーション』博報堂大学 HCOI ラボ訳，阪急コミュニケーションズ.
辻正一・小方泰（2018）「2050年研究会「集いの館」構想モデル計画について」『生活協同組合研究』504.
都留重人（1972）『公害の政治経済学』岩波書店.
ディヴィス，M.（2011）『スラムの惑星』酒井隆史監訳，明石書店.
デイリー，H. E.（1975）「静止状態の性質と必要性」神里公訳『セミナー経済学教室10：経済体制』玉野井芳郎編著，日本評論社.
――――（1975）「定常経済と経済体制」神里公訳『セミナー経済学教室10：経済体制』玉野井芳郎編著，日本評論社.
富永健一（1990）『日本の近代化と社会変動』講談社〔講談社学術文庫〕.
ドラッカー，P. F.（1994）『すでに起こった未来』上田惇生・他訳，ダイヤモンド社.
――――（1997）『企業家精神とイノベーション』上田惇生訳，ダイヤモンド社.
――――（2008）『マネジメント　務め，責任，実践　Ⅱ』有賀祐子訳，日経 BP 社〔日経 BP クラシックス〕.
中原澄男編（2005）『栄養教育・指導論』建帛社.
中村達也（2012）『ガルブレイスを読む』岩波書店〔岩波現代文庫〕.
仁田道夫・久本憲夫（2008）『日本的雇用システム』ナカニシヤ出版.
日本フードスペシャリスト協会編（2008）『食品の消費と流通』建帛社.
ネルス，M.（2005）『フード・ポリティクス』三宅真季子・鈴木眞理子訳，新曜社.
野中郁次郎・廣瀬文乃・平田透（2014）『実践ソーシャル・イノベーション』千倉書房.
野村正實（1998）『雇用不安』岩波書店.
――――（2007）『日本的雇用慣行』ミネルヴァ書房.
ハクスリー，A.（2014）『すばらしい新世界』黒原敏行訳，光文社〔光文社古典新訳文庫〕.
橋本健二（2018）『新・日本の階級社会』講談社〔講談社現代新書〕.
パットナム，R.（2001）『哲学する民主主義』河田潤一訳，NTT 出版.
――――（2006）『孤独なボウリング』柴内康文訳，柏書房.
濱口桂一郎（2018）「日本型雇用システムの根本問題」生協総合研究所編『生活協同組合研究』514.
原克（2009）『アップルパイの神話の時代』岩波書店.

バルト，K.（2009）『キリスト教倫理学Ⅲ』村上伸訳，新教出版社〔新教新書〕.
坂野潤治・宮地正人・高村直助・安田治・渡辺治編（1994）『戦後改革と現代社会の形成』岩波書店.
東理夫（2015）『アメリカは食べる』作品社.
広井良典（1999）『日本の社会保障』岩波書店〔岩波新書〕.
久繁哲之介（2010）『地方再生の罠』筑摩書房.
フィッツモーリス，C. J.，ガロー，B. J.（2018）『現代アメリカの有機農業とその将来』村田武・レイモンド A. ジュソーム Jr. 監訳，筑摩書房.
フォックス，R. W.，T. J. J. リアーズ（1985）『消費の文化』小池和子訳，勁草書房.
フォン クロー，G.・野中郁次郎・一條和生共著（2001）『ナレッジ・イネーブリング』東洋経済新報社.
藤沢良知（2014）『食育の時代』第一出版.
フラー，S.（2009）『ナレッジ・マネジメントの思想』永田晃也・遠藤温・篠崎香織・綾部広則訳，新曜社.
フロム，E.（1990）『マルクスの人間観』樺俊雄訳，第三文明社.
フロリダ，R.（2010）『クリエイティブ都市経済論』小長谷一之訳，日本評論社.
ペイン，T.（2011）『人間の権利』西川正身訳，岩波書店〔岩波文庫〕.
ベラスコ，W. J.（1993）『ナチュラルとヘルシー』加藤信一郎訳，新宿書房.
ペンローズ，E.（2010）『企業成長の理論』日高千景訳，ダイヤモンド社.
ポランニー，M.（2003）『暗黙知の次元』高橋勇夫訳，筑摩書房〔ちくま学芸文庫〕.
ボールディング，K. E.（1970）『経済学を超えて』公文俊平訳，竹内書店.
本間義人（2007）『地域再生の条件』岩波書店.
前田展弘（2018）「地域の機能・資源を統合するまちづくり」『生活協同組合研究』504.
増田寛也・冨山和彦著（2014）『地方消滅』中央公論新社〔中公新書〕.
松原隆一郎（2000）『消費資本主義のゆくえ』筑摩書房.
松谷明彦（2009）『人口流動の地方再生学』日本経済新聞社.
松本紘宇（2011）『ニューヨーク　変わりゆく街の食文化』明石書店.
三船恒裕（2016）「ヒトの協力の謎を巡って」生協総合研究所編『生活協同組合研究』480.
宮内拓智（1999）「マーケティングにおける関係性の変容と高度大衆消費社会的状況」『立命館経営学』37(5).
――――（2004a）「マーケティング方法論再考」日本流通学会編『流通』17.
――――（2004b）「高度情報ネットワーク社会のマーケティング・パラダイム」『関西大学商学論集』49(3)，(4).
――――（2009）「ソーシャル・マーケティングのイデオロギー的性格と NPO マネジメントの理論的射程」『京都創成大学紀要』9(1).
――――（2011）「マーケティングにおけるモダニティの変容」『成美大学紀要』1(1).

――――（2012）「卸売業のSCM戦略と流通システム・イノベーション」『成美大学紀要』2(1).
――――（2013）「日本型流通の変容と卸売市場流通システム適応過程」『成美大学紀要』4(1).
――――（2018）「地域社会と知識労働者と公共サービス機関」ドラッカー学会編『文明とマネジメント』14.
宮崎達郎「生協産直の交流・コミュニケーションを改めて考える」生協総合研究所編『生活協同組合研究』521.
宮本憲一（1967）『社会資本論』有斐閣.
――――（1974）『環境経済学』岩波書店.
――――（1980）『都市経済論』筑摩書房.
宮本みち子（2015）「単身化社会のゆくえと親密圏の再構築」『生活協同組合研究』479.
村上泰亮・公文俊平・佐藤誠三郎（1979）『文明としてのイエ社会』中央公論社.
メドウズ，D. H.（1972）『成長の限界』大来佐武郎監訳，ダイヤモンド社.
藻谷浩介（2010）『里山資本主義』角川書店〔角川 one テーマ21〕.
本川達雄（2011）『生物学的文明論』新潮社〔新潮新書〕.
矢作弘（2014）『縮小都市の条件』岩波書店.
山折哲雄・森岡正博（2012）『救いとは何か』筑摩書房〔筑摩選書〕.
吉川洋（2016）『人口と日本経済』中央公論新社〔中公新書〕.
吉田良生・廣嶋清志（2011）『人口減少時代の地域政策』原書房.
ラスキ，H. J.（1982）『近代国家における自由』飯坂良明訳，岩波書店〔岩波文庫〕.
リッツア，J.（1999）『マクドナルド化する社会』正岡寛治訳，早稲田大学出版.
レビット，T.（1975）『現代組織とラディカリズム』佐藤慶幸訳，ダイヤモンド社〔ダイヤモンド現代選書〕.
ローリー，A.（2000）『美食の歴史』池上俊一監修，創元社.
労働問題研究会編（2012）『データーブック2012』いずみ橋書房新社.
若林靖永・樋口恵子編（2015）『2050年　超高齢社会のコミュニティ構想』岩波書店.
OECD編（2011）（連合総合生活開発研究所訳）『社会的企業の主流化』明石書店.
厚生労働省（2012）『平成24年度版・厚生労働白書』.
――――（2015）『平成27年度版・厚生労働白書』.
――――（2014）『日本人の食事摂取基準（2015年版）』.
――――（2018）『平成29年度・厚生年金保険・国民年金事業の概要』.
国土交通省（2008）『平成20年度版・国土交通白書』.
国連経済社会局（2010年）『国連ミレニアム開発目標報告2010』国際連合広報センター.
厚生労働省「健康日本21（第二次）」〈http://www.mhlw.go.jp/stf/seisakunitsuite/bunya/kenkou|-iryou/kenkou/kenkounippon21.html〉，2019年10月12日取得.

国連「家族農業の10年」キャンペーン・ウェブサイト〈www.familyfarmingcampaingn.org/en/iyff10/campaign.〉, 2019年10月12日取得.

世界農業機関（FAO）〈http://www.fao.or/about/meetings/second-international-agroecology-symposium/en/〉, 2019年10月12日取得.

むすびにかえて

本書の出版を決めたのは2019年の晩秋であり，年末年始の多忙な時期に執筆を依頼した．2020年東京オリンピックの開催という輝かしい年に，30年後の未来の食生活について語る，そのきっかけにしたかったのである．

編集が進む中，予想もしなかった，まさに「想定外の」新型コロナウィルスによる感染症の拡大である．「はじめに」で引用したドラッカーの言葉の「疫病の大流行」が現実のものになってしまった．感染症との闘いは，人類の歴史の中で何度も繰り返されたことではあるが，医学，薬学の発達により，私たちは感染症をほとんど意識しない生活を送ってきた．

世界的な感染拡大，長期化が予想される中，ウイズコロナなのかアフターコロナなのかわからない時代に突入している．このことも「2050年の食生活」考えるときに，外せない論点ということで，編集・校正の過程で若干ではあるが紙幅を割いた．

科学技術やソーシャルイノベーションによって，徐々に変化するはずだったが，急速に変化が訪れている．また物理的には距離を取るようになったからこそ，「人と人の結びつき」，「共」の大切さに改めて気づくことになった．ICT技術を活用した新たなコミュニケーションも出現している．

想定外の事態からの気づきを手掛かりに，よりよい「2050年の食生活」を創るために，研究をさらに発展させる所存である．

2020年10月

編者　田 中 浩 子

《執筆者紹介》（掲載順，＊は編者）

＊田中 浩子（たなか ひろこ）［はじめに，第1章，むすびにかえて］
編著者紹介参照

保井 智香子（やすい ちかこ）［第2章］
1974年生まれ
大阪府立大学大学院総合リハビリテーション学研究科博士後期課程修了，博士（保健学）
立命館大学食マネジメント学部准教授，管理栄養士・健康運動指導士・日本サッカー協会公認C級コーチ・NSCA-CPT
共著「社会人女子ラクロス選手の練習日と勤務日の栄養素等摂取量の状況」『栄養学雑誌』78，2020年，pp. 37-46．共著「女子中学生の運動部所属の有無による血中ヘモグロビン濃度と身体組成，エネルギー・栄養素等摂取量との関連」『日本健康体力栄養学会誌』21(1)，2016年，pp. 24-29．共著 "Target for body weight management in middle-aged and older women that attended local health classes," *Japanese Journal of Health, Fitness and Nutrition,* 18(1), 2014, pp. 42-49.

小椋 真理（おぐら まり）［第3章］
1967年生まれ
同志社大学大学院生命医科学研究科生命医科学専攻修了，修士（理学）
京都文教短期大学食物栄養学科教授
スポーツ栄養ビジネスフィールドの開拓とサポートシステムの構築，ライフスタイル・コンパスの作成（アンチエイジングドック・食生活問診票），同志社大学の"抗糖化レシピ"決定版作成（内閣府SIP事業）．

東山 幸恵（ひがしやま ゆきえ）［第4章］
1970年生まれ
奈良女子大学大学院博士後期課程人間文化研究科共生自然科学専攻修了，博士（学術）．管理栄養士
愛知淑徳大学健康医療科学部健康栄養学科教授
共著「重症心身障害児における血清蛋白と体格との関連」『日本小児科学会雑誌』120(5)，2016年，pp. 839-845．共著「小児の栄養評価における急性期蛋白臨床基準範囲設定」『日本小児科学会雑誌』118(5)，2014年，pp. 797-802.

石田 由美子（いしだ ゆみこ）［第5章］
1972年生まれ
同志社女子大学大学院家政学研究科修士課程修了，修士（家政学）
立命館大学食マネジメント学部助手，京都光華女子大学健康科学部非常勤講師
管理栄養士・キッチンスペシャリスト・健康住宅アドバイザー・福祉住環境コーディネーター・介護食アドバイザー・幼児食インストラクター
共著『子どもと社会の未来を拓く――子どもの食と栄養――』青踏社，2020年．

本田 智巳（ほんだ　ともみ）[第6章]
1987年生まれ
熊本県立大学大学院環境共生学研究科博士前期課程修了，修士（環境共生学）
食品会社，事業所給食施設，尚絅大学生活科学部助手を経て，2019年より立命館大学食マネジメント学部助教，管理栄養士．専門は調理学．
「種子形成がナス果実のポリフェノール含量および抗酸化活性に及ぼす影響」『農業生産技術管理学会誌』19(3)，2012年，pp. 89-93. Inheritance of anthocyanin pigment and photosensitivity in Eggplant (Solanum melongena L.) Fruit, *Environmental Control in Biology,* 50(1), 2012. pp. 75-80.

吉川 成美（よしかわ　なるみ）[第7章]
1969年生まれ
早稲田大学大学院アジア太平洋研究科修士課程修了，修士（国際関係学）
東京農業大学大学院農学研究科博士後期課程修了，博士（農業経済学）
県立広島大学大学院経営管理研究科教授
著・監修『クライメート・チェンジ――新たな環境倫理の探求と対話――』清水弘文堂書房，2018年．共著『共生主義宣言――経済成長なき時代をどう生きるか――』コモンズ，2017年．共著『中国の森林再生――社会主義と市場主義を超えて――』御茶の水書房，2010年．

百武 ひろ子（ひゃくたけ　ひろこ）[第8章]
1967年生まれ
早稲田大学大学院理工学研究科修士課程修了
ハーバード大学デザイン大学院都市デザイン修士（MLAUD）
東京工業大学社会理工学研究科博士後期課程修了，博士（工学），一級建築士
県立広島大学大学院経営管理研究科教授
共著『環境と生命の合意形成マネジメント』東信堂，2017年．共著『美し国への景観読本――みんなちがって，みんないい――』月刊建設通信新聞社，2012年．

南　直人（みなみ　なおと）[第9章]
1957年生まれ
大阪大学大学院文学研究科博士後期課程中退，博士（文学）
立命館大学食マネジメント学部教授
共著『食科学入門』昭和堂，2018年．『〈食〉から読み解くドイツ近代史』ミネルヴァ書房，2015年．編著『宗教と食』ドメス出版，2014年．共編著『新・食文化入門』弘文堂，2004年．『世界の食文化⑱ドイツ』農山漁村文化協会，2003年．

肥塚　浩（こえづか　ひろし）［第10章］

1961年生まれ

立命館大学大学院経済学研究科博士課程後期課程単位取得退学，博士（経営学）

立命館大学大学院経営管理研究科教授

「介護サービス企業の経営戦略」『立命館経営学』58(5)，2020年，pp. 63-80．共著『日清食品のマネジメント――食文化創造とグローバル戦略――』立命館大学経営戦略研究センター，1997年．『現代の半導体企業』ミネルヴァ書房，1996年．

小沢 道紀（おざわ　みちのり）［第11章］

1973年生まれ

立命館大学大学院経営学研究科博士課程後期課程中途退学，修士（経営学）

立命館大学食マネジメント学部教授

共編著『ドラッカー思想と現代経営』晃洋書房，2010年．共著『流通と顧客創造』高菅出版，2004年．共著『ベンチャーハンドブック』日刊工業新聞社，1998年．

谷垣 和則（たにがき　かずのり）［第12章］

1959年生まれ

神戸商科大学大学院経済学研究科博士後期課程単位取得退学，博士（経済学）

駿河台大学経済学部，立命館大学経済学部を経て，2018年より立命館大学食マネジメント学部教授

「企業タスクのFDIと海外アウトソーシングの選択――O-Ringと能力余剰モデル――」『立命館経済学』65(6)，2017年，pp. 177-188．Recycling and International Trade Theory, *Review of Development Economics,* 11(1), 2007, pp. 1-12.『国際間資本移動と貿易政策論』文眞堂，1999年．

宮内 拓智（みやうち　たくじ）［第13章］

1966年生まれ

立命館大学大学院経営学研究科博士課程後期課程中退，修士（経営学）

立命館大学BKC社系研究機構客員研究員，立命館大学スポーツ健康科学部非常勤講師

共著『顧客の創造』晃洋書房，2019年．共編著『ドラッカー思想と現代経営』晃洋書房，2010年．『戦後流通のダイナミズム』税務経理協会，1999年．

《編著者紹介》

田 中 浩 子（たなか　ひろこ）

1965年生まれ

立命館大学大学院経営学研究科博士課程後期課程修了，博士（経営学）

立命館大学食マネジメント学部副学部長・教授

共著『顧客の創造』晃洋書房，2019年.

共著『顧客の創造と流通――ドラッカー経営学の視点から――』高菅出版，2010年.

編著『活躍する管理栄養士――16人のキャリアデザイン――』文理閣，2005年.

https://www.hiroko1653.com/

https://miraigohan.com/

食生活のソーシャルイノベーション

――2050年の食をめぐる暮らし・地域・社会――

2020年12月10日　初版第１刷発行　　＊定価はカバーに

2021年２月５日　初版第２刷発行　　表示してあります

編著者　田　中　浩　子©

発行者　萩　原　淳　平

印刷者　江　戸　孝　典

発行所　株式会社　晃　洋　書　房

〒615-0026　京都市右京区西院北矢掛町７番地

電話　075(312)0788番(代)

振替口座　01040-6-32280

印刷・製本　共同印刷工業(株)

ISBN978-4-7710-3424-2